生 命 哲 学 研 究 丛 书

本丛书属于国家社会科学基金重大项目"欧洲生命哲学的新发展"（批准号：14ZDB018）最终研究成果

高宣扬　《生命的自我创造精神——〈黄帝内经〉生命观研究》，已出

杜保瑞　《中国生命哲学真理观》，已出

常雪敏　《从自然之善到公民幸福——卢梭的人文主义》，已出

雷　静　《宋明理学责任伦理思想研究》，已出

邓　刚　《绵延与生命——柏格森与康吉莱姆的生命哲学》，已出

姜丹丹　《生命的艺术与书写》，待出

……

Collection of
Life Philosophy
Research

生命哲学
研究丛书

高宣扬 / 主编

生命的自我创造精神

——《黄帝内经》生命观研究

高宣扬 ◎ 著

The Self Creativity of Life:
A Reconsideration of "Huangdi Neijing" Life Conception

人民出版社

责任编辑：洪　琼

图书在版编目（CIP）数据

生命的自我创造精神 ：《黄帝内经》生命观研究 ／
高宣扬著. -- 北京 ： 人民出版社，2025. 5. -- ISBN 978 -
7 - 01 - 027059 - 3

Ⅰ. R221

中国国家版本馆 CIP 数据核字第 2025F2N328 号

生命的自我创造精神

SHENGMING DE ZIWO CHUANGZAO JINGSHEN

——《黄帝内经》生命观研究

高宣扬　著

人民出版社 出版发行

（100706　北京市东城区隆福寺街 99 号）

北京中科印刷有限公司印刷　新华书店经销

2025 年 5 月第 1 版　2025 年 5 月北京第 1 次印刷
开本：710 毫米×1000 毫米 1/16　印张：18.25
字数：300 千字

ISBN 978 - 7 - 01 - 027059 - 3　定价：128.00 元

邮购地址 100706　北京市东城区隆福寺街 99 号
人民东方图书销售中心　电话（010）65250042　65289539

总　序

高　宣　扬

　　每个人都有自己独特的生命,但并不是每个人都真正了解和珍惜自己的生命。正如中世纪神学家和思想家奥古斯丁所说,每个人都在时间中度过,但一旦问起"什么是时间",人们却茫然失措,无以言答。当现代化越来越紧迫的进程把越来越多的人卷入紧张的生活节奏的时候,许多人只顾埋头工作,一心专注于眼前的事务,把完成议事日程上的具体活动当作主要的生活内容,使自己的生命耗费在近乎盲目的简单重复性运动中,而把至关重要的自身生命问题置之度外,也逐渐忘却了现代化本身的创新使命及其与自身生命的内在联系。

　　诺贝尔奖获得者奥地利理论物理学家、量子力学奠基人之一薛定谔(Erwin Schrödinger,1887—1961)并没有把自己限制在物理实验室的工作中,而是把自己的事业视为自己的生命,"关注生命"和"热衷于创新"交融在一起,构成他生命的原动力,使他在1944年发表《什么是生命》,试图以热力学、量子力学和生物化学理论来解释生命的本性与价值,强调生命靠"负熵"(Negentropie)来保障其自身有序的系统组织性,使生命有可能持续地实现自我创造和自我更新。薛定谔说得对,"我们的任务不是去发现别人还没有发现的东西,而是针对所有人都看见的东西做一些从未有过的思考",一语道破现代化的创新精神,也喊出了生命本身发自其内在本质的强有力创新呼声。

　　其实,早在现代化的黎明时期,意大利政治哲学家、修辞学家、历史学家兼诗人维科(Giambattista Vico,1668—1744)就明确指出:生命的真正价值在于不断创新;有了生命,光是活着,或仅仅空想,不实行创新活动,就辜负了生命的价值。他说:"真理本身是做出来的"(verum esse ipsum factum; the true itself is made);要使生命的存在价值发挥出来,就必须创造性地"做",有所作为。维科反对笛卡尔过于倚重"我思",反对使生命的创造行动纳入格式化的理性逻辑中,他认为,重要的问题,不是形而上学地反思理性所想到的一切,而是分析出导致创新行动的思想原因。1725 年,维科发表的《新科学》(Scienza Nuova)更明确地论证现代化时期新科学的基本精神:珍惜生命本身的创造性力量,发扬古人的诗性智慧,充分发挥想象的威力,不断开辟新视野,创造出前无古人的新作品。

生命的存在归根结底是一种自我创造活动。最早的时候,希腊人用 Autopoiesis 这个词表示"自我创造":Auto 就是自身,poiesis 表示"创造"或者"生产"。发人深思的是,希腊人用同一个词根表示"生产"和"诗歌",把创造、生产和诗歌当成是一回事。在天真的古希腊人看来,生产和创造的共同特点,就是实现"从无到有"的过程,都是开创性和实验性的探险活动,它们是人类所固有的自由的思想创造活动,因此唯有诗歌、诗人,才有资格被当成是人类这种固有的创造精神的典范。

但人类只是经历千百年来的长期艰苦的科学探索以及实际体验之后,才对生命自身的自我创造性获得越来越深刻的认识,以致直到 1972 年,"自我创造"(Autopoiesis) 这个词才由智利的生命科学家洪贝尔多·马图拉纳(Humberto Maturana, 1928—2021)和弗朗西斯科·瓦列拉(Francisco Varela, 1946—2001),首次正式引入当代生命科学中。从那以后,"自我创造"成为了生命哲学的一个重要概念,集中凸显生命本身的基本特征,并由此突破了原来生命科学的狭小范围,成为推动整个自然科学和哲学人文社会科学发展的一个典范式的概念。

从此以后,在自然科学中,首先是直接研究生命的各个学科,诸如生物学、医学、生物化学、生物分子、生物物理、纳米科学、基因工程、胚胎学等,其次是所有与生命的生存及其条件紧密相关的学科和现代技术,包括环境科学、伦理学、认知科学、语言学、生理学、心理学等,都以突飞猛进的姿态,向生命哲学研究提出越来越紧迫的挑战。

正如牛津大学生命科学院的成立宣言所说,"生命科学是一门令人激动并正在迅速发展的学科,它涉及越来越多学科领域,也采用了越来越复杂的方法,因而生命科学本身正在演化和分化成越来越多的分支科学,包括'维持生命的生命科学''分子基因学'等"。生命科学不仅在自身越来越复杂的各个分支中,开创性地使用越来越深入细致的严谨细腻的新方法,而且,也越来越高速地膨胀到更多的领域,扩展到令人难以置信的新学科中,开辟越来越多的前沿学科,富有挑战性地把生命研究同自然科学中生物学之外的各个学科连接在一起,使生命研究在自然科学领域内成为最有领导地位的"牵动性学科",不只是带动生物物理、生物化学、分子物理学、基因工程等朝向微观世界的精密科学,同时也带动天体物理、宇宙生成学、宇航生物学、太阳粒子研究等朝向宏观世界的新兴学科,而且,也把哲学、社会科学及人文科学联系在一起,使人类的创新活动导向史无前例的新方向。

从 20 世纪中叶开始,国外环绕生命哲学研究所涉及的主题和内容,就其原始资料而言,远的不说,在近 30 年间,包括各种论文、专著及文献等,已达成千上万,毫不夸大地说,可以用"汗牛充栋"来形容;数量之多,论题之复杂,涉及面之广,多学科之穿插性,新概念和新方法的多样化,都是史无前例的。研究状况之热烈气氛及其丰富性,一方面表示这一研究课题的广泛性、传统性、延续性、多样性及其含糊性和前瞻性;另一方面也显示生命哲学探索的迫切性、前沿性及其重大意义。

国内学术界对于生命科学和生命哲学的研究和探索,自改革开放之后,有了长足的进步和发展。近 40 年来,特别是在改革开放中成长的新一代哲学工作者和人文社会科学研究者,已经注意到当代生命科学的划时代成果及其对当代哲学改造的决定性意义。

正是在此基础上,2014 年 11 月,国家社科基金重大项目"欧洲生命哲学的新发展"(批准号:14ZDB018)获准立项以来,研究组成员充分发挥积极主动的创造精神,一方面全面深入研究和吸收西方生命科学与生命哲学的最新成果;另一方面发扬中国传统生命哲学的优秀成果,试图创建一个符合新时代的生命哲学。

在欧洲生命哲学研究中,有过多次试图吸纳东方和中国传统生命概念的尝试,例如,在叔本华和尼采的生命思想中,有对禅宗生命思想的向往;在

"后现代"思想家中也出现倾向于东方思想的趋势,但欧洲思想家对中国生命思想的认识及其实际经验的缺乏,远远大于中国思想家对西方生命思想的认识程度,使他们的各种相关努力都无法从根本上实现突破性进展。

而且,在对待科学的态度上,欧洲哲学家也往往满足于理性主义和经验主义的框架,始终处理不好科学发展中"科学理性"与"生活理性"之间的极其复杂的关系,他们没有认真从中国科学发展史、中国医学史和中国思想史的丰富经验中总结出对于生命的自然淳朴概念,阻碍了新型生命哲学的创建。

因此,实现具有时代意义的新生命哲学研究的突破口,恰恰就在于克服欧洲生命哲学的功利性和工具性,深入批判西方传统哲学的西方中心主义和主体中心主义,彻底摆脱福柯所说的"正常与异常的割裂"的西方传统思维模式①,针对欧洲生命概念中的"理性"与"非理性","生命"与"非生命","科学"与"哲学","主体"与"客体"的割裂和对立,以中国传统生命观中"有形与无形"和"阴与阳"的辩证法,从"天、地、人"相互紧密结合的广阔视野,积极从哲学理论的高度,总结当代科学技术的最新成果,将中国漫长哲学思想中的积极潜在创造力量,特别是中国生命哲学和医学中的自然的淳朴性质加以发扬光大,坚持在生命自身的生活过程中,把生命的哲学意义同自然科学意义结合起来,避免欧洲生命哲学一再重复的"身心两分法"或"科学和哲学的学科逻辑区分原则",朝着开创新生命哲学的方向,进行尽可能全面而灵活的新型哲学探索。

在中国哲学史上,首先是《易经》,接着是老子和孔子等人,在社会和文化发生重大转变的历史时刻,准确地把握了自身的历史使命,而他们的最大贡献,就在于始终以"生命"作为哲学研究的焦点,创建天人合一的独具特色的生命哲学。这种建立在中国思想文化传统基础上的中国哲学,从先秦的原初形式,经历两汉至魏晋时代而与外来的佛教哲学相结合之后,进一步丰富了生命哲学的内涵,特别是提升了生命存在的工夫理论风格,使此后的

---

① Foucault, M., *Folie et Déraison*, *Histoire de la folie à l'âge Classique*, Paris, Plon, 1961, pp.5-20.

中国生命哲学具有生命本体论与生命存在工夫论相互渗透的特点。

所以，开拓生命哲学创新的空间，存在于两大方向的研究和努力。首先，通过此项研究，以客观的态度，克服迄今为止欧洲生命哲学各个学派所走过的"各持己见"的偏向，通过认真的生命哲学史的科学梳理，全面总结和吸收法国、德国和英国等各国生命哲学的研究成果，同时，根据各个学派之间的历史和当代争论，归纳出各个学派生命理论中的特点，特别是揭示其弱点，作为我们继续进行研究的突破口。其次，结合当代西方科学技术的新成果，在发扬中国生命哲学传统的基础上，纳入源自中国传统的科学风格和生命智慧，开拓出我们自己的富有民族特色的生命哲学的广阔发展空间，为中国现代化所急需的民生建设和全球生命共同体的幸福生活前景，提供符合时代精神的新型生命哲学的中国创新版。这一切，不但是必要的和可能的，而且也是可行的。

长期以来，中国哲学研究，特别是生命哲学研究的短处及其症结，就在于忽视当代科学技术的最新成果，又把"中（中国哲学）、西（西方哲学）、马（马克思主义哲学）"分得很清楚，同时也很少关注哲学以外的人文社会科学，特别是自然科学和技术的发展，致使中国哲学中的生命哲学，基本上只研究"儒、释、道"三大家的传统理论观点，而国内研究西方生命哲学的学者，既不了解中国传统生命哲学，又不熟悉自然科学和现代技术的发展成果。

改革开放以来，中国科学技术取得了许多可喜的成果，其中甚至直接为我们创建中国版的新型生命哲学提供新的科学基础。最鲜明的例子，就是20世纪80年代山东大学张颖清教授所创建的"细胞全息理论"及其对创建我们自己的新型生命哲学的重要意义。按照"细胞全息理论"，生物体从细胞到整体之间普遍存在中间结构层次及其内在联系，由此提出了生物体结构的全息胚学说，创立了全息生物学，使人们对生物体的认识发生了根本性的和观念性的改变。我国著名生物学家，中国细胞生物学奠基人之一汪德耀教授指出，"细胞全息理论"的提出同细胞的发现以及细胞学说的提出有着相同的重要科学意义。"如果说伟大的达尔文进化论打破了物种的种与种之间的绝对界限，形成生物系统的进化论，那么，全息胚学说就打破了生物个体的整体与部分、部分与部分之间的绝对界限，是生物个体的新型进化论"。张颖清教授以及我国其他生命科学、纳米技术、控制论等方面的研究成果,尚未提升到哲学理论的层面,有待中国新型生命哲学进行总结。

探讨新时代生命观,我们首先必须珍视集中总结了中华民族生活智慧的优秀国学宝典,尤以《易经》《道德经》《黄帝内经》《论语》《孙子兵法》为典范,一方面从"天地人三才"和"易与天地准"的纵深广阔视野,坚持"天人合一"和"心物一元"的中国传统生命观的哲学本体论基础,探索和发扬中华优秀传统文化中具有重要历史意义的宇宙观、自然观、生命观、伦理观、运筹观的内在核心价值及其相互关联,突出宇宙自然化生万物之大德,置"尊道贵德"于首位,贯彻"善生"的为人之道;另一方面,集中环绕人的"万物之灵"性能,深入探索人类生命"心身合一"的精微复杂特征,揭示人为"万物之灵"的真正意义,针对新时代生态危机对于生命的威胁,结合最新生命科学研究成果,以创新精神,重新评估《黄帝内经》等医学宝典对于生命的"易且深"的珍贵总结,发扬《黄帝内经》关于"精气神为生命之本""阴阳为万物纲纪"的基本原则,维护生命的价值和意义,使越来越多的人,灵活巧妙地发扬"医病医国同道"的伟大精神,把个人修身养性、行善施仁和治病健身营卫的实践,相互结合起来,遵循共同理性的原则,以新时代精神,积极运筹人生,合理调控心身关系,以科学的营卫养生,维护和发展生命,使个人生命、社会生命、国家生命、自然生命、世界生命及宇宙生命等不同的命运共同体,获得全面健康的发展。

未来的新世纪的科学更新,无疑将是以新生命科学为中心而展开,在这个意义上说,21世纪正在明显地成为生命科学的世纪。生命性质本身极其复杂,从科学研究的实际过程及其经验教训来看,它是一切科学研究对象中最复杂和最难以解决的问题。这显然源自生命自身的高度变动性、创造性、变化可能性,它是世界上一切现象中最复杂的现象,它本身原本就是世界和宇宙发展的最高产物,科学史和世界发展进程的历史,人类知识的发展史以及哲学研究史,都证明生命现象的高度复杂性及其难以攻克解决的大难度。但同时,从中西方哲学史和人类科学研究中,生命研究是最有挑战性的,因为它在向人类智力提出高难度问题的同时,又向研究者发出富有启发性的暗示,因为生命的活生生性质及其自我创造性特质,从研究者本身的角度,产生出进行自我挑战和自我提示的复杂反应,促使具有生命创造力的科学研究者和生命哲学研究者,不断地向生命难题挑战,并一再尝试使自身进入生命研究的旋涡中,试图在来回研究和发出难题之间,进行无止境的研究游戏,促使研究者在向作为对象的难题进行研究的时候,也同时向研究主体自身焕发出研究智慧,给予研究者进入难题研究的兴趣和乐趣,让生命研究者和研究对象之间产生互动,在互动中,研究者和研究对象两方面,双双获得相互认识和相互挑战的激情。

生命研究的进程,特别是近年来在对各种病毒研究中出现的既奇特、又富有引诱力的现象,就是研究者越发现被研究的病毒的更多奥秘,就越能获得对付作为对象的病毒的新奇科学手段;更加神奇的是,作为研究对象的病毒,面对新的科学成果,就越以更灵活的方式,更新其生存形态,甚至产生新的更复杂和更高一级的免疫力,以提升病毒本身具备攻击外在生命的能力,促使研究者与被研究者之间的相互认识和相互克服的互动状态,一再地提升到更高水平,同样也促进对于生命的研究的更深入发展。

所以,生命哲学研究和生命科学研究一样,一方面将不可避免地遭遇生命奥秘的更多难题,另一方面又一再地产生和开辟揭示生命奥秘的新动力和新智慧,让生命科学研究和生命哲学研究,在面临难题与解决难题的互动游戏中,一步一步地深入到生命的迷宫中,并从中同时地享尽生命运动以及生命研究活动的乐趣,积极地推动人类社会文化在 21 世纪的全面复兴。

从根本上说,创新就是生命本身的内在需要。生命在本质上是一种不断地进行自我创造的活动性存在;也就是说,只要生命存在于世,它就永远处于变化革新中。生命的运动性和创造性,表明生命本身的缺乏性。薛定谔在《什么是生命》一书中论证了生命通过自我消耗不断寻求自我更新的"负熵"运动性质。既然生命永远寻求创新,永远使自己处于缺乏状态,所以,生命总是要在缺乏中实现无止境的超越,试图一再地填补自身的欠缺;但它又永远无法完全克服自身的缺乏状态。如此,"缺乏"反而成为生命存在的基本状态,同时又成为生命实现自我创造的永不枯竭的动力。

这样一来,以新型生命哲学为理论基础而创建的 21 世纪新人文精神,将充分展现人类的创造力量以及人类力图不断提升自身生存能力的基本特征,它集中了人类自然本性及其文化创造的积极能量和无限潜力,同时也体现了未来人类文化创造的基本模式,旨在不断地丰富人性本身的内容及其持续发展的可能性。实际上,21世纪人文艺术精神是人类生命本身不断更新和不断重建的思想精神力量,它充分体现在生命自身的持续自我重建和不断自我创造过程,它的持续性及其在21世纪的自我展现,标志着人类思想文化发展的新转折。

不同于传统的人文思想,21世纪的新人文艺术精神把人文与艺术紧密地结合在一起;"人文的艺术化"和"艺术的人文化"同时进行,致使当代人类一切创造活动都显示出人文与艺术的高度结合,它集中体现当代"科技人文""生态人文""数字人文"的基本特点,也集中体现21世纪新型人文思想的"人文·艺术·科技·生态"的"四合一"基本结构,在这个结构中,艺术是贯穿整体结构的基本力量。

未来的新世界的科学创新,无疑将是以新生命科学为中心而展开;21世纪正在明显地成为生命科学独占鳌头的时代。生活在这样的新时代,每个人都应该为自己的生命的创造精神而自豪。为了不辜负生命本身和全球现代化时代赋予我们的使命,让我们共同努力创新,展现出生命无限超越的潜在性、可能性及其现实性,永葆生命的青春活力!

目　　录

自　序

　　2012 年 6 月,我正忙于主持法国思想家卢梭 300 周年诞辰纪念国际学术研讨会。清晨时分,我弯下腰把一箱书籍,从地板上抱起来,说时迟,那时快,我突然听到腰椎"咔嚓"一声,腰被严重扭伤,疼痛得几乎令我窒息,顷刻间便倒在地上。好友杨茂明把我送进闵行街道中医诊所,我第一次感受到中医优秀传统文化的威力。就在这个时候,我才突然清醒过来:当个人生命迈过 70 岁门槛的时候,"死神"开始步步进逼,必须特别注意个人身体健康。生命的紧迫性,也使我为个人未竟事业担忧,促使我加紧工作。我想起1953 年在沈阳第二中学读高中时,聆听吴运铎先生的演讲①,"工作,工作,加紧工作,这就是延长生命",他说的这句话,使我振奋起来。

　　时隔不久,遇到马宝善②先生,他使我进一步了解到《易经》和《黄帝内经》的生命观的丰富内容。就这样,我开始系统地研读《周易》和《黄帝内经》,让我把目光从个人生命的狭小范围,转向环绕自己的无数生命共同

---

① 吴运铎(1917—1991),抗日战争时期新四军革命根据地兵工事业的开拓者。1938 年参加新四军,1939 年加入中国共产党。历任新四军司令部修械所车间主任,淮南根据地子弹厂厂长、军工部副部长,华中军工处炮弹厂厂长,大连联合兵工企业引信厂厂长,株洲兵工厂厂长,中南兵工局第二副局长,机械科学研究院副总工程师,五机部科学研究院副院长、顾问等职。吴运铎是中华人民共和国第一代工人作家,著有《把一切献给党》等。

② 马宝善(1941—2024),男,中共党员,字守昌,笔名甫英,号易明。书法家,易道书法开创者。生于山西省太原古交市,大学文化,高级编辑。曾担任《中国律师报》副总编辑,中国行为法学会常务会副会长,天台易道研究院院长,易明书画院院长,华夏都市记者俱乐部名誉会长,北京市法学会理事,法制日报社党委委员、副社长,先后正式出版《易道书法》《易道爻说》《易道收藏》《易道卦说》《易道太极说》《易道象数逻辑》和《易道・德行说》。在《易经》哲学研究领域,构建了全新的视角、全新的观念、全新的方法、全新的论点和全新的体系。

体,直到广阔无比的宇宙宏观生命体和看不见的微观世界中的生命体。

生命是属于个人的,但同时又只是周在无数生命的一个小小组成部分。只有当自己把个人生命同周在整体生命共同体联系在一起的时候,才真正懂得生命的意义和价值。这是我个人生命观的一次根本性转变。

生命以神形合一极端复杂的恒稳常易功能和结构,持续实现其自身内在的物质、精神、能量、动量和信息诸基质因素的自我生成及其相互间的持续变易和相互转化,同时也同样持续进行其与外在环境诸因素之间的相互感应和相互转化,致使生命在微观上,包含有限时空不同维度中每个生命个体和不可见的微生物、细菌、病毒、原子以及原子核内质子、中子、光子、电子、介子、夸克、胶子、轻子以及规范玻色子等基本粒子,直至在有无之间来回穿梭互变的有待进一步发现的极其玄妙的量子运动现象以及各种深不可测的无形变量和光怪陆离现象等;在宏观上,生命又大到整个宇宙及其构成部分的各个大小星系、星团、星云、银河系、太阳系等物质性天体,包括至今仍在不断变易生成中的"超新星"等各种不确定的可能天体,还有各种伸缩不定忽隐忽现的潜在能量场以及潜在状态中的"暗物质"和"暗能量"等。

所以,生命在总体上,呈现为混沌、无机、有机等多质化、多元化、多样化和个性化的交错存在状况,在不确定和确定、差异和同一、无形和有形、变形和定形、潜在和实际、可能与现实、无序与有序之间来回转化,表现为多层次多维度多质化个体化的无数生存形态,又在生活世界中显现为个人、社会、自然和宇宙的多层次无穷无尽生命类型,通过其间的生命自身变易、生死循环、相互转化和反复更新,实现生命自身不断进行的自我生成、自我创造及其与其他各种生命之间的转换更替,循环互生,促使每一个生命和整个生命总系统的常易常新,自然劲健,生生不已,自强不息。

从根本上说,创新就是生命本身的内在需要,是生命的本质性表现。生命就是一种不断地进行自我创造的活动性存在;只要生命存在于世,它就永远处于变化革新中。

生命的运动性和创造性,表明生命本身的缺乏性。薛定谔(Erwin Rudolf Josef Alexander Schrödinger,1887—1961)在《什么是生命》一书中论证了生命为了抵消自我消耗而不断寻求自我更新的"负熵"(Negentropy)运动性质。既然生命永远寻求创新，永远使自己处于缺乏状态，所以，生命总是要在缺乏中实现无止境的超越，试图一再地填补自身的欠缺；但它又永远无法完全克服自身的缺乏状态。这样一来，"缺乏"反而成为生命存在的基本状态，同时又成为生命实现自我创造的永不枯竭的动力。

由此可见，生命是一种不断进行自我创造的"能在"；只要生命存在于世，它就永远处于变化革新中，永远通过创新活动开拓新的可能性，实现生命自身持续自我超越，生生不止，自强不息。

但生命的历程从来都是由生命本身所决定。生命在特定的时空场域中，以其自身的固有逻辑，发挥生命自身内在的创造性能力，朝向它所期望的成长方向，静思力践，承道行德，奋发图强，披荆斩棘，方可实现自身的更新及其世代传承，与时俱进，砥砺至臻，刚健致远。

在中国思想文化源远流长的优秀传统中，生命论题始终是关切的焦点，因而在中国历史上屡屡创建符合不同时代风格以及体现积极创新精神的多元化生命观，凝聚了中华民族强大的传统生命智慧，集中了无数民族英雄和革命先烈以血肉铸成的崇高价值观，运载着恒久推动中华民族思想文化不断更新的生命基因，历史地见证了中华民族对生命本身的持久珍爱情怀以及对生命认真负责的至诚品德，集中体现了贯穿于中国思想文化的"尊道贵德"的生命价值观的哲学意义，构成中华民族宇宙观、自然观、伦理观、社会观、文化观和待人待物适应时代发展需要的基本运筹观的基石。

由《易经》《道德经》《黄帝内经》《论语》及《孙子兵法》等中国传统优秀经典所奠定的生命观，显示了中国传统思想文化对生命的一贯关切。这些中国传统经典的共同点，就是既从"天地人三才"的整体观点对待生命，又从各个不同生命体的特殊地位及其独特意义，探索并阐扬生命的意义和价值，以生命为主轴，坚持生命本身鲜活而又更新不已的自然特征，从宏观与微观相结合的灵活视野，观察和分析宇宙、自然、社会以及个人的生命本质，使人的生命本身与整个宇宙自然的"大生命"以及其中所有种类不同的大小生命，连同无机生命、有机生命和各种生命，连接成一个活生生的相互依存和互为条件的生命系统，同时，还特别主张使具有心智的"天地之心"和"万物之灵"，真正发挥对自身生命的自觉反思能力，积极主动承担对个人、对社会、对自然以至对整个宇宙的生命责任。

就在这样的整体生命视野下,各个不同类型的生命的个性及其独一无二的特殊价值,都同样受到尊重和珍视,确保生命整体及其各个生命系统内的每一个生命的固有价值,形成了生命整体与个体生命之间的无限循环的全方位和谐共生发展及其不停的全息连接,体现了生命本身所固有的完整意义。

本书立足于对中华优秀传统文化生命观的研究,从《易经》和《黄帝内经》的生命观出发,在全面对比中西各种生命观的基础上,尽可能吸收和发扬中西各种传统生命观的积极优秀因素,结合当代科学技术对于生命研究的最新成果,根据 21 世纪新的时代精神,本着正本清源和守正创新的原则,以生命本身的本来面目和内在活力为典范,创建一个符合人类共同理性贯彻整体全生逻辑的积极进取的生命观。

中华优秀传统文化博大精深,本书挂一漏万,在所难免,精诚盼望读者批评指教!

高宣扬
Gao Xuanyang

2024 年 7 月 10 日于上海交通大学

第 一 章

生命与心智

第一节 何为生命观

一、何为生命

（一）生生化化，曲成万物，互感连贯，道尽于人

生命是宇宙自然间普遍存在的创造性能动生成力量及其不断运动更新过程，是物质、精神、能量、动量和信息的全方位活力运动变易系统，是人与宇宙万物存在和发展的根基和动力基础，是宇宙万物之所以生意盎然、气象万千、活灵活现、五彩缤纷而又生生不息的根源，确保各种生命之间和人与人之间以及人类和宇宙万物之间，持续发生相互感应和相互渗透而构成相互重叠、乱中有序的复杂关系网络，通过信息的相互传递而实现全息连接的统一有机整体。

万物皆为生命，但唯有人类生命是最出类拔萃者，吸取各种生命之精华，体美智高，独具心智，心神卓绝，精巧敏捷，聪慧灵秀，万种风情，动静自然，浪漫笃实，微妙通达，察易知几，顺天应人，信志创新，自强健进，神机妙算，居安思危，处变不惊，雄才大略，韬光养晦，集思广益，至诚致远，内止至善，外明明德，仁智义礼，有容乃大，高明配天，博厚配地；"精神四达并流，无所不极。上际于天，下蟠于地"[1]，"积神于心，以知往今"[2]，"神乎神，耳不闻，目明心开而志先，慧然独悟，口弗能言，俱视独见，适若昏，昭然独明，若风吹云，故曰神"[3]，堪称"万物之灵"，"天地之心"。

---

① 《庄子·刻意》。
② 《黄帝内经·灵枢·五色》。
③ 《黄帝内经·素问·八正神明论》。

人类生命是宇宙自然巧夺天工之杰作,是自然生命长期曲折发展的产物,也是人类自身健行不止的创新精神的中坚力量,在无限生命宇宙中居于卓越高位,超伦轶群,能以其德智双全的品质,自我组织,自我优化,对外"处物不伤物"①,"体天地,法四时,则阴阳,顺人情,……有恩有理,有节有权。……仁义礼智,人道具矣"②,充分体现人类生命德高盖天,以仁、义、礼、智,自觉面对自然之道,尽其道义责任,以忠信诚悫之心,尽人事,善待自然万物,虚而不得穷屈,动而不可竭尽,不欲盈,能蔽而新成,与自然和谐共处,尊道贵德,共享共荣。

(二)万物生命,自生互感,全息互通,创新优化

生命原是自然中混杂变易的"精""气""神"进行"一阴一阳之谓道"的不断生成演化,凭借其自身内在各组成要素之间的矛盾张力及其潜在能量的相互碰撞和信息的全方位沟通互换,脱颖而出,构成为恒稳常易的心物一体和身心合一的各种独特的个体性生命形态,各自形成自我统一协调的活力运动更新网络系统,并在同其外在环境诸要素的持续沟通交流互感和全息连接中,环环相扣,各生命系统适时实现内外双连环沟通而维持自身的延续优化生存过程,确保其自我更新及其自我再生产的内外连贯变易的双向联动过程。

生命的自我生成及其连续再生产,一方面,导致万物生命分门别类而交错丛生,千差万别,各具差异化的个体化特征,以其自身独特生存能力、生成条件及世代更新系列,寻求自身及其后代的优化发展,各尽所能,导致万物生命的多元性、多样性及其多种活力景象,确保生命本身多种创新的无限潜力,为万物生命之间的无限循环发展开拓广阔前景;另一方面,也促使各个生命体之间,形成既和谐又紧张的信息互联互换网络,在万物之间形成错综复杂的全息连接的相互沟通状态,以便确保各生命个体和生命整体,都能够在相互沟通中,以信息不断更新为基础,实现各个生命体的个体化和生命整体的和谐发展。

---

① 《庄子·知北游》。
② 《礼记·丧服四制》。

生命的自我生成及其连续再生产，一方面不可避免地使生命本身陷入自我生产和自我消耗的矛盾，另一方面也导致各生命之间的张力，陷入内外矛盾不断激化及不断奋斗求变更新的紧张状态，形成生命之间互动互感和互通互济的整体动态，促使生命之间必须适时调整相互关系，寻求生命整体相互协调而共生共荣的可能性。

生命内部自我生产与自我消耗的矛盾，以及生命及其与外部其他生命之间的互动互感和互通互济，也造成求生与求新的双重过程的同一性，使生命始终处于求新优化的奋斗不息过程，呈现为内健外顺的存在特征：一方面，在生命自身内部一再发掘源自生命本体基础的活力源泉，同时加强生命各组成部分之间的信息互通互换，以便激发内在原有能量的自我给予和自我补充，不断调整协调生命各组成部分之间的信息交换过程，在生命本体基础上吸取源源不断的新活力；另一方面，主动加强与生态环境各因素的信息交换和沟通过程，引进外在生态环境诸因素的有利的积极力量，顺时适变，并对引入外来因素进行创造性改造，使之符合生命自我更新之需要。这样一来，自我创新就成为了生命维持通变致久的唯一法宝。

显然，自我耗损是自我生产所难以避免而必须付出的代价，而自强不息又是生命注定面临的生活常态，所有这些，恰好在本质上体现了生命自身的自我生存过程所固有的自我给予和自我牺牲的本质及其创新优化的必然性，显露生命不愿陷于保守自足并不甘自我毁灭的求新品格，宁愿暂时牺牲其自身部分力量而换取奋进更新的更高生存目标，从而也体现了生命过程隐含的高尚品德。就此而言，生命以其自身的生存实践，彰显了生命即在其生成中就自然地表现了生命所固有的自我牺牲与自强不息的双重高尚品格。

但生命不是为了牺牲而牺牲。生命暂时牺牲自身能量，正是为了获取更高生活品质以及长远的发展前景；而且，自身能量的消耗，也是暂时的和局部的，因为生命归根结底有能力通过自我生产和内外交流来弥补被消耗的能量；毋宁说，生命是为生命整体的持久生存及其世代更新而自然本能地表演了自我牺牲和健行不止的自然生态伦理实践。同样地，生命之间的互动互争，也不是单纯为了个体生命本身的单方面生存需要，而是为了在互动互争中不断调整它们之间的相互关系,取长补短,以达共同生存及实现生命整体的共同繁荣,因为个体生命的命运总是与整体生命的命运紧密相关联。正因为如此,生命从其生成过程开始,就表现为生命自身的整体繁荣而进行自我付出、自我给予、自我牺牲以及自强不息的德性实践。通过这种自然原始的生态伦理原则的运作,万物生命的生成变易,既是刚柔相推,变在其中,各行其道,又是唯变适易,乱中有序,实现竞争中的共荣。这种通行于自然万物间的生命原始固有的伦理原则,虽然远非人伦道德意义上的伦理行为,但已经彰显"天地以生为德"的生命内在本质。

实际上,生命维持自我更新而相互感应和互通相济,是宇宙自然万物生命的普遍规律,既适用于个体生命,也适用于生命整体。既然万物皆为生命,各自由衷寻求自我保护和更新致久,就自然产生源自万物生命内在求生求新的相互感应的要求。万物生命皆以自身生存发展需要及其互动互助德行,不拘泥于自我封闭状态,而必须在充分发挥自身能动性之外,同时向外寻求积极感应力量,使自身生命本然需求与他者生命所需,进行交流协调和互通互换,达到自身与他者之间的和谐相处,从而为所有生命都可以互感共存共荣的内外连环和谐存在模式的运作奠定基础。

所以,生命必须使自身维持和不断更新其自我组织、自我协调和自我生产的能力,以便使各个生命体又与宇宙生命整体及其各个部分之间,进行全方位的互通互换,形成每个生命体与宇宙生命整体之间的相互协调的开放性信息网络系统,表现为静态和动态、能动和被动,以及有形和无形的交错混合的运动变易体,在生成和消失、创新和陈旧、诞生和死亡、存有和虚无、成长和衰竭的反复过程中,实现"稳步变易"和"瞬间突变"的双重交错演化,以其"实际和潜在""敞开和遮蔽"的双重存在方式及其相互交替转换的运动"迷阵",在最复杂的"单维""双维""三维"和"多维"的时间空间结构中,贯穿着生命本身"独立自主"和"和谐共生"的双重实践,既确保生命"个体"及其"类存在"的优化生存及世代繁衍的可能条件,又确保宇宙整个生命体有系统地按规律运作,尽可能朝向生命存在的"全息连接"和共同发展的理想境界发展,形成整个宇宙生命共同体与有限世界内各个具体生命体之间的整体和谐关系网络,使生命自身通过"有限生存"和"无限循环更替"

的持续交错发展，确保反复"求生""新生""恒生"的"生命之道"，日乾夕惕，和谐发展。

（三）自然生命，必然王国，天地阴阳，唯道是从

生命是贯通于整个宇宙及其各个部分的多维度多元反复更新运动系统，在整体大系统中包含不同的无数小系统，而各个小系统之间以及各小系统同整体大系统之间，既维持错综复杂的交错关联整体，又在其互动交生的循环更新发展中，形成自然有序的不同生命体；既有结构大小之别，又有性质类型之异，在漫长曲折的时空中纵横交错，形成混杂丛生而又乱中有序的生命广生共生世界。

作为神形合一的生命，从最原始的自然生命中的无机生命开始，就潜在地内含与最原始的生命基因紧密相结合的心神感应能力，并在生命演变过程中，随生命的演化而不断发生变化。在自然生命的无机生命中，其相互感应基本上呈现为物质间的相互吸引和相互排斥的层面。现代物理学和化学所揭示的万有引力定律、万物间电磁感应以及微观世界中原子核诸粒子同其周在电子的互动等，就是无机生命间实现相互感应的生命逻辑的一部分表现。当然，无机生命间的万有引力、电磁感应及其原子运动规律，只是无机生命潜在的心神功能的一部分展现，无机生命包含的潜在感应功能，在自然界辽阔纵深的天地时空中，在自然规律的控制下，无声无息，保持无机生命不断运动并变易万端，相互依赖又相互竞争，实现它们之间的互动互生共存而和谐发展。

所以，在自然生命王国的最基础层面，广泛存在的无机生命，是由生命本体衍生的最原始和最粗糙的生命形态，其心物一体内的心神力量，尚处于待开发和待展开的隐蔽潜在状态，有时表现出极为迟钝缓慢的自然粗放样态，在人类有限视野内，处于某种意义的"惰性"之中。正因为这样，无机生命表面看来，当没有发生突变的情况下，一方面进行人们觉察不到的"隐形"运动，另一方面其相互之间还发生常人感觉不到的相互感应。但实际上，它们在宏观和微观的各个方面，是以人们难以预料和不可见的方式，进行各种变易和相互感应，不但在其同类之间，形成离心和向心共时并发的互感状态，而且还对有机生命和人类生命等更高级的异类生命系列，发出无形

的相吸相斥的感应,使它们以特殊的物理、化学性质的互感方式,在自然状态下,默默无言地实行各种生命之间的相争相济的共生逻辑。只有当自然界发生巨大变化或突发事件中,例如在发生地震、狂风暴雨或其他宏大自然变动以及原子爆炸或核聚变的时候,无机生命的生命运动才被人们发现或感受到,而它们的感应功能也使人惊愕不已。

当代生命科学通过长期研究,已经以越来越坚实的科学实验和大量实证资料,证明地球大约是在46亿年前诞生,而后,在44亿年前,地球形成大海,接着,在43亿年前,地球上的自然生命,发生了从无机生命向有机生命转化的神妙过程,科学家们称之为"化学进化期",在这过程中,原本没有生命特征的无机生命,一部分转化成有机生命,实现了生命发展史上第一次根本性的转折,地球上由此出现了最早的原始微生物,它们成为地球第一代有机生命,在它们的简单氨基酸生物分子中,频繁进行酶催化反应而实现生命自身的"自组织"协调活动,为生命进一步向更为复杂化的新方向开创无限可能性。

接着,有机生命系统内演化成"意识"和"心智"的过程,是生命发展史上的第二次根本性转折,经历了30多亿年的曲折演变。在这期间,整个地球随着整个宇宙的演化,发生了翻天覆地变化,如果按地质年代顺序,是从"太古代""元古代""中生代"到"新生代"的过渡转化,地球内外结构以及地球上的生命及其生态,一再地发生巨大变化,导致许多物种灭绝和新物种的出现,生命整体巨变迭起,整个生态及其生命类型,生死反复往返,更新不已,而意识和心智,也就随着变动中的生命感应能力在宏观和微观两方面的更新过程,在新生代第四纪约三百万年前最早的人类生命诞生之际,脱颖而出。

由此可见,无机生命和有机生命虽然都共存于自然中,但有机生命具有异于无机生命的独特性质和功能。有机生命从最原始的微生物开始,都以细胞作为基本单位。它们是由最外层的细胞膜和细胞膜内的细胞质(细胞原浆)及其中的细胞核所构成。细胞质(细胞原浆)内含由氨基酸构成的蛋白质以及核酸等生物分子,而细胞核内的脱氧核糖核酸分子(学称"DNA")就是名副其实的生命"基因库",其中储藏基本遗传信息。当生命通过细胞分裂而进行不断再生产时,生命基因中的所有信息便可以通过不断生殖而世代相传,将生命自身的基本结构、功能、信息和能量,不断地在世代更替中传递更新。

为了在变易中维持生命的同一性及其延续性,有机生命是通过持续协调内在因素之间的关系及其同外在生命环境的和谐关系而保持生命的动态恒稳状态,通过细胞中同时进行的同化作用和异化作用,实现新陈代谢和吐故纳新的陆续循环进行,持续进行生命的自我组织和自我更新。一方面将外界生态有利于生命成长的因素吸收加工而转化成为生命创新的原料,源源不断为生命成长中的消耗物质和能量提供新的补充;另一方面又将同化作用和异化作用中的废弃品排除出去,在内外循环更新的过程中完成生命的长青生长,积累和发展适应环境的能力,针对复杂的内外因素的刺激和干预,不断提升自身的感应和协调功能。

以现代的物理化学和生物化学为基础的现代生命科学,已经从科学高度证明,生命进化的总方向是从最简单到复杂、从混乱的"高熵"状态转变成有序的"低熵"状态,这就意味着,生命是朝着越来越开放而有序的方向发展。奥地利物理学家、量子力学家兼分子生物学家埃尔温·薛定谔指出:生命是靠新陈代谢中不断吸入"低熵"("负熵"Negaenthropie)元素并排除"高熵"废物而朝向整体"低熵"状态进化的。

这一发现也同时说明,有机生命与无机生命的区别并非绝对的。归根结底,万物一体,生命是宇宙自然和人类的本质,是万事万物存在和持续发展的源泉;凡宇宙自然和社会的时空中一切变易中的存在,皆为生命。无机生命以原子为基本单位,有机生命则以更复杂的细胞为基本单位,而生命所进行的自我组织、自我更新和世代延续过程,在本质上同自然界时刻不停的一切变易发展是一样的。

(四)人类心智,范围天地,通幽洞微,普利万物

人类生命与宇宙自然生命同源共生,又是宇宙自然生命的精华结晶,赋有优于宇宙自然生命的奇异心智性能,集中了人类生命心身两方面人文化成的成果,使人类赋有意识和理性,进行思想活动,形成智慧,能够使感知、情感、意志、认知、智力和理性功能统一灵活协调,创造多种语言系统,建构

各种文化体系,既能自我认识和认识他物,知行合一,辨明善恶是非,善于综合调控内外所有感应能力,穷神知化,通幽洞微,中和达道,又能适时应变生命内外发展所遭遇的各种问题,以极其灵活的运筹方略,在主动与被动之间,进行伸缩自如的应变对策,认真总结过往生命经验,根据生命发展需要,对经验进行全面筛选、分析、综合,行归纳、概括、推理之合力,预测和规划未来,以神妙之化,使过去、现在与未来,协调融合于应变之道,将理论与实践结合起来,替天行道,朝着生命创新的方向,实现"一阴一阳之谓道"的生命全生逻辑;也就是说,一方面,不断集中总结和发展生命自身的自我组织能力,心神动静合宜,主动依据自然规律,精通五行相生相克,积极设计筹划创新之路,居安思危,未雨绸缪,合理防范一切可能的灾害与危难,将消极因素尽可能转化为积极的有利因素,临危不惧,有理有利有节,实事求是,脚踏实地,开发创建人类社会的理想制度,不断发展并运用思想文化成果,运筹帷幄巧妙解决社会生命遭遇的各种难题,推进社会公平正义事业;另一方面,创造人为的文化以及科学技术手段,以自然之道爱护和发展自然生命,使宇宙自然实现更合理的发展,在一定范围内和一定程度上,促使自然规律朝着"人类和自然双赢"的方向发展,使人类生命获得越来越大的自由,促使人类生命与自然生命,在曲折复杂的生命发展历程中,共荣共享生命发展的成果。

正如《易经》所指出:人类生命,一旦"生"出,即沿"天地人三才"之道,不断生长,既"保合大和"①,又"含弘光大"②;生命成长道途,继往开来,难免曲折;"物生必蒙"③,"先迷失道,后顺得常",人类生命有能力自觉自勉,励精图治,不断总结经验,不断提升人性品格,穷理尽性,顺天应人,"裁成天地之道,辅相天地之宜"④,"安贞之吉,应地无疆"⑤。这样一来,由于人类生命独一无二的心智,生命成长的过程,既沿尊道贵德的客观发展规律而

---

① 郭彧译注:《周易·易经上·乾》,中华书局2012年版,第2页。
② 郭彧译注:《周易·易经上·坤》,中华书局2012年版,第10页。
③ 郭彧译注:《周易·序卦》,中华书局2012年版,第413页。
④ 郭彧译注:《周易·易经上·泰》,中华书局2012年版,第62页。
⑤ 郭彧译注:《周易·易经上》,中华书局2012年版,第10—11页。

逐渐成熟,又在"生生不息"和"创新不止"的"反复其道"中实现。

意识和心智在人类生命中的出现及其发展,既是生命整体及其各部分长期曲折演变的产物,是万物生命之间长期相互关联而又紧张互动的创造成果,又是无数世代各种生命心物感应能力对应演变和信息密集巧妙交流的结晶,集中体现了生命的心神能力与生命整体之间发生变动的密不可分的关系。一方面表现生命心物感应从最原始的低级感应,过渡到意识和心智过程的极度复杂性和曲折性;另一方面又体现了意识和心智同自然生命一般感应能力之间的本质区别。它们既是生命整体演变的精华,又反过来有能力对生命本身进行反思,造就自我意识,开动思想,发现并运用自然固有的规律性,朝着有利于人类生存的方向发展,使生命本身内在创造能力,有组织有方向地实现总动员,充分发挥生命内在创造精神,全方位高效率地将感知、情感、意志、想象力和勇气等,引向创新的目标,发挥出巨大的力量,从而主动而自觉地实现生命的优化,体现了意识和心智乃是生命整体发展过程的多次本质性飞跃的最高和最精致产物,是地球和整个宇宙生命一再生死循环而浴火重生的浓缩结晶,是生命漫长曲折的自我创新顽强精神的集中表现,是生命历经无数自我牺牲和脱胎换骨,承受重重"炼狱"般磨难的考验的历史见证,无疑也是从无机生命、经有机生命再到人类生命的根本性转化的重要标志。

但是,意识和心智,并不只是人类生命的一种特异心神功能,而且也是人类生命的身心合一长期共时优化演变的结果,是人类特有的十二脏腑,特别是大脑和神经系统等发展极致的综合表演,全方位统合"德""气""生""精""神""魄""魂""心""意""志""思""智""虑"等功能,体现了生命信息大数据积聚及其精确谨慎、信息处理的高度机智,堪称为生命信息交集及运用枢纽,成为了生命的灵魂本身,因而它永远是生命的中心,成为"身之主"①,不愧是更新发展中的生命升华神妙过程的集成品,集中体现了生命恒久处于"创新进行中"的活力特征,并随着生命的历练及其不同复杂遭遇,持续演变升华,不断朝着精益求精的方向发展。所以,意识和心智,就是"生命中的生命",是生命中最活跃和最具有创新精神的生命力本身!君不

---

① 王阳明:《传习录·答顾东桥书》。

见,人类心智在其生成发展中,随着人类生命创新过程的循环往复地进行,正在并继续实现其飞跃和强盛扩充的新征程。

所以,心智不是可以单纯使用语言的概括或归纳而得出的心神范畴而已,也不是单靠语言论述就可以阐明其本质特征;它是实践中的感应与创新相结合的动态创造活动的生命能量总体和信息集合系统,在人类有生之日,时时随生命时空位置、遭遇和未来演变而发生极其敏感而准确的进化,隐含无穷的发展潜力,将对生命本身的整体命运发生决定性影响。

心智包含极其复杂的构成要素,又包含其活生生的运作实践及其进一步展现的可能性。就其内在构成要素而言,当然,包括意识、心灵、理智、智性、理性、悟性、智慧、见地、直观、思想、逻辑、抽象推理能力等成分,但也囊括并统制情感、心绪、态度、意志、感觉、知觉、注意力等层面,同时也包含学习、认识、理解、分析、综合、规划、决策、行动灵活性、坚毅性、忍耐力、分辨能力、情景反应能力、身心综合操作能力、人际关系处理能力、反馈能力、想象力、沟通能力以及语言能力等实践智慧诸要素。因此,心智不仅仅是生命的最高功能,而且也是生命的希望及其锦绣前程的潜在基础。

由此可见,心智作为生命中的生命,本身就是集前瞻性、历史性与现实性于一身的创造能力的凝聚结晶,赋有穿梭时空的功能,浓缩了生命本身的历史及其趋势,包含经验、记忆能力以及应用经验的能力,全方位地积累生命的经验,成为最大而又最灵活的生命信息储存数据库和生命信息交换处理神器,呈现出贯通过去、现在和未来的时空调控能力及解决事务的能力,是引导生命朝向优化前景的创新能力和实践智慧的总和,凝聚人类智慧的潜能及其广阔发展可能性,有资格成为"天地之心"的栖居所。

此外,心智不只是个人生命所固有,它实际上是与生命共同体的集体智慧密切相关。人类作为社会动物,其心智程度及其发展,不可能在个体生命中封闭培养和实行;它是在个人之间以及个人与群体之间的交互认识、交互行动以及交互协调中形成和不断改变的集体精神的化身。所以,心智也包括集体智慧、集体理智、道德智慧、全方位管理智慧、处置危机能力等社会理智品格,其标志正好体现在各种思想文化体系以及各种知识上。

由此可见,心智具有最高的自由,在其自身活动的范围内,它可以任凭自身想象和欲望的程度,进行多方面的创造活动,无限地开创新的活动领域,延伸日新月异的活动视野,为人类生命的创新活动提供强有力的支持。正是从这个意义上说,心智活动是将一切"不可能性"转化为"可能性"和"现实性"的前提,也是在创新活动中,促使一切可能性转化为现实的重要保证。

所以,通过各生命体之间长期协调而成的生命整体张力演变,催生出作为宇宙万物各生命及其共同体的"灵魂"的"天地之心",是不足为奇的;而人类的心智,主导着生命整体和它的各个次系统以及其中的每一个个体生命之间的全方位有机链接,并在"天地之心"的全面协调下,充分发挥生命的"以神为本"和"生生之德"的本质,维持互动和全息连接,和谐地实现生命整体及其各部分个体生命之间的全生运动更新逻辑,使生命整体永远充满希望,始终隐含创新的潜在力量。

二、何为生命观

人以天地为父母,既是宇宙万物的一个成员,又赋有德性心智,自然应该担当为生命整体负责担当的神圣使命。因此,自开天辟地以来,人类始终不停地探索生命的奥秘,不同的民族和各民族的各个优秀思想家,都试图以其不同的文化传统,依据对生命的认识、经验和体验,对生命的本质及其意义和价值,进行坚持不懈的反思研究,在人类发展史和文化史上,在不同的历史时期内,创建了不同的生命观①。

---

① 20世纪以来生命科学的三项最大突破,就在于:1. DNA 的发现,证实了一切生命,不管是无机还是有机,都不只是物质的,而且还是能量的和信息的,它们的生命系统都无例外地适应于内外生态环境而进行自动调控,实现新陈代谢、自我改善和自我创新,而且,其中的信息系统还具有自我复制、遗传到下一代,并在世代更迭中不断进化的功能。参见 Margulis, L., and D. Sagan. 1995. *What Is Life?* Simon & Schuster; Towle, A. 1989. *Modern Biology.* Austin, TX: Holt, Rinehart and Winston; 2. 发现并证实生命的"自生自创系统"及其与周围环境的全面关联: 参见 Maturana, Humberto & Varela, Francisco, *Autopoiesis and Cognition: the Realization of the Living.* Robert S. Cohen and Marx W. Wartofsky (Eds.), *Boston Studies in the Philosophy of Science 42.* Dordecht: D. Reidel Publishing Co. 1980[1973]; 3. 一切生命系统都同是认知系统,因为一切生命过程也就是生命自身对内对外的认识过程;这个结论适用于一切生命,不管它们有没有神经系统: 参见 Maturana, Humberto R./Varela, Francisco J.: Autopoiesis and Cognition. *The Realization of the Living.* Dordrecht: Reidel, 1980: 13。

作为"万物之灵"的人,强烈地意识到生命的伟大意义和崇高价值,基于对生命的珍爱、关怀、观察、认识、反思、体验、反复检验和实践,鉴于对生命整体的系统认识,出于对宇宙自然和人类社会的充分自觉的责任感和担当精神,特别是立足于自身和本民族亲历的生命实践而不断总结出来的文化精华,才世代相继不遗余力地试图认识和发展生命,创建出各种生命观,旨在建构一个人、一个社会、一个国家和一个民族的灵魂,使之成为个人立身为人和一个国家健康发展以及一个民族昂然挺胸屹立于世界民族之林而自强不息的重要精神力量,同时也成为人类命运共同体得以和谐健壮存在和不断发展的思想基础。

诚然,生命观是人对于生命的发生发展过程及其本质的认识研究的系统总结,但它不仅是为了满足人类的认识好奇心,不只是停留在人类关于生命的知识层面上,更不是仅仅为了满足人们对自身日常生活的喜好、利益和欲望,而是生命存在之日,始终都要给予集中关切并随生命本身的发展而必须永远持续更新创新的神圣事业。

生命的意义和价值本身,从一开始,就决定了真正的生命观的建构,必须是知识观、宇宙观、自然观、价值观、道德观、运筹观、审美观的高度统一体,而它的核心是由世界观、人生观、价值观三位一体融合而成的最高信念体系或信仰力量,是给予生命自身凝魂聚气和强基固本的根本条件,它关系到一个人为何而生和怎样度过一生的人生观和世界观问题,关系到一个民族和一个国家能否同心同德而奋不顾身实现其伟大信念和共同目标,也关系到人类命运共同体的建构及其发展前景,同样也关系到人类与整个宇宙生命持续繁荣昌盛的前景。

所以,只要建构并不断发展一个符合生命规律的生命观,一个人、一个国家、一个社会、一个民族以及整个人类命运共同体,就有了持恒强健的灵魂,刚健中正,德行无疆,生生不息,创新不止,"仰不愧于天,俯不怍于人"①。

本书试图立足于对中华思想文化传统优秀生命观的研究,从《易经》和

---

① 《孟子·尽心上》。

《黄帝内经》的生命观出发,在全面对比中西各种生命观的基础上,吸收和发扬中西各种传统生命观的积极优秀因素,结合当代科学技术对于生命研究的最新成果,根据21世纪新的时代精神,本着正本清源和守正创新的原则,以生命本身的本来面目和内在活力为典范,创建一个符合人类共同理性贯彻整体全生逻辑的积极进取的生命观。

第二节 生命的意义与价值

一、生命的意义

生命的重要意义,首先就在于它是宇宙万物和人类社会及其文化之所以永远生机勃勃充满活力并生生不息持续创新的基础和动力。凡是生命,皆有生生之力,必志于奋发图强,立德为公。生命原本就是生生立德达理,不断重生以新生,时时超越自身之界限,永远追求新的生命境界,"苟日新,日日新,又日新"[1],以积极主动态度,持续解决生命的内外矛盾,发挥生命的自我创造精神,不断协调生命内外关系,通过自身的努力奋进,实现生命整体的完满发展。生而不进,则近于死;生而无德,则近于禽兽。因此,生命必为生而奋进,为进而好德。正是由于生命的普遍存在和发展,才使宇宙万物和人类社会及其文化能够通变致久,即使历经种种艰难困苦的考验,仍连续保持生机益然并不断更新而充满希望,始终不满足于生命运动的既得成果,朝气蓬勃,谋划未来,让生命永远保持健行不止的更新发展状态,继往开来,日新月异,万象更新,欣欣向荣。

生命的自我创造精神和力量,既不是凭空形成,也不是靠某种外在的超自然力量所创造,它是原本寓于宇宙自然本身具有自我创造能力的各种相互对应的强健力量进行相互转化的创造结果,因此它集聚了相互对应和相互转化的自然力量的创造潜能,成为一切存在的生命动力基础。

《易经》和《黄帝内经》等中华优秀传统文化经典告诉我们,生命化生于天道地道人道三者的交感互通,是"天人合一""天人感应"和"天地人三

---

[1] 《礼记·大学·第三章》。

才"的生成结晶;所有生命,都无例外地构成有机的整体,彼此间相互和谐关联,同时又各自确保其自身特有的性质,不断地自生、自创和自我更新以及相互转化。

（一）生生谓易,生生之德

为了探索生命的本质,首先必须从生命之"生"入手。实际上,一切生命,都基于"生"、源于"生"和本于"生";"生"乃生命之母,生命的原动力,是孕育孵化生命内在一切固有本质基因的温床,又是生命不断重生更新的基点,当然也是宇宙一切事物生死存亡及其命运的原始出发点,是宇宙万物变动不居而活泼常新的本体根源,致使它赋予生命以天地人伦的珍贵道德精神和创新不止的品格,从而也成为了理解"什么是生命"和"何为生命观"的关键,也是揭开万事万物生命奥秘的钥匙。

何谓"生"？"生",在中国传统文化中,一向富有极其丰富而又充满活力的含义。《说文解字》曰:生,进也;象艸木生出土上,下象土,上象出①;而"生"的甲骨文字形,上为初生草木,下为地面或土壤,意指"草木从土里生长出来",画龙点睛道出"生"的本体和生态特征及其来龙去脉关系网络。

具体地说,"生"意味着"出生""初生""诞生""发生""生育""生产";更确切地说,就是"生成""化生""自生""创生""重生"和"新生";这也同时意味着"生长""生存""再生""复生""反生""倒生""单生""广生""丛生""并生""日日生""日日新""活力""生机""生的动力"和"创造"以及"自我创造力"等多层次多方位的生化变易的动态流程,自然地运载生命的多重意义和价值。所以,"生"是"生生谓易""生生化化""生生不止""恒生不断""自强不息""生中有生""自我生产""生复又生""日新无疆";同时,又是"生生之德""生生之仁""生生之理""生生之情""生生之爱""生生之道"。

"生"的所有这些生动而丰富的内容表明:中国传统文化始终从"生生之谓易"②出发探究生命的意义和价值。"生生之谓易"是宇宙万物的基本

---

① （汉）许慎撰,（宋）徐铉校订:《说文解字·说文》卷六下,中华书局 2017 年版,第123 页。

② 《周易·系辞传》。

规律和普遍法则:所有生命,皆为"生生易易""生中有生""生生不息""日新无疆""日进有道"。这就是说,"生"乃"生命之根本":生命在"生"中诞生,又在"生"中不断更新和成长发展;它一方面是生命及其本质在初生阶段和成长发展过程的全方位总体动力表演,是生命自始至终恒久持续不断重复的新生过程的缩影,是生命自身的典型完整品格的集中表演;另一方面又体现了生命从"生"开始及其后"生生不息"的总过程中,始终赋有生命总体与生命个体之间、生与死之间以及新生与革旧之间、危机与希望之间的不可分割联系,不但揭示了"生"的"自生""自创"过程及其动力、倾向和潜力,隐含生命本身"生生不息"的生命力特征,也显现"生"本身多向反复的可能性以及"生"自身在"潜在/实际"双维度内的上下纵横运动倾向,生动展示生命之生的多向性、曲折性和风险性,从而也全面展示"生"的"动/静""个体性/总体性""一次性/多次性""单向性/多向性""确定/不确定""有形/无形""有限/无限""生/死""气/性""形/神""体/心"的同一性及其相互转换的可能性的复杂特征。一言以蔽之,生命的价值,就是"生":生命是宇宙万物生生不息和创新不止的动力本身。

为此,《周易·系辞传》简易精确地总结说:"天地之大德曰生"①。天道,作为大化流行和生生不已的过程,本来固有"德"之品格;天道就是"生生""大生""广生":"生生之谓易";"夫乾,……是以大生焉;夫坤,……是以广生焉"②;天以创生健行为德。

由此可见,生命的最大特征,就是"易",就是"生",就是"德",就是对自身和对整体的双重担当;"易"即变动、运动、生生化化、生生不息和创新不易,也是"尊道贵德"和"德行无疆"。万物皆变,万物皆有生命。一切变易,都是生命之"生"。生命离不开创新,而就在"变易"和"创新"中,隐含"德"这个内在精神力量,集中体现"生"之主旨,它是生命存在的必要条件,是生命内在价值的结晶,也是生命存在发展的基本动力和核心标志。

具体地说,生命在"生"的过程中,使自身成长为独立的个体,为了维持

---

① 《周易·系辞传》。
② 《周易·系辞上》。

其自身固有的生命个性,它既封闭又开放,同时使自己镶嵌于外在的更大生命的系统之中,造成所有生命间的全方位永恒循环和环环相扣的互动和多向的新旧更替,形成生命之间的生机链接,保持无限的生命体无限运动与个体有限生命体的有限成长之间的持久更新的生命活动系列,并以个体化生命的生死历程,换得更大生命体宏大久远的不断更新的循环螺旋发展过程。

由此可见,"生",作为生命的基点和运作主轴,乃是生命本体论的集合原点;其意义,集"生成论""化生论""本体论""宇宙论""知识论""价值论""演化论""关系论""系统论""信息论"及"动力论"于一身,既把生命当成自生自创自演的独立存在实体,又使生命成为各种生命间的关系、贯通、自我认识和相互认识、对立互补、信息交流、互控互调的全方位活力流程。

(二)天人合一,自然化生

中国传统文化对"生"的独特理解,从一开始就强调"天地感而万物化生,圣人感人心而天下和平"①,集中从"自然化生""天人合一""生生之德"的三重交错视野,契入宇宙观和生命观,从而以宇宙生命整体及其与人类生命的全方位关联的广阔视野,探索并实践其独特的生命观,完全不同于西方古希腊哲学家所创建的生命观,他们试图从超自然的"神"入手,把超自然的"神"当成创造宇宙的神秘力量,并由此出发,仅将生命当成个体化的"存在",突出个体生命的价值,孤立地探究以独立个体为基本生存单位的生命的自由性质,一方面在哲学上造就关于个体生命的各种主体化理论,另一方面在自然科学领域,将个体生命分割成"身体"(Body)和"精神(心理)"(Spirit; Mind)两个相互对立的系统,再以"分析""综合""归纳"的基本方法,把个体的生命拆解成各个器官及不同系统,注重从"实证"角度研究可见的形体、器官及其功能,建构针对生命各个部分的分门别类的生命"学科"。直到 20 世纪末,西方思想家和生命科学家在总结生命科学的最新成果之后,特别是吸取西方近代化对宇宙自然生命造成的严重破坏的惨痛教

---

① 《周易·咸卦》。

训之后，才促使少数杰出的生命科学家，诸如哈罗德·莫洛维奇（Harold J. Morowitz，1927—2016）和罗伯特·乌拉诺维奇（Robert Ulanowitz，1943—　　）等人，着手修正西方传统生命观，认为生命与其说是单个的独立封闭有机体，毋宁说是多维度开放的自我组织体系，靠有机体与周在环境系统的信息、能量和物质的交流，维持其生态系统的关系网络，强烈主张以生命生态系统的观点，取代传统单纯生物学或生物物理化学的生命观①。

可是，翻阅整个《黄帝内经》，通篇全面体现"天人同道、天人同理、天人同序"的基本道理。正如明代张介宾说："天地之道，以阴阳二气而造化万物；人生之理，以阴阳二气而长养百骸。易者，易也，具阴阳动静之妙；医者，意也，合阴阳消长之机。虽阴阳已备于《内经》，而变化莫大乎周易。故曰天人一理者，一此阴阳也；医易同原者，同此变化也。岂非医易相通，理无二致，可以医而不知易乎？"②

所以，论及人类生命之生，《黄帝内经》以"上古天真论篇"为第一章，开宗明义地宣称：天者，本也。天，作为生命之本，隐含极其丰富而深刻的意义：生命源自天，"天"不仅成为一切生命的自然父母，也是一切生命继续生存发展和生生不息的基本条件，又是一切生命始终进行自我创造和自我更新的动力源泉，是一切生命有可能延续传宗接代的自然客观基础，同样也是实现生命个体之间进行不断互动、交错渗透转化并构成全息连接的命运共同体的最高力量。为此，《黄帝内经》明确指出："人生于地，悬命于天，天地合气，命之曰人"③。

《黄帝内经》引用黄帝与岐伯的对话："黄帝问于岐伯曰：愿闻人之始生，何气筑为基，何立而为楯，何失而死，何得而生？岐伯曰：以母为基，以父

① Morowitz, Harold J. and Trefil, James. *The Facts of Life*. Oxford University Press, 1992；Morowitz, Harold J. *Beginnings of Cellular Life*：*Metabolism Recapitulates Biogenesis*. Yale University Press, 1992；*Entropy and the Magic Flute*. Oxford University Press, 1993；Ulanowicz, Robert. *A Third Window*：*Natural Life Beyond Newton and Darwin*, Templeton Foundation Press, 2009；*Ecology*：*The Ascendant Perspective*, Columbia University Press, 1997.

② 张介宾：《类经附翼·医易义》。

③ 《黄帝内经·素问·宝命全形论》。

为楣;失神者死,得神者生也。黄帝曰:何者为神? 岐伯曰:血气已和,营卫已通,五脏已成,神气舍心,魂魄毕具,乃成为人"①。

作为生命的根本、灵魂和动力,《黄帝内经》认为,"生"并非只是单指一个有限生命个体的诞生及其基本条件和过程,也不是单个孤立原始基质的单向直线展开,而是宇宙自然全方位发挥其多维度生成功能并持续保障不断更新的生机勃勃的多元生命原动力的总称,是充满创造潜力的多元生命原初本体基质("精""炁""神""道""阴阳")有可能和谐构成并错综复杂进行协调运作的生命统一系统的总表演。诚如《黄帝内经》所言:"太虚寥寥,肇基化元,万物资始,五运终天。布气真灵,揔统坤元,九星悬朗,七曜周旋。曰阴曰阳,曰柔曰刚,幽显既位,寒暑弛张,生生化化,品物咸章"②。

《素问·宝命全形论》进一步指出,"人以天地之气生,四时之法成";"人能应四时者,天地为之父母"。这就是说,生命作为自然生成的结晶和产物,不是神秘不可测的,而是自然精气运动并进行自我创造的体现,是宇宙万物不断进行精气聚合离散而又不断重复更新的过程的缩影。《庄子·知北游》说:"人之生,气之聚也,聚则为生,散则为死。……故曰通天下一气也";《鹖冠子·环流》说:"有一而有气,有气而有意,有意而有图,有图而有名,有名而有形,有形而有事,有事而有约。约决而时生,时立而物生";"莫不发于气,通于道,约于事,正于时,离于名,成于法者也";《鹖冠子·泰录》③认为"天地成于元气,万物乘于天地","天者,气之所总出也"。所以,元气是天地万物的本原,天本身就是气。王充在《论衡·自然》中也明确地说:"天地,含气之自然也","天地合气,万物自生"。后来,金元时期名医李东垣根据他自己研究生命的经验并集中针对《黄帝内经》"上古天真论篇"指出:"真气,又名元气乃先身生之精气也"④,"天真,天乙始生之真元也。首四篇论调精、神、气、血,所生之来谓之精,故首论精;两精相搏谓之神,故

---

① 《黄帝内经·灵枢·天年》。
② 《黄帝内经·上卷·素问·天元纪大论》。
③ 《鹖冠子·泰录》。
④ 李东垣:《脾胃论》。

次论神;气乃精水中之阳,故后论气"①。

这样一来,《黄帝内经》所强调的生命之"气",实际上不仅包含了作为生命原始基质的"精""气""神",而且,也包括与之协调运动不止的"天道""地道""人道"以及"阴阳五行"诸要素极其复杂交错运作。

(三)阴阳五行,相磨相生

生命是活生生的创造系统和生生不息不断更新的运动过程,其动力和灵魂,在于"一阴一阳之谓道",结合五行相互转换的客观逻辑,不断地进行阴阳之间相互渗透转化,既有"阳中有阴,阴中有阳"②,复有"阴中有阴,阳中有阳"③;在阴阳五行相互渗透转化过程中,不断进行自身生命内部及宇宙自然生命之间的协调转化,实现个体生命与总体生命的延续、生死更替和不断新生,并以时间为主轴,呈现为时间与空间纵横交错而延绵伸缩,不断变换其内外关系网络的流程,形成生命内外功能及结构的反复蜕变更替,时而加速,时而缓冲,却又冉冉向前更新。所以,"人生有形,不离阴阳。天地合气,别为九野,分为四时,月有大小,日有短长。万物并至,不可胜量,⋯⋯木得金而伐,火得水而灭,土得木而达,金得火而缺,水得土而绝,万物尽然,不可胜竭"④。由此可见,阴阳五行说实际上总结了古人探索生命的重要经验,阴阳互根,五行生克,使阴阳之道进一步具体呈现为天地日月四时二十四节气自然运行与生命生长之间的紧密协调关联,强调生命中阴阳力量的产生及其变化,离不开天地之"气""物"及其在"五行"中的演化运行,也离不开天地自然万物的时空运转过程。

《易经》生动地把阴阳乾坤比作男女父母之间的相交媾合:乾元,作为宇宙自然万物生命之父,乃是"万物资始"的阳气;坤元,作为宇宙自然万物生命之母,是"万物资生"的阴气,由此深刻地阐明了乾元父方扮演"资始"力量以及坤元母方扮演"资生"力量。《周易·系辞上》还生动地描绘了乾坤阴阳两种对应生成力量的不同特征:"夫乾,其静也专,其动也直";"夫

①　张志聪:《黄帝内经素问集注·素问》。
②　《黄帝内经·上卷·素问·天元纪大论》。
③　《黄帝内经·上卷·素问·金匮真言论偏》。
④　《黄帝内经·上卷·素问·宝命全形论》。

坤,其静也翕,其动也辟"①,形象地描画了乾坤男女的两性表征,指出乾男静止时专一,运动时是刚直,而坤女在静止时闭合,运动起来变为开放,正因为这样,阴阳乾坤双方才有可能交媾起来,合二为一却又一分为二,化生万物。

结合人类生命的特征,《黄帝内经》以三阴三阳说,改造了《易经》的阴阳四象说,从而更灵活地阐明生命本身的生老病死与自然万物之间的互动渗透关系,有利于具体处理人类生命的各种复杂问题。

《黄帝内经》把阴阳本体论与五行说灵活地相互结合起来,分析和诊治人类生命,坚持主张"生之本,本于阴阳。天地之间,六合之内,其气九州、九窍、五脏、十二节,皆通乎天气,其生五,其气三,数犯此者,则邪气伤人,此寿命之本也"②;"阴阳者,天地之道也,万物之纲纪,变化之父母,生杀之本始,神明之府也"③;"物生谓之化,物极谓之变,阴阳不测谓之神,神用无方谓之圣"④。

显然,在《黄帝内经》中,阴阳五行学说是"天人合一"和"生气通天"生命观的主轴,借此生动论述天地人三道通过阴阳五行的相互转换而使天地之气自然化为生命之精华的程序,为生气论和天道论在生命中的全面实施贯彻做了生动的说明。

(四)心身共生,以神为本

《易经》很早就从本体论角度探索宇宙整体中的生命自然化生演化规律,并以整体生命及其与各层次生命的关联互动过程,集中揭示宇宙自然如何以其内在的本体的生成力量,进行宇宙生命整体和各个生命的自生自演的生命变通发展过程,认为在生命整体及其各层次生命的自然化生过程中,最原始的生命本体基质元素和根本动力,就是混为一体而又相互渗透并自行运动变化的"太极",它是"精""炁""神"和"一阴一阳之谓道"之原始混合状态,时隐时现,如幻如实,相互对应又相互转化,不仅显现为"形而下谓

---

① 《周易·系辞上》。
② 《黄帝内经·素问·生气通天论》。
③ 《黄帝内经·上卷·素问·阴阳应象大论》。
④ 《黄帝内经·上卷·素问·天元纪大论》。

之器",作为实质性基本要素渗透其中,构成各种各样的心物一体和身心合一的基本存在形态,表现为宇宙中五彩缤纷的大小物体的生命运动,而且,也隐化成"形而上谓之道",神化为客观规律,作为潜在性和可能性的关系流动网络和主导性精神力量,联通贯穿于万物之中,以千变万化的存在和发展途径,寓于并通行于各种生命体及其相互关系网络系统,实现它们之间内外纵横上下的多维交互穿插运动和微妙转化,导致宇宙和自然的整体生命以及寓于其中的各生命体,一方面具有不同的个体生命特征,形成五花八门的无数生命单位和具体生存变易状态,展现出令人叹为观止的多质多形的有形生命世界;另一方面,它们之间又互为条件,相互感应,相互穿插渗透,动中有静,静中有动,以阴阳、天地、日月、男女之间,"异性相吸"和"对应统一"的原则,创造出令人眼花缭乱的世界万物生命以及寓于其中的各种精神力量,并在经历漫长曲折的生命演变过程之后,衍生出集中体现生命最高神圣价值的"万物之灵",即作为"天地之心"而赋有心智能力的人类生命。

　　生命的基本特征,既然是"精""炁""神""道""阴阳"五大本体的相互渗透和相互转化,是具有自我运动、自我创造、自我维持、自我协调、自我更新的动力和机制的复杂存在,那么,生命中自然始终存在两种相互对立的生命基质和力量,表现出生命中的"神"与"形"之间以及"心"与"身"之间的同一性和对立性的共同存在及其相互转换可能性。也就是说,生命中的心和物或神和形这两种原始元素,本来就存在于宇宙自然的本体之中,运行于宇宙和自然之中,以相互对应和相互转化的力量,以五彩缤纷和千变万化的形态,以隐蔽和敞开的交换活动方式,呈现在宇宙和自然的各个维度,也同时以不同特殊形式呈现于人世间,使人间社会生命隐含更加曲折复杂的善恶对立互换、却又以向善为导向,时而和平盛世,歌舞升平,时而战祸尘烟滚滚,导致生灵涂炭,横尸遍野,鬼哭狼嚎,演化成充满悲欢离合而又善恶生死交错延绵的人类社会历史流程。正如马宝善先生所言,"宇宙自然的本质就是生命。宇宙从无极演化到太极,进而天地万物直至人,是一个完整微妙的生命整体系统"①。

---

① 马宝善:《易道五观说》,人民出版社 2017 年版,第 21 页。

《易经》最早深刻论述万物生命的心物一体和心物共生的本质及其本体论基础,也由此将"心物一体"和"心物共生"提升到价值论的高度,强调"广大配天地,变通配四时,阴阳之义配日月,易简之善配至德"①;"阴阳合德而刚柔有体,以体天地之撰,以通神明之德"②。

由此可见,在阴阳交错和相互转化中化生而来的生命,原本就包含神形合一,相连相交和相济相克的性质。生命之生,就意味着心物一体和心物共生,使宇宙自然万事万物"心物一体""神形相交""善恶混杂""生来有命",相互感应和互通转化,一方面,有可能生生不息,健行于自然和社会;另一方面,又在"生"中显示天道之德,使"天道"以"生"之天际,广示大德,营造成整个宇宙自然生命体,生气勃勃,活力盎然,生机不断,富有生命力和创造力!

从本体论的角度,心物共生不只是意味着心物一体,而且,还要强调"心"是生命的灵魂,它是形的精粹之所在,它就是扮演引领主导作用的"神",是生命的"主心骨",集中浓缩生命最原始的本真良性,也就是"生"中所含的"德"和纯粹极致的精神动力,隐含"精""气""神"的天真之气,它是天地化生所赐,乃是心物一体的重中之重。正因为这样,人类生命,以精为体,以神为用;心优于物,神高于形,这是生命与生俱来并贯穿生命始终的天命与德性,也是生命自身包含伟大意义和崇高价值的基础。"阴阳不测谓之神"恰恰表现了"心"或"神"的优异本质,它远比有形有限之"身",更加复杂得多。所以,庄子所谓:"形非道不生,生非德不明。存形穷生,立德明道,非至德者邪?"③《诗经·大雅·烝民》也说"天生烝民,有物有则。民之秉彝,好是懿德"④。

《黄帝内经》在分析"生"的心物一体性质的时候,指出:"生之本,本于阴阳。天地之间,六合之内,其气九州、九窍、五脏十二节,皆通乎天气。其生五,其气三,数犯此者,则邪气伤人,此寿命之本也。苍天之气,清静则志

---

① 《周易·系辞下》。
② 《周易·系辞下》。
③ 《庄子·天地篇》。
④ 《诗经·大雅·烝民》。

意治,顺之则阳气固,虽有贼邪,弗能害也,此因时之序。故圣人传精神,服天气而通神明。失之则内闭九窍,外壅肌肉,卫气解散,此谓自伤,气之削也"[1];又说:"阴阳者,天地之道也,万物之纲纪,变化之父母,生杀之本始,神明之府也。治病必求于本。故积阳为天,积阴为地。阴静阳躁,阳生阴长,阳杀阴藏。阳化气,阴成形"[2]。

在这种情况下,作为"一阴一阳之谓道"的生命,自然地展现成"形而上谓之道,形而下谓之器"的存在状态和发展过程,在其生命历程中,表现为"道器交合,以道统器",并在"以神为本"的原则下,不断实现"心"与"物"以及"神"与"形"的互动交错关系,展现为善恶互斗、善必制恶的矛盾力量,构成生命的内在动力,持续地和重复地表现为生命的展现全过程。所以,心物一体中,心是关键,是生命的中枢或"司令部";"心"深藏于"物",作为一种"阴阳不测"的无形的创造性精神力量,作为集中大道之精华的灵活机智的生命灵魂,统领心物一体的生命,既与生命整体系统进行"形而上"的沟通,又指导本生命体内诸构成部分及其"小生命"的协调关系,保证各个生命对生命整体和对本生命内部诸构成部分的共生和谐发展。

显然,中国传统医学和生命观,在坚持身心合一和心物一体的原则的同时,一贯坚持认为:以神为本,心为物魂,身心一体;形神合一,重神轻形,尤其突出生命之本乃"气"以及精气神的统一,重"气"轻"形";而且认为最理想和最佳的生命状态,就是以神为本,形气相得,因此在病理状态下,就必须坚持以心神主形身,切记"气胜形则生,形胜气则死"的治病康复原则。

总之,心物共生的本体论基础,关系到万事万物的"天地人三才"基本组成要素和存在基础,奠定了宇宙万物"以神为本""以道统器"和"尊道贵德"的生命原则,从而也显示了宇宙自然生命导向人类生命的全生逻辑基本规律。

(五)穷理尽性,与天地准

所有生命,集宇宙"心物一体""以神为本""以道统器"的恒稳创新本

---

[1] 《黄帝内经·素问·生气通天论篇》。
[2] 《黄帝内经·素问·阴阳应象大论篇》。

质于一身,当然并不止于"出生"和"诞生",而是要在"生生不息"和"更新不已"的过程中,"顺性命之理",在生命成长过程中,"穷理尽性以至于命",不断贯彻"天命之谓性,率性之谓道,修道之谓教"①的原则,实现"云行雨施,品物流形;大明终始,六位时成,时乘六龙以御天;乾道变化,各正性命"②的基本要求,以便使生命个体自身和生命整体,能够同时在世代延续反复更新的过程中,尊道贵德,创新不止,以创新作为生命再生产、不断提升生命价值和重新开发生命活力过程的基本动力。

任何生命,不管是个体生命还是整体生命,其新生及其延续更新,一方面是生命自身内在创造精神的表现,另一方面又是生命尊重自然万物生命规律的过程和结果,因而也是生命尽其所能恰当处理自身与自然社会其他生命整体的合理协调过程;也就是说,不但单个生命,而且某一类生命系列,都必须在其成长过程中,不断协调其与整体生命的和谐关系,不然,就有可能导致生命本身的生存危机。也正是在这个意义上说,生命穷理尽性过程所遭遇的一切危机和险象,均为生命之间出现不协调之症候;因此,在生命之间必须随时进行协调,以宽容为怀,以和为贵;必要时,还要结合实际状况,对顽固坚持反协调之邪恶力量给予打击以制服之,以达生命整体和谐发展之目的。

由此可见,对于每一个生命而言,"生"并不意味着诞生而已,诞生只是生命成长之出发点;任何生命历程并非一蹴而就。而且,生命不是孤立地生长,而是在"天地人三才"之间诞生;一经出生,就面临在"天地人"之间与其他生命和谐共处的问题。而生命之间和谐相处,不是一次完成;相反,生命间的和谐,与生命本身一样,始终发生变易,而且是靠其变易而促使生命本身的成长。

每一个人,从他呱呱坠地的那一刻起,便尽其所能,试图从所有其他各种生命混杂在一起的混乱世界中,确认自己,找到自己,获得自己。任何生命,势必面临生命自身和生命周在环境各种复杂力量的挑战,就会遭遇酸甜

---

① 朱熹:《四书章句集注》,中华书局 2015 年版,第 17 页。
② 郭彧译注:《周易·易经上》,中华书局 2012 年版,第 2 页。

苦辣的生活历程的考验,也会遇到各种难以预见的险情和危机。在这个意义上说,生命的成长,既是在"生生不息"中实现,也是在与万物生命的和谐共处中进行尊道贵德的过程。这也就是《易传》所言"君子以致命遂志",要求生命顺理知理,不满足于现存状况,却又不违背自然规律,奋力发挥生命固有的生力,让生命实现其生活理念和目标。

对人来说,生命的展开,就是活在自然,进入社会,尊道贵德,实现"和顺于道德而理于义,穷理尽性以至于命"①的"天人合一"的境界,使身心一体和形神一体同步导入"天地人三才"全生逻辑的过程,"顺天应人",自觉地进行自我教育和接受教育,不停顿地竞存进德,经受生命成长过程中主动与被动相结合的反复磨炼,实现本体论、认识论和道德论三位一体的生命恒稳创新过程,使自身逐步提升到"穷理尽性"的高度。

显然,生命穷理尽性的前提,就是正视生命成长和发展过程中所面临的天地人三方各种复杂因素和力量,既要看到人类生命成长发展与天地自然生命之间的关联,又要根据人自身的生命特征,发挥人的"天地之心"的功能和责任;一方面,必须坚持"大观在上,顺而巽,中正以观天下。观,盥而不荐,有孚颙若,下观而化也。观天之神道,而四时不忒"②;另一方面,还要"分刚上而文柔,故小利有攸往,天文也;文明以止,人文也。观乎天文,以察时变;观乎人文,以化成天下"③。

如此一来,人类生命的"穷理尽性",一方面,要顺自然规律而生,在尊重客观规律基础上,发挥主观能动性,把优化人类生命与合理协调自然生命相结合;另一方面,要体察民情,关心社会,了解他人;"君子敬以直内,义以方外,敬义立而德不孤"④,做到由内至外和从外到内,以德为先,德行天下,言行一致,诚挚清正,"黄中通理,正位居体。美在其中,而畅于四支,发于事业,美之至也"⑤。换句话说,一个人的生命,要尽可能实现"穷理尽性",

① 《周易·易传·说卦传》。
② 郭彧译注:《周易·易经上》,中华书局 2012 年版,第 107 页。
③ 郭彧译注:《周易·易经上》,中华书局 2012 年版,第 117 页。
④ 郭彧译注:《周易·文言》,中华书局 2012 年版,第 352 页。
⑤ 郭彧译注:《周易·文言》,中华书局 2012 年版,第 353 页。

就意味着使自身生命"精义入神",做到"崇德至上","穷神知化,德之盛也"①。

所以,在中国生命哲学中,"性命之理"和"天下之理"是一致的;所谓"穷理尽性",就是"知崇礼卑。崇效天,卑法地,天地设位,而易行乎其中矣。成性存存,道义之门……言天下之至赜而不可恶也。言天下之至动而不可乱也。拟之而后言,议之而后动,拟议以成其变化"②。

人类生命面临天地人三道交错互动所产生的复杂生存环境,必须以圣人为榜样,"善言应者,同天地之化,善言化言变者,通神明之理"③,"知进退存亡而不失其正"④;贯通天道人事,从根本上,把握乾坤交通规律,认识和把握宇宙运行的节律,确保真正领会和贯彻"天地人之道"全方位关联的全生逻辑,通过"乾坤,易之门邪"⑤,集中分析"天地之心"隐含的宇宙开合启闭关键机制,反复体验"阴阳合德,而刚柔有体,以体天地之撰,以通神明之德"⑥,如同《中庸》所言,"诚者天之道也,诚之者人之道也。诚者不勉而中、不思而得,从容中道"⑦,"自诚明,谓之性;自明诚,谓之教。……唯天下至诚,为能尽其性;能尽其性,则能尽人之性;能尽人之性,则能尽物之性;能尽物之性,则可以赞天地之化育;可以赞天地之化育,则可以有天地参"⑧:一方面,使个体生命自觉贯彻"智、仁、勇三者,天下之达德"⑨,弘扬仁、义、礼、智、圣之道;另一方面,促使社会生命体,"履,和而至;谦,尊而光;复,小而辨于物;恒,杂而不厌;损,先难而后易;益,长裕而不设;困,穷而通;井,居其所而迁;巽,称而隐。履,以和行;谦,以制礼;复,以自知;恒,以一德;损,

① 郭彧译注:《周易·说卦》,中华书局 2012 年版,第 386 页。
② 郭彧译注:《周易·系辞上》,中华书局 2012 年版,第 362—363 页。
③ 《黄帝内经·素问·气交变大论》。
④ 郭彧译注:《周易·文言》,中华书局 2012 年版,第 350 页。
⑤ 郭彧译注:《周易·系辞下》,中华书局 2012 年版,第 393 页。
⑥ 郭彧译注:《周易·系辞下》,中华书局 2012 年版,第 393 页。
⑦ 《中庸》。
⑧ 《中庸》。
⑨ 陈晓芬、徐儒宗译注:《论语/大学/中庸》,《中庸·第二十章》,中华书局 2018 年版,第 326 页。

以远害;益,以兴利;困,以寡怨;井,以辨义;巽,以行权"①,全面实现"亲亲为大""尊贤为大"②的仁爱原则,创建一个"天下为公"的人类命运共同体。

总之,生命的健康成长过程,就是:"观变于阴阳,而立卦;发挥于刚柔,而生爻;和顺于道德,而理于义;穷理尽性,以至于命"③;"一阴一阳之谓道。继之者善也,成之者性也"④。

在《易经》思想指导下,中国生命哲学一直把"性"与"命"联系在一起,并在突出"穷理尽性"时,不断发扬"以德为先""以德为心"和"以德立神"的精神,始终追求生命的最高价值。

正如《大学》所言:"大学之道,在明明德,在亲民,在止于至善"。这也就是说,生命之"穷理尽性",首先和中心之点,就是在明明德,在止于至善;生命之性与理,丝毫不能脱离"德"和"至善",因为"理"的核心,就是对宇宙自然和整个人类的忠诚和至善,它体现了天道、地道、人道的一致性,把客观的自然规律与人类社会的道德规律融合在一起,展现出宇宙自然生命体与人类生命体及其基本规律的同一性、统一性和一致性,彰显人类生命之道的"尊道贵德"性质。

作为"天地之心",人类生命具有集主动与被动于一体的优异功能,既能顺从自然规律,又能认识和主动运用自然规律,在一定条件下,变"顺天命"为"用天命",最大限度朝着优化人类生命自身的方向,发展生命的质量,灵活机智发挥人类生命的创造功能,不但在人类生命的范围内,有可能以德为准,协调整个社会,通过"小康",导向更高的人类幸福的"天下大同"的社会共同体,而且,也有可能以顺从天理的理智和共同理性,不断调整人类社会与自然宇宙的和谐关系,创建越来越融洽的人类与自然的命运共同体。

《易经·系辞上》有言:"乾以易知,坤以简能;易则易知,简则易从;易

① 郭彧译注:《周易·系辞下》,中华书局2012年版,第395页。
② 陈晓芬、徐儒宗译注:《论语/大学/中庸》,《中庸·第二十章》,中华书局2018年版,第324页。
③ 郭彧译注:《周易·系辞上》,中华书局2012年版,第403页。
④ 郭彧译注:《周易·系辞上》,中华书局2012年版,第360页。

知则有亲,易从则有功;有亲则可久,有功则可大;可久则贤人之德,可大则贤人之业。易简而天下之理得矣。天下之理得,而成位乎其中矣"①。这里所强调的,就是作为"天理"的自然规律,是可以通过人对乾坤变化的认知和遵从而掌握的,而人只要做到这一点,就可以有亲、有功、有德、有业,"而成位乎其中矣"。人类生命不同于自然动植物生命,不只是学会主动顺从自然规律,还需要、也可能进行自我教育和社会教育,既自觉"默而识之,学而不厌,诲人不倦"②,又主动接受他人的启蒙培育,不断地进行自我反思,自觉提升自身生命的质量和功能,使人类生命始终顺从"天下之理得而成为乎其中"③;也即是说,一方面,严以律己,勇于创新,做到"学而时习之,不亦说乎"④,"君子学以聚之,问以辩之,宽以居之,仁以行之"⑤;另一方面,人类生命自身必须主动担当"善生"的职责,不仅对己,而且对自然和对他人,都做到仁至义尽,刚健中正,纯粹精也⑥。

所以,"穷理尽性以至于命"就是要把顺从"尊道贵德"的原则,与人类生命主动发挥自身赋有的共同理性,紧密结合起来,突出创新精神,"推陈出新",有利于天地人之间的万物生命,"日日新""日新无疆";也就是说,把人类生命自身的更新和创建新世界,结合起来,使之成为"尊道贵德"和"穷理尽性"的双重生命实践。

这就意味着,生命之成长和延续,不只是生命结构上或功能上的数量方面的增加,而且更是生命质量及其内在价值的无止境提升,以精益求精的态度对待生命自身,特别是对生命自身的内在创造潜力保持高度自信,同时,又能善待自然和他人生命。

《黄帝内经》开宗明义把黄帝当成"穷理尽性以至于命"的典范:"生而神灵,弱而能言,幼而徇齐,长而敦敏,成而登天"⑦。这就是说,"生而神

---

① 郭彧译注:《周易·易经上》,中华书局 2012 年版,第 356—357 页。
② 程树德撰:《论语集释》二,中华书局 2015 年版,第 563 页。
③ 郭彧译注:《周易·系辞上》,中华书局 2012 年版,第 357 页。
④ 程树德撰:《论语集释》一,中华书局 2015 年版,第 1 页。
⑤ 郭彧译注:《周易·文言》,中华书局 2012 年版,第 349 页。
⑥ 郭彧译注:《周易·文言》,中华书局 2012 年版,第 348 页。
⑦ 《黄帝内经·上卷·素问·上古天真论》。

灵"的人,赋有天生的理智和智慧,自幼弱而能言,这是天之所赐,有利于人从诞生之日起,就赋有宇宙整体生命长期发展之精华,隐含生命成长所必需的"神灵",虽体弱,却又得天独厚地拥有其他生命所欠缺的语言,使人类生命自出生起,便继承了天地自然生命运动的优秀成果而含有意识和理性的基因,能思能言,为生命发展成长奠定了最优厚的基础。

所以,老子也说:"含德之厚,比于赤子,……骨弱筋柔而握固,未知含德之厚,比于赤子"①。由此出发,使人有可能随身体和理智与语言的多重发展,逐步学会独立自主,幼而徇齐,长而敦敏,德才兼备,专心致志,以致达到"是以志闲而少欲,心安而不惧,形劳而不倦,气从以顺,各从其欲,皆得所愿";另一方面"以嗜欲不能劳其目,淫邪不能惑其心,愚智贤不肖,不惧于物,故合于道"②。这样一来,生命的成长,实际上,就是"提挈天地,把握阴阳,呼吸精气,独立守神,肌肉若一"③的过程。

在《易经》和《黄帝内经》中,以大量篇幅,从各个方面,反复探索生命成长中,"生"的延续更新历程中,个体的人和社会整体生命,在发展社会和面对自然的过程中,必须正确处理"天地人"的自然格局,一方面,做到"以心引身"和"以神导体"长大成人,全面分析"生"及其生命发展的曲折复杂展现过程,详尽探讨"生"与其"命"之间的纵横上下来回循环互动的紧张关系,力争生命在自然的"生命之道"中生生不息;另一方面,以"养德为主"和"生智为重",实现个人生命"德智体"全面发展,展现宇宙和社会的"生之大德",真正完成"天人合一",并在"天人合一"中,人类生命完成其"尽性"和"穷理"的一致协调关系。

生命的展开及发展,不可能一帆风顺。《易经》为此列出了生命可能经历的一切潜在性、可能性和现实性,以数、象、卦及系辞等种种方式,多维度地描述生命的多向发展的命运及其转化条件。《易经》自始至终所展示的,其实,就是生命的艺术和智慧,也就是人类生命达到至善,实现人类与宇宙自然生命共同体的"保合太和"的目标。在这里,最根本的问题,就是正确

---

① 老子:《道德经·第五十五章》。
② 《黄帝内经·上卷·素问·上古天真论》。
③ 《黄帝内经·上卷·素问·上古天真论》。

处理"尽性"和"穷理"的关系,而在这些关系中,人类生命面临"对天地自然""对己""对他人""对社会""对生命共同体"五重互动复杂关系。

《易经》通过乾坤对应及其相互转化所形成的六十四卦三百八十四爻,试图展现生命本身成长的曲折性及其自强不息精神和厚德载物品格,强调生命必须主动面对并克服生命成长中可能遭遇的各种艰难险境,积极接受各种考验,使生命有可能顺应天地人之道的客观规律,充分发挥生命初生及其后生生不息过程所固有的内在创造活力,主动顺应客观的"天命",又掌握生命创造活力的机智灵活性,及时抓住"天时地利人和"的生命发展条件,不断优化生命的品质,"文明以健,中正而应"①,"用六永贞,以大终也"②。

《黄帝内经》强调指出,天地自然按其自然之道运动变化,"道无鬼神,独来独往",然"至数之机,迫迮以微,其来可见,其往可追,敬之者昌,慢之者亡,无道行私,必得夭殃"③,说的是自然之道尽管复杂多变,人类生命毕竟可以通过观察到的各种现象,加以认识,做到"法天则地,随应而动,和之者若响,随之者若影"④,起到立竿见影的效果。所以,"天地之间,六合之内,不离于五,人亦应之,非徒一阴一阳而已也"⑤;天地之间,不管如何纷杂万端,总有道理可循,赋有心智的人类生命只要"尊道贵德",灵活机智,"善言天者,必应于人,善言古者,必验于今,善言气者,必彰于物,善言应者,同天地之化,善言化言变者,通神明之理,非夫子孰能言至道欤"⑥;人类生命终究可以"循法受度,援物比类,化之冥冥,循上及下"⑦。

总之,人类生命所要走的成长道路,恰好体现了"天人合一"的原则:天人本来合一,人类生命成长的最高理想,就是达到天人合一的境界,达到天与人在突出道德这一点上的高度吻合。这也就是说,人受性于天,人类生命

---

① 郭彧译注:《周易·易经上》,中华书局 2012 年版,第 72 页。
② 郭彧译注:《周易·易经上》,中华书局 2012 年版,第 17 页。
③ 《黄帝内经·上卷·素问·天元纪大论》。
④ 《黄帝内经·上卷·素问·宝命全形论》。
⑤ 《黄帝内经·下卷·灵枢·通天》。
⑥ 《黄帝内经·上卷·素问·第六十九篇·气交变大论》。
⑦ 《黄帝内经·上卷·素问·示从容论》。

要尽性,当然就要符合天道;天道的根本和人的根本,归根结底,是一致的,即聚焦于"德性"。人只有坚持修德践德,才能真正做到"穷理尽性"。当然,人类生命及其社会生命的复杂性,又要求穷理尽性的过程,必须不止于自我修养,也不满足于尽善忠德,而且,还要敢于和善于坚持原则,嫉恶如仇,把对于人民的忠诚,也同时体现为对于危害人民利益和残害人民生命的恶棍豺狼的坚决斗争;必须永远清醒地意识到:恶是永远与善对立,因此,只要坚持善,就必然存在恶,而且,还甚至引起恶的巧妙伪装及隐蔽奸诈,千万不可等闲视之。人的心智使人聪慧机灵又尽善崇德,但恰恰人的心智的灵活性和复杂性,又使人随时有可能以理性之狡黠灵活掩盖恶的渗透性及其善变机动能力。没有对恶的透彻洞察和势不两立精神,就没有对己对他人的真正的爱;反过来,没有对人民的至善万古如一,就不会形成对穷凶极恶者的阴险狡猾的高度警惕及应变准备。

(六)天地之心,共同理性

生命之道,受于天,行于地,寓于自然,践于社会,使天地人生命之间,互为协调,"肝胆相照","心心相印",相伴相行,促使生命中的"精""炁""神""阴阳""道"五大本体的精华,作为生命中的"心神"的原始基因,通过与宇宙整体生命的长期协调运动,依据生命运动的客观规律,在生命整体和各生命体及其各部分之间,自然平行形成全方位生命运动的合力重心,构成生命整体和各生命体的灵明机智的指挥中心,随"一阴一阳之谓道"的反复运作,在不同的生命体中,通过全方位贯通互联的生命体宇宙网络的全息连接,持续协调并统筹各层次大小不同生命体的活生生更新发展过程,不断成长充实,与宇宙生命整体一起,持续发挥其全方位主控生命运动的神奇功能,最后导致具有心智的"万物之灵"以及基于"共同理性"的人类命运共同体的形成。

《尚书·周书·泰誓上》早已指出:"惟天地万物父母,惟人万物之灵"[1];《礼运》曰"人者,天地之心也,五行之端也"[2];孔子也说:"夫易之生,人、禽、兽、万物昆虫各有以生。或奇或偶,或飞或行,而莫知其情;惟达

---

① 《尚书·周书·泰誓上》,参见王世舜、王翠叶译注:《尚书》,中华书局 2018 年版,第429 页。

② 《礼记·礼运》。

道德者,能原本之矣"①。心物一体的生命,沿着"天地人"三道的长期演化,自然导致"心身合一"并具有心智而能知能觉的人类生命。《易经》说"天地感而万物化生,圣人感人心而天下和平"②的"天地之德",赋予"人"以"天地之心"的中心地位而能参天地,以其心智灵活处理"性"与"命"的关系,要求人"穷理尽性",以德率性,"与天地参",实现"天下大同"。

这就是说,人类生命的心智,不是无缘无故地或孤立地生成于人类生命之中,不是脱离宇宙自然天地客观运行而偶然产生,同样也不是人类自身独自孤立创造出来的。与此相反,人类生命的心智,一方面是天地父母赠送给人类生命的最珍贵的礼物,是生命长期发展的高尚优秀成果;另一方面,它是天地人三道相互交感互动而自然形成,是通行于宇宙自然天地间的"精""炁""神""道""阴阳"五大本体的客观运作的最高产物,它无非就是"天地设位,而《易》行乎其中矣。成性存存,道义之门"③。所以,人类生命的心智,无非就是自然的一个部分,它始终不能脱离整个自然生命的和谐运作轨道,一旦片面膨胀而忽略自然甚至凌驾于自然,必将自损自毁。

因此,《黄帝内经》曰:"心者,生之本,神之处也"④;人类生命具备心智,才使"人与天地相参也,与日月相应也"⑤。荀子指出:"故人之所以为人者,非特以其二足而无毛也,以其有辨也"⑥;汉代董仲舒说:"天地人,万物之本也。天生之,地养之,人成之。……三者相为手足,合一成体,不可一无也"⑦。后来,宋代哲学家周敦颐深刻地指出:"二气交感,化生万物,万物生生,而变化无穷焉。惟人也得其秀而最灵"⑧;程颐则进一步对宇宙普遍存在的变易规律做了新的解释,强调"凡天地所生之物,虽山岳之坚厚,未

---

① 转引自《大戴礼记·易本命第八十》。
② 郭彧译注:《周易·易经下》,中华书局 2012 年版,第 164 页。
③ 郭彧译注:《周易·系辞上》,中华书局 2012 年版,第 362 页。
④ 《黄帝内经·素问·六节脏象论篇》。
⑤ 《黄帝内经·灵枢·岁露》。
⑥ 《荀子·非相》。
⑦ 董仲舒:《春秋繁露·立元神》。
⑧ 周敦颐:《太极图说》。

有能不变者也,故恒非一定之谓也,一定则不能恒也。唯随时变易,乃常道也"①;程颐从宇宙万物常变的规律出发,进一步强调"动静相因而成变化"②,由此引出"动为天地之心"的结论:"一阳复天下,乃天地生物之心也。先儒皆以静为见天地之心,盖不知动之端乃天地之心也"③。程颐这一思想揭示了宇宙生命以"动"为主的客观规律,并由此明确点出"天地之心"就是宇宙生命常变常易而生生不息的根本表现及其必然成果。正因为这样,程颐认为,"理也,性也,命也,三者未尝有异,穷理则尽心,尽性则知天命"④;"在天为命,在义为理,在人为性,……其实一也"⑤。

朱熹发扬程颐的思想,强调说:"天以阴阳五行化生万物,气以成形,而理亦赋焉,犹命令也。于是人物之生,因各得其所赋之理,以为健顺五常之德"⑥。显然,程朱学派在把人类本性等同于世界本原之理的同时,也在一定程度上,揭示了人类心智理性与宇宙自然生命运动的重心之间的协调性、一致性和对应性。

在他们之后,王夫之进一步指出:"天以其阴阳五行之气生人,理即寓焉而凝之为性;故有声色臭味以厚其生,有仁义礼智以正其德"⑦;接着,王夫之还说:"夫性者生理也,日生则日成也。……二气之运,五行之实,始以为胎孕,后以为长养,取精用物一受天产地产之精英,无以异也。形日以养,气日以滋,理日以成,……形受以为器,气受以为充,理受以为德"⑧。

由此可见,在中国优秀传统思想文化中,天地宇宙自然间,没有无心之物,也没有脱离物的心。生命,作为宇宙的本质,就是心物一体的极致标本。由"天地人三才"构成的宇宙,心物一体,神形合一,是一个全方位贯通、全

---

① 程颐:《周易下经上·恒卦》,参见《周易程氏传》卷三。
② 程颢、程颐:《二程集·经说·易说·系辞》。
③ 《周易程氏传·周易上经下·复卦》。
④ 《二程遗书·卷二十一》。
⑤ 《二程遗书·卷十八》。
⑥ 朱熹:《中庸章句》。
⑦ 王夫之:《张子正蒙注》。
⑧ 王夫之:《尚书引义·卷三》。

第一章

生命与心智

033

方位互联及全方位互控的生命体大系统①,其中各方位和各层次的大小生命体及其内在各个组成部分,在"天地人三才"全方位交感的全生逻辑的推动下,遵从心物一体的基本原则,形成宇宙自然规律、社会法则、人生准则"三位一体"的完美格局,经历千万年反复互为感应,通过堪称为"通衢"的阴阳交感大道,导致"人"成为"妙万物而为言者"②,客观地形成了"天地之心",位于各大小生命总体系统的"中心",无时无刻不全方位地与宇宙自然生命总体相呼应,与此同时,宇宙自然生命总体的一切运行,又协调一致地与"天地之心"互感互通,促使"天地之心"有可能成为积累和提升一切生命经验的精神宝库,"天地之心"由此在人类生命中滋润生成"心智"这个天地精华的结晶。在此基础上,才有可能逐渐衍生出汇聚在人类心智的共同理性,既散布在每个人各自特殊生命体内,又普遍存在于人类命运共同体之中③,保障宇宙大生命体及其各个大小生命体,朝着健康合理的方向持续发展。

人类生命有了心智,使人类生命不但更有智慧,更为灵巧玄妙,能够极其敏感地与天地万物生命进行交互感应和沟通,并在交互感应中,越来越把握宇宙自然万物生命的本质及其运行规律,同时又使德性提升得更高,以致使人可以做到:"目之所美,心以为不义,弗敢视也;口之所甘,心以为非义,弗敢食也;耳之所乐,心以为不义,不敢听也;身之所安,心以为不义,弗敢服也。然则令于天下而行,禁马而止者,心也。故曰,心者身之君也。天子以天下受令于心,心不当则天下祸;诸侯以国受令于心,心不当则国亡;匹夫以身受令于心,心不当则身为戮矣"④。

显然,人类心智并非单纯是一种感应能力,更不是主观对客观的单纯被动地感应的功能,同样也不是生命意志可以任意加以运行的纯主观精神力量,而是具有全方位感应机制,又有主动灵活创造精神的心物一体和神形一体的功能,它不但集中了人类生命的感应能力的精华,也集中体现了人类生

---

① 马宝善:《易道五观说》,人民出版社 2017 年版,第 45 页。
② 程颢、程颐:《二程集·遗书》卷十一。
③ 马宝善:《易道五观说》,人民出版社 2017 年版,第 36—37 页。
④ 尸佼:《尸子上·贵言》。

命的高度创造精神、道德品格和历史经验,在人类生命成长发展过程中,一方面,始终与人类生命各层次的感应、创造、德性能力,同步成长,相互协调;另一方面,心智也与天地万物生命的感应机制及宇宙自然生命的创造性演进相向而行,使之成为越来越强大的"天地之心",不仅对人类生命,而且也对整个宇宙自然生命整体,发挥统制与协调的全方位功能。

所以,心智,作为"天地之心"的集中表现,在宇宙自然万物生命与人类生命的成长发展过程中,占据非常重要的地位,也对整个生命体的命运产生决定性影响,成为了宇宙万物生命共同体的中心指挥部。

人的心智高度灵活地把感性与理性融合在一起,使人类生命能够更高效率与天地之道和谐感应相通。人类感知与理性本来有差异,也有天然的分工。但在人类生命中,两者均为天地所生,而且也共同与天地乾坤相通互感,使人类生命不同于自然动植物生命,不只是通过初级的感应,而且还通过感知与理性的灵活结合,以创新精神为指导,共同积极地与天地之道发生感应。正如《中庸》所言:"惟天下至诚为能尽其性,能尽其性则能尽人之性,能尽人之性则能尽物之性"①。

人类心智还可以进一步配合人类物质、社会和精神生活的需要,依据人类生命的精神和文化发展的程度,在统筹人类生命心智活动的基础上,通过反复与天地之道的协调,历经人类社会文化极其复杂的生活的考验和锻炼,有可能逐渐使"精义""利用""崇德"三者糅合成一体,将"天人合一""知行合一""情景合一""德智合一"提升到新的境界,达到"范围天地之化而不过,曲成万物而不遗,通乎昼夜之道而知,故神无方而易无体"②,造就人类生命"精义入神,以致用也。利用安身,以崇德也。过此以往,未之或知也。穷神知化,德之盛也"③的理想程度,真正实现"天地人三才"的全面融合。

然而,人类心智归根结底无非是自然的产物,只是浩瀚自然的一小部分,充其量也不能超越自然的强大威力。心智不能凌驾于自然之上,而只有在尊重自然的条件下,才能发挥其创新作用。21世纪20年代初发生于全

---

① 《中庸·第二十二章》。
② 郭彧译注:《周易·系辞上》,中华书局2012年版,第360页。
③ 郭彧译注:《周易·系辞下》,中华书局2012年版,第386页。

球的新冠疫情,再次显示:作为万物之灵的人类,毕竟只是宇宙自然生命的一小部分,如不尊重自然规律,必将成为自然生命整体变易的牺牲品,就连生物链上最低微的病毒,都可以给予人类生命毁灭性的摧残!

所以,人类生命的心智,要靠人自身进行陶冶和充实提升,而且还要靠人自身依据自然之理和人性之德进行权衡实施;所以,在极其复杂的生活环境中,心智有时也可能因一些人只顾本己利益而走向错误方向,走上邪恶的道路,使宇宙自然生命、社会生命和个人生命增加险情,遭受危害,陷入危机。

对于各种滥用心智理性的思想观点和行为,如果任其泛滥,不加以纠正和惩罚,就会害人性命,扰乱社会秩序,导致国破家亡,也严重地伤害宇宙自然生命。所以,要发挥人为万物之灵的智慧,遵循共同理性的原则,积极地运筹人生,以天道、地道、人道为主导,"阴阳合德,而刚柔有体,以体天地之撰,以通神明之德"①,统一灵活运用符合时代精神的宇宙观、自然观、生命观、伦理观和运筹观,既有充分发挥"生生之德"的教育和监督的思想威力,又有严厉有效的法治和正义力量的惩恶约束和威慑;既有高屋建瓴的生命发展的战略胸襟,又有认真沉着的严密精致的践行策略,一方面时刻意识到生命瞬息万变的极端复杂性及其脆弱性,另一方面清醒地面对各种可能出现的生命险情,保持隐患意识和风险意识,贯彻"自卫为主,防攻结合"的生命维护方略,时刻警惕各种危害生命的自然因素和人为邪恶势力,以静制动,严阵以待,随机应变,智勇双全地谋划克敌除恶的战略策略原则,统筹个人生命、社会生命、国家生命、全球生命的命运共同体的健康发展。

总之,以新时代新思维进行探索,在生命哲学研究中,立足于中国传统优秀生命哲学的基本原则("天人合一"和"生生之德"),以"问题为导向",重新分析研究当代生命哲学的研究成果,我们获得五大发现:第一,生命具有个体性与群体性多维双向循环更新的本质特点,从而跳出西方生命哲学片面扩大生命个体性而忽略生命群体性的传统观点;第二,生命是自然生成并持续生生不息的创新过程,从而不再将生命的生成及其发展过程分割开

---

① 郭彧译注:《周易·说卦》,中华书局2012年版,第393页。

来,而是视之为生命内外"一阴一阳之谓道"的自然生成力量的表现,杜绝关于"超自然的神创造生命"的神话,并将生命当成自力更生的健行过程;第三,生命是自然固有的"精""气""神"本体力量生成而来的"神形一体"的"生生之德"过程,因此,生命一方面始终包含心物一体的性质,另一方面又"以神为本"和"尊道贵德",始终贯穿生命本身内在的道德价值力量;第四,生命普遍渗透于宇宙自然各个维度之中,万物皆为生命,生命乃多维多级多元的生命共同体,生命在"天地之心"的自然协调下,相互感应,互生互济,相互转化;第五,生命是宇宙万物的本质,是宇宙万物及人类社会生气勃勃和不断更新的基础力量和基本条件。

二、生命的价值

生命具有至高无上的价值;生命的最大价值,就在于它是一切价值的创造者本身。生命就是自生,即是自创,就是化生,就是重生,就是自强不已,生生不息。有了生命,才有天地间万物,才有万物自身的生生化化、生生易易,宇宙天地间才充满无穷无尽的生机。

生命的本质,就是生生不息,更新发展,创造不已,健行不止,劈荆斩棘,开创未来,日新无疆。

生命之所以有价值,是因为一切生命都有所追求,都内在地带有其自生自创及生生不息的目标,生命这种与生俱来的自生自创的根本目标,实际上就是实现生命自身的优化展现,从而为生命整体的和谐共处与祥和发展,创造不断完满化的条件和基础。

所以,生命是万物拥有价值、生产价值的真正根源,也是万物循环往复运载价值、更新价值和增长价值的真正动力。换句话说,生命的真正价值就在于:生命本身就是世间一切价值的创造者,又是一切价值不断增长和更新的基础。世界上一切价值都立足于生命自生的基本价值。

人生在世,其首要意义,就是要使自己的生命成为宇宙万物生命的一部分,使自己的一生,积极参与宇宙生命共同体的生命创造活动,为宇宙整体生命的宏伟创造事业,献出自己应尽的力量。

中国生命哲学一贯将生命研究与生命实践结合起来,强调生命价值的最高原则,就是从自己的生命修养做起,讲究自我修养的功夫,全面贯彻正心、诚意、格物、致知的四大步骤;宋明理学代表人物朱熹更着重修心养性的内圣工夫,提出"涵养须用敬,进学则在致知",严格掌握天理与人欲的消长逻辑,"去人欲,存天理",保持戒惧之心,去除私欲,反对自由放任、人欲横流,谴责道德沦丧,向往有秩序的社会,以和为贵,达到与天理合一的境界。

中国优秀传统生命哲学,以"天地之大德曰生"为核心,突出"生"的本体论、道德论和价值论的一致性,强调生命本身就是价值,而一切价值的核心就是"大德"。这是对生命本身的最高价值的优先肯定、尊重和忠诚,也是对生命最高价值抱有的坚定信念,确保宇宙万事万物的心物一体的生命,沿着合理的客观规律和符合生命价值的轨道,得以延续衍生并不断优化,同时保证一切生命体,赋有"尊道贵德"和"厚德载物"的基本品格,保障宇宙自然及人类生命的社会共同体,健康地沿着生命客观规律而延伸发展。

这样一来,"生"必含有"德",而且,"生"就是"德"的最高表现。天地作为生命之生母,以其化生万物显示其德性,也就是说,"生"中之德,本就是天之所赐,一方面,是天道所规定的客观规律,是天地间"精""炁""神""一阴一阳之谓道"联合化生万物的根本德性和德性的集中表现,另一方面,它运载"生生之德"重任,务必在"尊道贵德"的生命运程上,坚持"以通神明之德,以类万物之情",扬善止恶,修德于天下,以道立之,以德育之,以法齐之①,以共同理性为基础创建人类命运共同体。

由此可见,中国生命哲学不会如同西方生命哲学那样,首先只看到生命的"物"的性质,只看到"生"的形而下意义,只限于对可见的物体的"形"及其物理结构的出生的观察,只集中于"生"的生理学过程及其特点;中国生命哲学是把"生"当成"心物一体"的"生",优先说明"生"中之德的决定性意义。这样一来,中国优秀传统生命观的生命本体论意义上的"生",包含三层紧密不可分割的意义:第一,"生"是天地人三才紧密相连而赋予宇宙自然以"生命"的开创性大业,是宇宙自然万物的最原初形成的根本条件;第二,"生"并不止于宇宙自然原初开创之时,而是"心物一体"的生命,连续

---

① 马宝善:《易道·德行说》,人民日报出版社 2013 年版,第 81 页。

更新、一再新生的过程;第三,"生",意味着"德"始终是宇宙自然生命的核心和灵魂,由此确保宇宙自然生命按其客观规律发展,导致宇宙自然生命及人类社会生命共同体的"保合太和"和"至善"境界。

作为"万物之灵",人类生命之卓越之处,主要体现在对于生命本原及其终极价值的坚定信念和无限关怀,并使这种信念和关怀,确确实实见证于世代相传的个人实践和社会实践中。《周易》谈到《易经》时指出:"《易》之为书也,原始要终,以为质也"①;又说"其道甚大,百物不废。惧以终始,其要无咎,此之谓易之道也"②。由《易经》出发的当代生命观,正是继承并发扬中华民族对宇宙自然万物生命的"原始要终"原则,凡事总是首先从大处着眼,做到"惧以终始,其要无咎",表现出中国人顾及全局从容运筹的生命智慧,既集中体现对天地万物生命本体及其宗旨的极度关怀,又真诚表达对生命终极目标的基本理解和坚定信念,贯穿着生命观与生命实践的高度统一性,使之成为中国人民世世代代为人处世的指导原则和行为准则。

这显然不像西方人探索生命那样,并不首先把重点放在宇宙的物质结构及其显现可见的运动状态,也不片面地夸大生命的个体价值以及个体生命的主体性,把宇宙当成人自身及其生命之外的外在对象,更不是把宇宙当成人类"生存于世"过程中实现其主观欲望和获取功利的异己目标。

生命若只限于个人,那是非常短程和渺小的;显然,人的生命在有限之年,固然有生有死,却不以个人成就为终极奋斗目标。人类生命是寻求意义、创建意义、推广意义、实践意义的无止境的奋斗历程,它所固有的自强不息的思想、情感、心智和精神力量,使它有可能创造超越可见的时空维度的人类文化,有可能通过思想文化的象征性创造力量,为生命寻求并不断创造超越自身的生命的意义,不满足于拘禁在物质性和可见的有形生活世界,不只是追求属于自己的物质财富,而是将个人生命奉献给宇宙自然和社会生命的整体命运,不断追索不可见的无限精神境界,探索社会与宇宙生命整体的终极基础及其目的,即"天地人三才"以共同理性共建共享的"天下为公"

---

① 杨天才、张善文译注:《周易·系辞下》,中华书局2018年版,第634页。
② 杨天才、张善文译注:《周易·系辞下》,中华书局2018年版,第639页。

和"天下大同"的世界。人类生命从此出发,又不断回归于它,使人类生命具有创造性、伸缩性、潜在性和发展性,促使生命自身,在生生不息和创新不止中,念念不忘自身由之出发并永葆其生命活力的"初心"。

所以,对人来说,生命意义的最后基础,恰恰立足于人类生命对自身为生之道的崇高无比的关怀和由此引出的高度责任感,这是远远超出任何个人生命的有限时空维度,是一种"天人合一"的精神境界,引领人类生命越出个人生命的范围,视个人生命为隶属于人类命运共同体以及宇宙自然生命共同体的一部分,自觉意识到自身对宇宙生命整体负有不可推卸的"感恩"和"献身"的双重责任,并使之不断转化成推动生命永远精进忠诚朝向生命终极价值的无穷动力。

(一)厚德载物,天人交胜

中国人的生命观从来是气贯长虹,高屋建瓴,心胸宽广,抱有天地情怀,心系天下,尊道贵德,主张"以天为宗,以德为本,以道为门,兆于变化"①,"民胞物与"②,在整个生命共同体中,积极主动"与天地相参也,与日月相应也"③,维护兼爱祥和,与天地合德,与日月合其明,与四时合其序,先天而天弗违,后天而奉天时④;"精义入神,以致用也,利用安身,以崇德也"⑤。

这种生命观主张宇宙自然整体生命与人类生命的协调统一性质,对生命进行全面的研究和开发,抵制和批判各种仅仅把自然当成外在"对象之物"的盲目开发自然的态度,以身作则和身体力行贯彻"天人合一"和"与天地参"的积极理念,在尊重自然规律的基础上,积极发挥人的创新能力,实现"天与人交相胜"⑥的原则,为人类生命在宇宙大自然中共享自然之美、生命之美、生活之美而充分发挥生命的价值。

所以,当我们说生命的时候,首先和主要的,就是指宇宙和自然的生命;只有首先肯定宇宙和自然的生命,才有可能确保各生命体的生成和发展。

---

① 《庄子·天下篇》。
② 张载:《西铭》。
③ 《黄帝内经·下卷·灵枢篇·第七十九篇·岁露论》。
④ 《周易·易传·文言传》。
⑤ 《周易·易传》。
⑥ 刘禹锡:《刘梦得集·天论上》。

生命的生成离不开宇宙和自然,各生命体的存在和发展,也离不开整个宇宙和自然生命总体的存在和发展;同样地,生命发展的最高标志,人的生命,也离不开宇宙和自然。这就是说,不但生命源自宇宙和自然,而且生命也始终寓于宇宙和自然之中,并在实际上隐含和存在于万事万物之中,在其自然的生存历程中,在其生死周期及其循环更新的过程中,始终厚德载物,尊道贵德;强调既要以道德伦理原则生活在社会中,又要充分意识到必须"明天人之际,通古今之变"①。生命既属于自己,又属于整个宇宙和整个世界;生命既靠内在创造动力,又依赖于其生态条件的和谐发展。

为此,我们要树立牢固的生态意识和生态责任,重视贯穿于宇宙整体和人的生命之间的统一变化运动规律及其与人类社会文化生活之间的密不可分关系,以"天人合一"和"天人感应"的生命基本原则,贯彻道法自然和人文化成的理念,既维护生命的人文精神,又珍爱生命的自然生态。宇宙自然就是生命之母;人与自然是相互依赖和相互渗透的生命共同体。由此出发,人类生存于世,必须"敬畏自然、尊重自然、顺应自然、保护自然"②,发扬中国科学技术"天工开物"的优秀传统③,把宇宙自然当成我们自己的生命,像爱护我们自己的生命那样爱护宇宙自然的生命,使人类生命在与自然生命和谐共生的过程中共同发展。为此,在我们的实际生活中,坚持生态文明建设,发扬勤俭生活作风,对待自然,坚决实行"节约为先、保护优先、自然恢复为主"的方针,努力实现经济社会发展和生态环境保护协同共进,为人民群众创造良好生产生活环境。

(二)群己一体,兼善天下

人类生命不同于自然生命,因为人类生命除了个体化以外,还必须通过社会连带与社会的整体生命及其中的文化,保持与他人和人类命运共同体

---

① 司马迁:《报任少卿书/报任安书》。
② 习近平:《在纪念马克思诞辰 200 周年大会上的讲话》,人民出版社 2019 年版,第 21 页。
③ 宋应星:《天工开物》,初刊于 1637 年(明崇祯十年丁丑)的科学著作,共三卷十八篇,是世界上第一部关于农业和手工业生产以及综合性科学技术的著作,外国学者称之为"中国 17 世纪的工艺百科全书"。作者在书中强调人类要和自然相协调、人力要与自然力相配合。

的密切联系。荀子说:"力不若牛,走不若马,然而牛马为用者何也? 人能群,彼不能群也"①。人类社会的产生,本来就是生命本身长期发展的结果;社会是人类生命的延伸和创造成果,也是个体生命共同创建的命运共同体;同时,社会生命又进一步与整个宇宙自然生命连成一体,相互贯通和相互渗透。所以,中国人对于生命的珍爱,历来都是与对祖国的热爱紧密相连的。自己的生命,究竟会有什么样的命运,不仅仅是个人利益所系,而且更关系到祖国的兴盛安泰。社会生命的发展对个人生命的存在及其兴衰,发生至关重要的影响;人类个体生命一旦脱离社会生命共同体,就无法生存和发展。社会生命体不但隐含个体生命发展的奥秘,也表现人类生命本身的生生不息状态。所以,社会、祖国以及人类命运共同体就是一个大生命,它就是社会各成员的个体生命在社会形态和在全球范围内的大表演,也是宇宙自然生命的一个有机组成部分;它们相互之间,拧成一团,息息相关,休戚与共。

因此,所谓人性,大致是同一的,但人格有别,有善有恶,善恶之分,公私之间而已。大德之端,以己推人;道德之至,与群为一,兼善天下。

正确实施生命观的社会意义和价值,最关键的,是摆正个人在社会上的地位,正确处理个人与社会的关系,个人与国家的关系,一方面明确自己的社会责任、职责、权利和义务,坚持原则,承担责任,有所担当;消除私心,扎扎实实从每一件小事做起,责无旁贷,尽心尽德,助人为乐,以中正的德行,以身作则,蔚然成风,造福于社会大众;另一方面,继承和发扬中国传统文化的价值观,重道德,光明正大,谦逊和悦待人,内刚外柔,谨慎明辨,明善辨恶,扬善抑恶,修身养性慎独,持正不阿,努力使自己依道而行,以德育己律己,明明德于天下,时刻警觉切莫把个人利益摆在群体利益、社会利益、国家利益和民族利益之上,更切莫忘记天地父母及祖国人民养生育身之情,切莫侵害和伤害宇宙自然生命,培育自己成为重仁义、扬正气,富贵不能淫,贫贱不能移,威武不能屈,以民族兴亡和国家富强为己任的堂堂正正之人。司马迁的名言"人固有一死,或重于泰山,或轻于鸿毛"②,直到现在,经历了两千

---

① 《荀子》。
② 司马迁:《报任安书》。

多年的验证,仍然集中了中华民族价值观的精髓。

（三）洽于民心,以民为本

"民"是社会群体的基础力量和社会生命的支柱;人民是社会生命和历史生命的创造者和主体,也是我们的生命的衣食父母和最终归宿。树立了正确的生命观,就可以形成崇尚人民的诚挚情感,立民于社会之首位,置人民的物质利益和精神利益于最高地位,将个人利益顺从于人民利益,忠于人民,鞠躬尽瘁,死而后已。

以人民的智慧和血汗书写而成的中国五千年文明发展史,以无可争辩的事实,证实和展现了人民就是中华民族生命发展史的主要历史动力。正是以此为基础,中国优秀的思想家不断总结和发展"以民为本"的思想,并使之成为生命观的核心。"乐民之所乐,忧民之所忧";"先天下之忧而忧,后天下之乐而乐"[1]。

早在先秦时代,西周政治家周公吸取了商朝灭亡的教训,认识到了民众的重要性,提出了"保惠民于庶民"[2]的思想,周武王则明确提出"天视自我民视,天听自我民听"[3]的敬天保民的民本思想,认为天倾听民意并通过民意来传达天意。所以,"好生之德,洽于民心"[4];"民可近,不可下。民为邦本,本固邦宁"[5];"民者,君之本也"[6];"上思利民,忠也"[7]。因此,《大学》把"亲民"列为"明明德"的主旨:"大学之道,在明明德,在亲民,在止于至善"[8]。从此之后,历代中国贤人志士,一代传一代,心向人民,志为人民,把"以民为本"立为座右铭,身体力行。

生活在新时代,我们更要在自己的工作、学习和生活中,全面彻底贯彻"忠于人民"和"以民为本"的生命观,把人民的利益放在首位,以人民至上

---

① 范仲淹:《岳阳楼记》。
② 王世舜、王翠叶译注:《尚书·无逸》,中华书局2018年版,第255页。
③ 王世舜、王翠叶译注:《尚书·泰誓》,中华书局2018年版,第436页。
④ 王世舜、王翠叶译注:《尚书·大禹谟》,中华书局2018年版,第359页。
⑤ 王世舜、王翠叶译注:《尚书·夏书·五子之歌》,中华书局2018年版,第369页。
⑥ 《春秋穀梁传·桓公十四年》。
⑦ 《左氏春秋》。
⑧ 徐儒宗译注:《大学·经文》,见陈晓芬、徐儒宗译注:《论语/大学/中庸》,中华书局2019年版,第249页。

的价值取向,同人民打成一片,同甘共苦,优先关注人民的健康,视之为社会幸福、国家富强和国道昌运的保障。古人云:"圣王之盛德;人民不疾,六畜不疫,五谷不灾,诸侯无兵而正,小民无刑而治,蛮夷怀服"①。

(四)诚信律己,践履笃实

生命观要贯彻于个人、社会和自然各个面向,尤其首先重视个人修养和品质情操的培育及教育,要求每个人严于律己,德行天下,止于至善。

"合抱之木,生于毫末;九层之台,起于垒土;千里之行,始于足下"②。"诚者,天之道也;诚之者,人之道也"③;人秉天命为性,自然要求继承和发扬天道之诚。凡立志"明明德于天下"的人,都无例外地从自修自律出发,克己度人,致力于"慎独",以诚为心,不自欺欺人,不弄虚作假,言行一致,扎扎实实。孔子就说"为仁由己,而由人乎哉"④;"志士仁人,无求生以害仁,有杀身以成仁"⑤。汉儒大家董仲舒由此指出:"仁之法,在爱人,不在爱我;义之法,在正我,不在正人。我不自正,虽能正人,弗予为义"⑥。

《大学》和《中庸》等经典,正是从"天人合一"的广阔视野,把修身当成治国平天下的九条原则之首⑦;"自天子以至于庶民,壹是皆以修身为本"⑧;家庭是个人实现"内圣外王"的基点,推而广之,实现"道济天下"的理想。

所以,树立正确的生命观,一切从我做起,从现在做起,从此时此刻做起,从自身周围最微小的事情做起。以此为基础,进一步要求自己从大局出发,心怀天下,尊重自然,关心人类命运共同体的建设发展,把社会利益摆在

---

① 《大戴礼记·盛德第六十六篇》。
② 老子:《道德经·第六十四章》,见陈鼓应:《老子注释及评介》,中华书局 2017 年版,第 296 页。
③ 徐儒宗译注:《中庸》,见陈晓芬、徐儒宗译注:《论语/大学/中庸》,中华书局 2019 年版,第 331 页。
④ 《论语·颜渊》。
⑤ 《论语·卫灵公》。
⑥ 董仲舒:《春秋繁露·仁义法》。
⑦ 徐儒宗译注:《中庸》,见陈晓芬、徐儒宗译注:《论语/大学/中庸》,中华书局 2019 年版,第 327 页。
⑧ 徐儒宗译注:《大学·经文》,见陈晓芬、徐儒宗译注:《论语/大学/中庸》,中华书局 2019 年版,第 250 页。

首位,以奉献社会为乐,心系人民,树立人民至上的坚定生命志向,兢兢业业为人民服务,一心为人民谋幸福。

生活在新时代,由于现代社会已经因物质丰富而腐蚀了相当一部分人的道德良心,强调"诚"的态度,具有特别重要的意义。"诚"的真正意义,已经远远超出古代人的理解,不只是停留在"慎独",不仅仅是闭门思过,进行自我检查,而是进一步树立自觉心,不仅对自己,而且对国家、对民族、对社会、对人民、对他人以及对整个自然和整个世界,时时进行认真的反省,时时处处,以诚相待,认真负责,不弄虚作假,实事求是,尽心尽力把自己的生命奉献给民族和国家的事业。

(五)人文化成,精思力践

生命是人类一切物质财富和精神财富的基础和创造力量,也只有人类生命才能创造文化。文化的出现及其在人类社会中的发展和繁荣,体现和见证人类生命的伟大价值。文化是人类生命的社会实践和个人生活实践的经验总结,是人类生命智慧的结晶和持续创新的能量源泉,是个体生命和社会生命合作共享的思想资源和精神财富,也是人类生命朝向光明未来和开拓新希望的精神动力。

文化是宇宙自然和人类生命中的精华相互渗透融合而"化生"出来的,是"天地人"三重生命长期交错互动而演变发展的优秀成果及其神奇微妙的结晶和象征,不但累积和浓缩"天地人"三重生命的丰富经验,升华了"天地人"三重生命的智慧,也继承和不断发扬了生命自身的"生生之德",使文化本身成为"天地人"三重生命的交错互动的优化成品,承载言象意象互动互通的特性,获得和具备"有无相生"和"意象互换"而生生不息的生命力,从而使文化具有无上生命价值和创新不止的精神,并使其价值本身也获得与时俱进的自我发展动力。

因此,文化是赋有生命力的"天地人三才"长期和谐融合的生产精华,特别是人类心智独特创造的产物,在人类历史发展史上,文化始终成为"天地人三才"生命共同体的精神支柱,更是人类命运共同体健康发展的基础力量。文化远不是有形的文化产品和可见可感知的文化活动的集合体,也不是单纯由语言文字表达的论述系统,更不是单纯表现为"歌舞升平"的五光十色景象,而是源自"神飞扬""思浩荡"①的主动创造精神的表现,是"能通天下之志"的创造生命体不断更新的创新实践的产物,其内在固有的各构成因素及其相互关系网络,是一种活生生的创造生命体,其内在固有的各构成因素及其相互关系网络,形成了文化自身的生命基础,它们之间形成的关系张力,始终在进行自我活动和自我创新中,更会随着时代的进展而不断发生变化和重构。

文化不能脱离人及其社会,文化更不能脱离社会和文化本身不断变动中的生命及其同整个宇宙自然的紧密联系,一点也不能脱离文化内在动力的不断更新过程。所以,文化的不断更新过程,也是每个人生命品格和价值不断提升的过程。

中国传统优秀知识分子,历来把自己从事文化事业当成献身民族大业,报效国家的神圣活动。孔子说"敏而好学,不耻下问,是以谓之文也"②。魏晋南北朝时期梁代刘勰(约465—520年),在他的《文心雕龙》中说"文之为德也大矣,与天地并生者。何哉? 夫玄黄色杂,方圆体分,日月叠璧,以垂丽天之象;山川焕绮,以铺理地之形:此盖道之文也。仰观吐曜,俯察含章,高卑定位,故两仪既生矣。惟人参之,性灵所钟,是谓三才。为五行之秀,实天地之心,心生而言立,言立而文明,自然之道也";又云"人文之元,肇自太极,幽赞神明,《易》象惟先。庖牺画其始,仲尼翼其终。而《乾》、《坤》两位,独制《文言》。言之文也,天地之心哉! 若乃《河图》孕乎八卦,《洛书》韫乎九畴,玉版金镂之实,丹文绿牒之华,谁其尸之? 亦神理而已"③。三国时期,当国家动乱,生灵涂炭的危急时刻,魏国谱学家挚虞(250—300年)指出:"文章者,所以宣上下之象,明人伦之叙,穷理尽性,以究万物之宜也"④。

实际上,"文化,无论其认为经天还是纬地,往往具有人为属性;它都是属于人类自己的感性认知及其实践行为,在初始阶段,是各自生存方式的多元化存在"⑤。中国文化就是中华民族传统生命观的集中表现,体现了中华

---

① 王微:《叙画》,见王伯敏、任道斌主编:《画学集成》,河北美术出版社2002年版。
② 《论语·公冶长》。
③ 刘勰:《文心雕龙·原道》。
④ 挚虞:《文章流别论》。
⑤ 马宝善:《易道五观说》,人民出版社2017年版,第85页。

传统生命观的特征,特别是隐含中华民族历经千百年历史经验而累积的珍贵价值观。

人类生命始终伴随文化生命本身的发展。"由于历史的原因,人类一直在黑暗中追求光明。众多的人由于生活的困境,一生疲于奔命,只有少数智者在为光明而苦其心志。虽然在世界各文明古国都产生过这样的智者,但我们认为中国先秦古典文献中蕴涵的哲学智慧,更具根源性、系统性、逻辑性和天然性。在当今互联互通的全球化时代,唯一持续不断衍生了数千年的中华古文化,为人类共同追求与探索命运共同体的智慧成为了可能并提供条件"①。

新时代的中华儿女不仅要继承发扬中华文化和世界文化的优秀传统,而且,也身负全面复兴人类文化的重任。每个人都应该通过自身生命的自我教育、自我提升和精思力践,充分发挥生命的光和热,为人类思想文化的全面复兴以及人类命运共同体的健康发展作出贡献。

(六)去故就新,与时偕行

生命始终随"天地人三才"的客观运作逻辑而发展。在宇宙自然和社会发展的各个不同历史时代,人类必须自觉地依据"天地人三才"的生命发展逻辑,创建不同的生命观,以便充分发挥每个人个体生命以及整个社会生命体的积极性,使个体生命活出自己的自由和幸福,也促使整个社会生命体,创建成和谐的繁荣幸福的人类命运共同体,并与宇宙自然生命,和谐相处,持续推动生命整体的健康发展。

现代社会的发展,一方面,充分发挥了生命的创造精神,从而创造出史无前例的科学技术新成果,进一步发展了人类心智的能力,同时也创造"人工智能",为更好地认识生命本身和整个宇宙自然生命,提供了良好的条件;另一方面,还由于一些个人和一些国家,急功近利,单纯从其特殊利益出发,使理性异化成为破坏生命自然环境和滥杀无辜的手段,造成生命及其环境的层出不穷的危机。这一切警示我们,必须随社会的发展,以时为基准,一再认识生命的意义,并以更有效的实践行动,保护、珍爱、捍卫生命的发展

---

① 马宝善:《易道五观说》,人民出版社 2017 年版,第 84 页。

和尊严,特别从哲学和形而上的高度,积极地全面研究生命,更新生命,并在此基础上创建和推广新时代的生命观,以创新为主要动力,积极开拓生命发展的广阔前景。

《黄帝内经》素问篇第十三篇《移精变气论》指出:"古之治病,惟其移精变气,可祝由而已。"①也就是说,时代不同,生活环境不同,生命状况便有所不同,因而疾病的发生情况也不同。做人、治国和治病一样,"治之要极,无夫色脉,用之不惑,治之大则。逆从到行,标本不得,亡神失国。去故就新,乃得真人"。这是发扬《周易》的基本精神,要求生命及其创造出来的文化,"乾乾不息"②"与时偕行"③。

生命与时间同生共存,时间是生命的不可分割的内在组成部分;生命在时间中生成、延伸、成长、发展,并至死而复生。因此,没有生命,就没有时间;同样的,没有时间,就无所谓生命。这样一来,时间并非生命存在的外在条件,而是生命自身的运动以及由此引起的生命之间的相互关系网络的变化通道和记录;时间乃是生命生成、生长、延展及变动不已的表演场所,是生命持续延伸周而复始进行运动的流程本身,是生命自我创造的丰富经验的缩影,又是生命的历史信息和生命经验的储藏所,也是生命未来发展的潜在可能性之根基,从而使时间成为生命生生不息创新不止的弹性场域,构成生命本体的一个基本力量,既凝缩沉淀生命历史的丰富内容,又潜伏生命未来发展的前景图像,同时还隐含生命潜在能力及其可能导向的信息集合体,凝聚了生命与时间之间的内在张力关系,彰显出生命随时应变的必要性、可能性及复杂性。

时间,作为生命的一部分,又具有生命自身的性质和特点:时间固然离不开生命,但时间自身也具有"自律性";时间以直线单向、螺旋性、重复性和旋涡性的综合形式,势不可挡地延伸和周期性地运行,使生命整体及其各个部分,均在时间框架内而无法逃脱时间运动规律。这种情况下,时间和生命之间实际上发生了交错关联,以致使时间成为了生命同其内在各组成因

---

① 《黄帝内经·上卷·素问·移精变气论》。
② 《周易·乾卦》。
③ 《周易·文言》。

素以及同其外在环境诸因素发生交错关联的参照系列。所以,时间既在生命之内,又超出生命之外,对生命发生内外双重关系,从而使时间更加成为生命的生命本身。

《黄帝内经》灵活依据"天地人三才"整体的变易规律,强调生命对时间的重视与协调,倡导"去故就新","杂合以治,各得其所宜",反对故步自封,拒绝抱残守缺的态度,遵循并适应生命环境变化而不断进取的原则,不拘一格,开放日新。

身处21世纪,我们必须培育并不断提升符合时代精神的生命观,以对于生命的持恒忠诚态度和认真负责精神,为了保障中华民族社会文化生命体的神圣生命价值的生生不息发展,不断推动中华民族伟大复兴和人类命运共同体构建的整体伟大事业,针对当代世界的特点,讲仁爱、重民本、守诚信、崇正义、尚和合、求大同的时代价值。

第三节 《黄帝内经》与生命观

一、生命宝典,国医精要,养生法宝,强国必读

《黄帝内经》是中国古代第一部以"生命"为主题的百科全书式经典著作,它发扬中国传统医学的智慧,从生理、病理、诊治、养生、营卫五大方面,系统总结中医基本原理和临床实践经验,坚持贯彻"天人合一""天人一体""天人同理"的基本原则,以《易经》和《道德经》的宇宙观、自然观和生命观为基础,全面总结和贯彻中国传统思想文化优秀发展成果,灵活结合人类生命复杂而特殊的性质,将"一阴一阳之谓道"与传统五行说紧密结合起来,置人于宇宙自然的整体生命系统之中,视之为自然化生的产物及其有机组成部分,把宇宙自然、社会与人类生命五脏六腑气血经脉等身心的各个方面,关联成互通互动、互渗互转的活生生整体系统,坚持生命整体及其内在天然固有的自我创造和自我协调统一的根本能力,强调应用"脉万物之情"的整体系统辩证方法,在探索治疗疾病和维持身体健康以及延年益寿的过程中,实施"诊治""养生""健身""营卫""防卫"相统一的辩证关系,坚持"医人""医国""医民""医身(体)""医心(神)""医德"相统一的原则,自从

编写成书至今近三千年期间,始终展现生命本身"健行自强"和"生生不息"的强大生命力,集中体现中华优秀传统文化对于生命的一贯珍重态度及丰富的生活智慧,不愧是新时代探索新生命观的重要基础,是中华民族生生不息和奋进创新不止的精神力量源泉。

二、整体视野,医匠功德,阴阳为纲,四时五行

《黄帝内经》的基本结构,由《素问》和《灵枢》两大部分组成。《素问》以黄帝与岐伯对话为主线,探讨生命的基本问题,环绕"性情之源,五行之本",展开对生命的活泼深入的讨论;《灵枢》主要探索神灵枢要,更关注精神世界,以神为本,探讨作为生命之本的血、脉、营、气、精、神等基本要素的内外关联规律,说明生命阴阳刚柔相推,五行相生相克及其全方位内外贯通机制,对于"德""气""生""精""神""魄""魂""心""意""志""思""智""虑"的互通互制关系及其在生理和病理上的影响。

显然,《黄帝内经》坚持整体性和系统性的视野,对生命的心身交错合一的论题,进行了全面系统的阐述,并在心身合一的整体全生逻辑的框架内,通过《素问》《灵枢》各自九九八十一篇的基本结构,显示生命源自天地间精气神之阴阳五行相互转化之道,心身内外联体,又与天地阴阳五行,交错运作,致使人体心身,五脏六腑、精血津液、血脉经络、筋骨皮肉、五味五色、七情六欲、虚实寒热,无一不在"心身合一"和"以神为本"的整体性及其信息流动变化的系统内,全方位实现生命个体与生命整体的辩证统一,形象而生动地展现生命的心身合一及其与天地万物神形一体的和谐统一性质。

《黄帝内经》明确指出:"太虚寥廓,肇基化元,万物资始,五运终天。布气真灵,总统坤元,九星悬朗,七曜周旋。曰阴曰阳,曰柔曰刚,幽显既位,寒暑弛张,生生化化,品物咸章"①;"天地者,万物之上下也;阴阳者,血气之男女也;左右者,阴阳之道路也;水火者,阴阳之征兆也;阴阳者,万物之能始也"②。万物生命不断地进行阴阳之间相互渗透转化,既有"阳中有阴,阴中有阳"③,

---

① 《黄帝内经·上卷·素问·天元纪大论》。
② 《黄帝内经·素问·阴阳应象大论》。
③ 《黄帝内经·上卷·素问·天元纪大论》。

复有"阴中有阴，阳中有阳"①；在阴阳五行相互渗透转化过程中，不断进行自身生命内部及宇宙自然生命之间的协调转化，实现个体生命与总体生命的延续、生死更替和不断新生。所以，"人生有形，不离阴阳。天地合气，别为九野，分为四时，月有大小，日有短长。万物并至，不可胜量，……木得金而伐，火得水而灭，土得木而达，金得火而缺，水得土而绝，万物尽然，不可胜竭"②。由此可见，《黄帝内经》五行说，实际上总结了古人探索生命的重要经验，将阴阳之道进一步具体呈现为天地日月四时二十四节自然运行与生命之间的紧密协调关联，以"五运六气学说"，采用天干地支等因素作为演绎单位，阐明木火金土水五行五方之气的运动以及空间中流动变化的风、寒、暑、湿、燥、火六种气候同生命整体及其各部分的相互影响，强调生命的产生、变易以及疫病流行，都离不开天地之"气""物"及其演化运行，也离不开天地自然万物的时空运转过程。

由此可见，《黄帝内经》从宏观与微观相结合的视野，对生命进行全方位分析解剖，坚持宇宙自然生命整体与个体生命之间的有机联系的观点，揭示生命结构及其运作的内外贯通和谐原则，以阴阳五行学说为主轴，阐述生命与宇宙自然生命整体运作的时空关联机制，对生命结构、生理功能、心身交错相贯、五脏六腑的病理变化、诊断治病的辨证、摄生养身规则以及行医道德等的论述，不仅奠定了中华传统医学的基础，而且，也展现了中华民族对生命的一贯珍视传统。

三、天人一体，生气通天，形神合一，以神为本

《黄帝内经》从"天人一体"原则出发，强调"人生于地，悬命于天，天地合气，命之曰人"③；又说"生之本，本于阴阳。天地之间，六合之内，其气九州、九窍、五脏、十二节，皆通乎天气，其生五，其气三，数犯此者，则邪气伤人，此寿命之本也"④。这里所说的"其生五"，指的是生命五大本体"精、

---

① 《黄帝内经·上卷·素问·金匮真言论篇》。
② 《黄帝内经·上卷·素问·宝命全形论》。
③ 《黄帝内经·上卷·素问·宝命全形论》。
④ 《黄帝内经·上卷·素问·生气通天论》。

炁、神、阴阳、道";"其气三"正是"精""炁""神"三者。显然,《黄帝内经》坚持自《易经》以来中国生命哲学的优秀传统,坚持天人合一原则,强调生命是宇宙自然的精、炁、神各心物本体原始元素,长期以"一阴一阳之谓道"而混合交错生成并不断更新的结果,这也就是《易经》所说"生生之谓易"。

"气",作为生命的本质、基本动力、原初基质、创造潜能和发展力量,是源自"天"和"自然",并始终与"天"和"自然"息息相关,也与天地之道和阴阳五行的协调运作紧密相关。《素问·宝命全形论》指出,"人以天地之气生,四时之法成";"人能应四时者,天地为之父母"。换句话说,生命作为自然生成的结晶和产物,不是神秘不可测,而是自然精气运动并进行自我创造的体现,是宇宙万物不断进行精气聚合离散而又不断重复更新的过程的缩影。

《黄帝内经》认为,通过"天地人三才"的长期协调互通,人类生命得天独厚地实现了"气交"。"言天者求之本,言地者求之位,言人者求之气交";"何谓气交?岐伯曰:上下之位,气交之中,人之居世。故曰:天枢之上,天气主之;天枢之下,地气主之;气交之分,人气从之,万物由之。此之谓也"①。

《黄帝内经》贯彻心物一体和身心合一的基本原则,在重视生命的"心物一体"的本体论原则基础上,还特别强调"心者,君主之官,神明出焉"②;而生命"必本于神";"天之在我者德也,地之在我者气也。德流气薄而生者也。故生之来谓之精;两精相搏谓之神;随神往来者谓之魂;并精而出入者谓之魄;所以任物者谓之心;心有所忆谓之意;意之所存谓之志;因志而存变谓之思;因思而远慕谓之虑;因虑而处物谓之智"③。把握了"神本",就抓住了生命的命脉。为此,《灵枢·天年》以简练深刻语词总结说:"血气以和,营卫以通,五脏已成,神气舍心,魂魄毕具,乃成为人"④。

所以,《黄帝内经》所提出的各种治病、养生、营卫方法,都立足于心身

① 《黄帝内经·上卷·素问·六微旨大论》。
② 《黄帝内经·上卷·素问·刺法论篇》。
③ 《黄帝内经·下卷·灵枢·本神》。
④ 《黄帝内经·下卷·灵枢·天年》。

合一和以神为本的基本原则基础上。因此,《黄帝内经·灵枢·本神》指出:"凡刺之法,必先本于神。血脉、营气、精神,此五脏之所藏也"。

由此可见,《黄帝内经》是把人的身体,看作"体神合一""身心一体""心物一体""道器并重"的生命体,一方面,不把人体生命中的各个器官孤立地进行分割研究,而是把人体生命连贯成一个活生生的运动系统和命运共同体,在其相互关联中进行动静结合的观察;另一方面,又把人体生命中各个器官以及人的整个生命体,纳入宇宙自然万物生命总体体系之中,与宇宙自然万物生命整体连贯在一起,在宇宙自然的生命运动变易中,"上穷天际,下极地理,远取诸物,近取诸身,更相问难",进行远近结合和内外穿梭的灵活探索,实现了人类哲学史、文化史、医学史和心理学史上,对人类生命进行"形而下"和"形而上"高度结合的灵活巧妙的研究。

四、时运空转,天人同道,信息互通,天人相参

《黄帝内经》巧妙地把生命时空与宇宙时空交会在一起,并明确地以时为主轴,对生命整体同各部分及其内外的有机关系,通过"望""闻""问""切"方法,围绕时间的变化,开展对生命信息全方位的探索和沟通,以便把握生命本身的阴阳五行运行规律,不仅对生命个体,而且也对生命整体做出辩证的判断,适用于诊治、医病、养生、防治、营卫等方面,而且也以"时"为中心,把一切人事活动,特别是把国家兴盛危难当成生命的直接表演,将社会与国家的强盛之道视为生命营卫之道的重要见证。

《黄帝内经》认为,"天有四时五行,以生长收藏,以生寒暑燥湿风。人有五藏化五气,以生喜怒悲忧恐。……论理人形,列别藏府,端络经脉,会通六合,各从其经;气穴所发,各有处名;溪谷属骨,皆有所起;分部逆从,各有条理;四时阴阳,尽有经纪;外内之应,皆有表里,……"[1]人体作为生命之"器",不仅是天地之气出入升降的通道,而且也是信息储存库及交换器,以动静结合的方式,依据天地时空运行的变化而发挥其功能,随时保持生命之间的全息连接。

---

① 《黄帝内经·上卷·素问·阴阳应象大论》。

人体之气与天地之气是相互运转的。一年四季,天地之气有所变化,形成了春温、夏热、秋凉、冬寒等"四气"。生命的生老病死及其不同命运,都与宇宙自然的时间运转密切相关;生命应该顺应四时气候变化而掌握好心身的调养。

《黄帝内经·素问》的"四气调神大论"论述形体与精神调养同一年四季气候变化的相互关系,指出四时气候异常对人体的消极影响,警告世人违反四时气候变化规律将对身体造成不同程度的伤害,并依据四时循环运作,提出主动预防保健的原则。同样的,《阴阳应象大论》也论述了人体与阴阳、四时、五行变化的内在关系,指明了自觉运用阴阳五行学说进行疾病治疗的方法。《玉机真脏论》则论述五脏脉象与四时的内在关系,强调结合时间运转观察诊察疾病及治疗的方法。

生命的时间与空间有机结合为一,四时之转变决定生命之方位及其命运:春季犹如生命之东,由五行之"木"主持;夏季犹如生命之南,由"火"主持;西方与秋季结合,由"金"主持;北方与冬季结合,由"水"主持;而五行中的"土",则兼管中央与四季,实际上比喻地上的最高统治者王权的中央至上的观念,在"天地人三才"关系中,象征了"人"的"万物之灵"和"天地之心"地位。

所以,正常健康的生命是天人一体,时空和谐统一,生命与天地时空运转和谐地相向而行,而最关键的,就是要顺应一年四季变化,调养身心,法于阴阳,合于术数,饮食有节,起居有常,不忘劳作,形与神俱。

生命的时空位移及其与生命运作的密切关系,都是在生命内外交流与和谐调控的过程中,通过信息的实际状况及其变化趋势,生动地表现在经脉经络的流通状况。

医生必须从经脉经络的生命信息入手,判断作为相对稳定的身体之"器",在不同时节和时辰的信息流动状况。"夫气之在脉也"①;"经脉者,所以能决生死,处百病,调虚实,不可不通"②。《黄帝内经》极端重视把身

---

① 《黄帝内经·下卷·灵枢·九针十二原》。
② 《黄帝内经·下卷·灵枢·经脉》。

体经脉经络通道中的生命信息,通过经脉的搏动强弱,判断生命各脏器及其各个部分的健康程度;经脉经络就是生命信息动态的一个窗口,医生必须首先以切脉诊脉作为主要诊断手段。

在切脉的基础上,《黄帝内经》坚持"人能应四时者,天地为之父母"①,在针刺中遵守"法天则地,合以天光"的基本原则,结合四时八正(春分、秋分、夏至、冬至、立春、立夏、立秋、立冬)、日月星辰的变化,把握人体气血虚实的状况。作为一个全心全意为人民服务的医生,应该力争"经脉为始,营其所行,制其所度。内次五脏,外别六腑"②,详尽知悉人体十二经脉的分布、起止、循行部位、发病症状和治疗原则,熟练把握天地之气与人体气血之间的微妙关系,做到心领神会,细心观察冥冥天地之气的四时变化规律,根据天气寒暑、月相盈亏、气候沉浮,细心体验其中的玄妙精微,通于无穷,谨慎了解营卫血气之盛衰,保养神气要紧。

显然,对于生命,《黄帝内经》并不像西医那样,把生命当成可以拆卸组合的机器组件那般;更不像西医那样,首先重视身体结构,并以身体各部分结构为基础,研究和分析人体各器官的功能,然后由此进行诊治和治疗。相反,《黄帝内经》把生命首先当成一个时间流动变易的整体,当成一种充满活跃的信息流通的时间活力系统,然后,从人体生命与宇宙自然生命整体的全方位关联以及它们之间的全息连接的角度,对人体进行全面诊治和治疗,首先把身体当成变化流动的生命信息动态系统,从身体功能的信息传播及其变化,把握身体各部分和整体在能量和动量方面的内外输入输出的信息动态,掌握信息的具体流动及协调程度,由此判断身体的健康状况。

五、藏象经络,象数交贯,营卫生会,标本论治

生命的一切活动,主要靠五脏六腑来维持;五脏六腑功能健旺,生命整体才能健全运行;反过来,五脏六腑发生故障,生命就会生病受损,而五脏六腑受到破坏,生命就垂危。人体五脏集中生命的精华,储存并积蓄阴精,主

---

① 《黄帝内经·上卷·素问·宝命全形论》。
② 《黄帝内经·下卷·灵枢·经脉》。

持气化,是生命过程的基本机制的根基;而六腑是保持吐故纳新畅顺流通,确保新陈代谢完满进行:"五脏者,身之强也"①;"血、脉、营、气、精、神,此五脏之所藏也,至其淫泆离藏则精失,魂魄飞扬,志意恍乱,智虑去身者……"②;"五脏不平,六腑闭塞之所生也"③。所以,《黄帝内经》说"五脏者,中之受也"④,它们是维持生命整体和谐平衡的中枢,强调维持五脏六腑平衡和谐运行,确保生命健康完好。

《黄帝内经》巧妙地运用阴阳五行学说,把生命的五脏、六腑、五体、七窍、十二经脉、精神气血、四气、五味、六淫、七情等,同生命外部环境的四季、五方、五运、六气等时空变化因素,密切地联系在一起,并以此为框架,探索维持生命健康发展的条件及其规律。

首先,五脏六腑和经脉血气,都必须与天地万物的四时运行变化相向而行。"五藏者,所以参天地,副阴阳,而连四时,化五节者也"⑤。这就从根本上揭示了《黄帝内经》生命观的核心:举凡生命,必须"参天地",循阴阳五行,心身合一,紧密联系四时五节而适时更新,生生不已;而五脏六腑,虽居于体内,各有自己的特殊形体和功能,但它们无非就是天地间心身合一的生命整体的一部分,是宇宙自然生命在人体中的缩影,其神形合一及其运作功能,都奉行宇宙自然的阴阳五行规律,也紧密地随四时五节的变化而进行物质、能量、信息和精神的全方位协调运行。

正因为这样,在生命运作中,气血相互连贯,相互为用;在病理上,相互影响。气血经络与五脏六腑又互为因果,相互影响。作为气血运行的基础,五脏是起决定性作用的,同样的,运行气血的经络是五脏六腑能够持续成为生命基干的保证。

由此可见,《黄帝内经》全面贯彻天人合一和心身合一的原则,以阴阳五行藏象理论和气血经脉针刺方法,实行望、闻、问、切的临床综合诊治实践

---

① 《黄帝内经·素问·脉要精微论》。
② 《黄帝内经·灵枢·本神》。
③ 《黄帝内经·素问·通评虚实论》。
④ 《黄帝内经·素问·脉要精微论》。
⑤ 《黄帝内经·灵枢·本藏》。

程序,把握生命中的物质、能量、信息、精神各个基本方面的相互关联,贯通和调控生命整体及其各个部分的内外关系,协调脏腑,畅通经络,营卫生命内外,攻邪养正,对于疾病,以防为主,"不治已病治未病",主张治病求本,身心同治,标本先后,三因制宜,协调阴阳,顺之而治;既要医生辨证准确,用药精细,待患者如同亲人,急其之所急,亲切备至,又要激发病人自身的积极性,使病人自己也认真贯彻身心同治,鼓励病人相信自己的疾病可以治好,主动培补元气,调理阴阳,既要巧妙应四时运转而适时吸纳五谷和日月精华,养精蓄锐,疏通全身血脉循环,确保整个生命体各器官和各部位和谐贯通,又要提升生命免疫力,加强生命防卫能力,实现营卫结合,以增进生命健康,体现了中国传统生命智慧在医学摄生诊治各方面的辉煌成果。

脏象经络理论从生命的神形合一本质特点出发,从本体论高度和整体视野,强调发挥生命主动性及其内在自我调节能力,主张在诊治营卫两方面,将生命的神、气、血、形、志等功能,适时因人因地而协调,保证气血精华能够顺利"藏"于各脏腑,一方面完成精气血水谷的相互转化,实现营卫两气的生会及其与生命整体的协调交换;另一方面又使脏腑变成应天地阴阳变化的关键场所,使脏腑既"藏"又"象",成为生命状况的最敏感的"窗户",也成为治病养生的基本关注点。

由此可见,《黄帝内经》始终结合生命的基本结构各层次及其生老病死复杂变化过程,将其心身合一本体论思想,具体地落实在它的"精气神学说""脏象说""经络学""病因病机论""诊法""论治""治疗法""病证""摄生养身学"等各个方面,在养生、保健、营卫、防治、医病、诊治的医学理论和实践的紧密结合中,创建独具特色的"四时五脏阴阳观",体现了中国传统生命观与中医固有的理论和实践相结合的鲜明特征,并在体用结合的基础上,展现它的本体论、宇宙论、认识论及其医学理论和实践之间的活生生关联。

第 二 章
《黄帝内经》及其流变

　　《黄帝内经》根据《易经》等中国传统优秀经典的宇宙观和生命观,采用多学科和跨学科的综合认识方法,从观察分析医病和养生两大方面"形而下"的大量现象出发,对生命进行全面系统的"形而上"的哲学探讨,引申出基于"天人合一""天人一体""天人同理"基本原则的生命观,在世界医学和人类思想文化史上,创建了永垂青史的优秀典范,从而在中国和世界文化史上,发生了广泛和持久的影响。

　　《黄帝内经》包含非常丰富的内容,不仅蕴含朴素而深刻的医学理论学说,而且还涵盖中国古代的思维方法和逻辑思想,不愧是总结中华民族生命智慧的"百科全书"。

　　在世界文化史上,在其他古文明体系中,也存在多种优秀医典,诸如美索不达米亚地区巴比伦文化的《诊治手册》(*Diagnostic Handbook*),是公元前 11 世纪巴比伦名医伊萨基尔-金-阿布里(Esagil-kin-apli)的临床诊治记录①;在古埃及,最早在公元前 18 世纪就使用莎草纸、史密斯纸草文等,记载当时的医学临床经验。但所有这些远古医学文献,均未能如《黄帝内经》那样,历经曲折,从零碎到系统成书,代代相传,修订研究不已,以至《黄帝内经》在人类历史上,不仅作为"医典"不断完善化,而且也发展成为中国生命哲学思想的重要源泉和延伸发展的主轴,始终不间断地发生独特的深远影响。

　　《黄帝内经》的编写、成书及其延绵千余年不断修订出版以其反复诠释

---

　　① Markham J. Geller(2010). *Ancient Babylonian Medicine*:*Theory and Practice*. Wiley-Blackwell. 2020, pp.130–137.

更新过程,经历了相当长的历史阶段,本书拟分三大部分陈述和分析《黄帝内经》的编写成书及其历史发展过程:第一部分调查分析《黄帝内经》编写前的漫长准备过程,包括中华民族对生命经验积累以及有关生命探索的思想争论及其理论总结过程;第二部分调查和叙述《黄帝内经》的编写成书及其持续训诂诠释过程;第三部分叙述和分析《黄帝内经》基本成书后,对中国传统生命哲学发展的历史影响,试图由此鲜活而生动地显示中华民族探索生命奥秘的奋斗不息精神及其持久更新的生命逻辑力量,集中体现了生命本身的发展更新规律及其"自强不息"的进取创新精神。

第一节　奉生之始,溯源崇本

《黄帝内经》虽然以黄帝署名,但它并非黄帝本人所写,它实际上是从先秦战国时期到西汉中期,世代相传连续编写而成的集体作品。书名《黄帝内经》,意在溯源崇本[1],以"黄帝"这个象征性的名称,表示它是中华民族最早祖先总结并遗留给华夏子孙万代的医学宝典和生命健康指导手册,无怪乎唐代王冰称之为"至道之宗,奉生之始"[2]。

根据班固(32—92)《汉书·艺文志·方技略》所言,《黄帝内经》乃是中华医学的一部"医经",其基本内容,就是"原人血脉、经络、骨髓、阴阳、表里,以起百病之本、死生之分,而用度箴石汤火所施、调百药剂和之所宜……至剂之得,犹磁石取铁,以物相使";又说它是古代流传下来的四大"方技"之一:"方技者,皆生生之具,王官之一守也。太古有岐伯、俞拊,中世有扁鹊、秦和,盖论病以及国,原诊以知政。汉兴有仓公,今其技晻昧,故论其书,以序方技为四种"[3]。

一、四大"方技",至臻宝典

《汉书·艺文志·方技略》所说的"方技",指的是"医经""经方""房

---

① 《淮南子·修务训》。
② 王冰:《重广补注黄帝内经·素问·序一》。
③ 班固:《汉书·艺文志·方技略》。

中""神仙",都是"生生之具",以个人生命为主;最主要的四大"方技",就是《黄帝内经》《难经》《伤寒杂病论》《神农本草经》。这四部中医经典,基本上已被公认为中医的四部"医经"①,奠定了中国传统医学的基本理论体系的基础。

包括《黄帝内经》在内的四大"方技",吸收了自太古时代岐伯、俞拊和春秋时期扁鹊等人以及汉代仓公等名医的医学思想及其诊治养生方法,它们的共同特点,就是发扬黄老道家的哲学思想,以"道"为基础和出发点,总结生命智慧和诊治疾病以及健康养生的基本方法。这些被称为"方技类"著作,原本共有 36 种,计 868 卷,其中有《黄帝内经》18 卷,《黄帝外经》37卷;《扁鹊内经》9 卷,《扁鹊外经》12 卷;《白氏内经》38 卷,《白氏外经》36卷;《旁篇》25 卷;右医经七家,216 卷。但《汉书·艺文志》所说的《扁鹊内经》和《白氏内经》都遗失不传,无从查阅与证实,唯独《黄帝内经》流传下来。

为了全面了解《黄帝内经》的编写成书过程,首先有必要将《黄帝内经》与《神农本草经》《难经》及《伤寒杂病论》进行比较分析,揭示《黄帝内经》与早期古典医经的内在联系。

(一)《神农本草》,治病求本

《神农本草经》,简称《本经》,是现存最早的中药学专著,作者不详,约成书于秦汉时期。从内容而言,其成书时间,当与《黄帝内经》相当或更早。

《神农本草经》主要记载中医传统用药种类及其方法,书内展列药物凡365 种。原书早已佚失。《汉书·艺文志》登载了"《神农黄帝食禁》七卷"与"《神农》二十篇",前者归属于"经方家",后者归"农家",班固解释"《神农》二十篇"为六国时期诸子担心诸侯荒怠农事,故托言神农所作。

后来,南朝陶弘景为《神农本草经》做注,并补充《名医别录》,编定《本草经集注》七卷,其药物的品种增至 730 多种。清人孙星衍认为,这部书或有可能源自神农、黄帝之时,当时虽无文字,但药石知识相传不绝,经过历代

---

① 《四库全书》把《黄帝内经》列入子部医家类。与《难经》《伤寒杂病论》《神农本草经》一起,当成中国传统医学四大经典著作。

名家修订、增补(例如,吴普的《神农本草》六卷),屡有阙佚,民间传递文本,往往参差不齐,无一符合原本。

但可以肯定的是,《神农本草经》强调治病用药,和《黄帝内经》相比,基本上同样贯彻"天人相应"基本原则,主张根据运气变化辨证施方,结合宇宙万物运行规律,注意时空变化季节交换与身体各部分运作的复杂协调关系,从气血的实质探讨治病吃药的配方,突出治病以调补气血为主,尤其将"治病求本"的原则,运用到药方配置方面,由此将医药分为三品:无毒的称上品为君,毒性小的称中品为臣,毒性剧烈的称下品为佐使。

《黄帝内经·素问·举痛论》说"善言天者,必有验于人;善言古者,必有合于今;善言人者,必有厌于己。如此,则道不惑而要数极,所谓明也"①,强调行医必须向天、向古人、向他人虚心学习,以明道知数,造福于民。医学治病及养生之道,关系到万民的生死大事,也关系到国家社稷的盛衰存亡的前程,更应尚古传统,继往开来,将祖宗生命智慧,当成最珍贵的上天礼物,服务于照护全体百姓;认真贯彻这一传统,才合于神明,远死而近生,生道以长;否则,必将逆从倒行,标本不得,亡神失国。所以,《黄帝内经》义正词严宣告:"色脉者,上帝之所贵也,先师之所传也。上古使僦贷季埋色脉而通神明,合之金木水火土,四时八风六合,不离其常,变化相移,以观其妙,以知其要,欲知其要,则色脉是矣。色以应日,脉以应月,常求其要,则其要也。夫色之变化以应四时之脉,此上帝之所贵,以合于神明也……去故就新,乃得真人。"②

《黄帝内经》多处强调继承古人珍贵经验,鼓励医者以古为鉴,以通大道,以利天下,以护万民。在《黄帝内经》之前,或与《黄帝内经》同时并行,最重要的医典就是《神农本草经》。所以,把《黄帝内经》与《神农本草经》加以比较,可以更清楚地看到两者在继承前人从医经验方面的状况,也有助于进一步确定《黄帝内经》的来龙去脉。

(二)扁鹊《难经》,简易辨证

《难经》传说是战国时期秦越人(生于周威烈王十九年,卒于赧王五年,

① 《黄帝内经·素问·举痛论》。
② 《黄帝内经·移情变气论》。

相当于公元前 407 年至公元前 310 年)所著,当时称为《黄帝八十一难经》,采取与《黄帝内经》一样的对答讨论的活泼形式,讨论中医医学基础理论以及治病的八十一"难题",所以,又被称为《八十一难》,分别针对中医的脉学、经络、脏腑、疾病、腧穴和针法等方面,进行讨论。

作者秦越人,医术高超,灵活运用望、闻、问、切的诊断方法,出神入化,有"神医"之称,时人把他比作传说中能为百姓解难治病的神鸟"扁鹊"。

《难经》的突出贡献,就是系统总结古代中国医学临床实践的经验,奠定了针灸学的基础。《黄帝内经》中的《灵枢》,就是集中讲针刺学,把中医学科中的医学理论与临床实践紧密结合起来,也是把医学实践与生命本身的运作逻辑紧密结合的范例。所以,《黄帝内经·九针十二原》指出:"小针之要,易陈而难入。粗守形,上守神"。这里讲的,主要是把针灸本身,当成一种灵活机动的生命探测活动,强调针灸目的,在于把握生命活动的"经脉",细腻而精确体验生命中"形"与"神"之间的复杂关系及其规律,根据观望气色、听闻声音、问清病情和按切脉搏的状态,从经脉的关键点入手,进行针刺实践,同时拿捏经脉在各个要点上的呈现强弱程度,把它同生命整体的趋势及可能变动逻辑,联系在一起,"是故用针者,察观病人之态,以知精、神、魂、魄之存亡,得失之意,五者以伤,针不可以治之也"①。

所以,《难经》中的核心内容,就是集中通过针灸,践行《易经》所遵循的"易"的基本精神,即把握"变易"与"不变"的辩证,在恒定与灵活的辩证关系中,完成医治生命病态的崇高目的;就其内容而言,《难经》以其"简易"为纲,统摄生命经脉中的所有深不可测的活动可能性,致使《难经》具有"易且深"的哲学性质。

扁鹊在治病过程中,把望诊与切脉置于首位,通过观察气色,判断病症及其病程演变的可能性,从而实行预防为主,在观望所发现的症候中,尽可能预见生命活动的各种变化可能性。这一基本原则,同《黄帝内经》的基本精神是一致的。

《黄帝内经·素问·阴阳应象大论》说:"善诊者察色按脉,先别阴阳。

---

　　① 《黄帝内经·灵枢·本神》。

审清浊,而知部分,视喘息,听音声,而知所苦,观权衡规矩,而知病所主,按尺寸,观浮沉滑涩,而知病所生"①。

《黄帝内经·素问·玉机真脏论》记载黄帝与岐伯关于治病标本与针刺的对话,甚为有趣,引人深思。"黄帝问曰:病有标本,刺有逆从,奈何?岐伯对曰:凡刺之方,必别阴阳,前后相应,逆从得施,标本相移。故曰:有其在标而求之于标,有其在本而求之于本,有其在本而求之于标,有其在标而求之于本。故治有取标而得者,有取本而得者,有逆取而得者,有从取而得者。故知逆与从,正行无问;知标本者,万举万当;不知标本,是谓妄行"②。

实际上,《难经》与《黄帝内经》所同时总结的针刺理论及其实践经验,其要则及方法,几乎同条共贯,同声相应。

(三)医圣张机,博采众方

战国时代流传下来的《黄帝内经》和《难经》的主要内容,在东汉时,由"医圣"张仲景(约 150/154—约 215/219)所肯定和发扬。张仲景,名机,南阳郡涅阳县(今河南邓州市)人。他勤奋钻研古籍,博采众方,撰用《素问》《九卷》《八十一难》《阴阳大论》《胎胪药录》,并在其自身从医实践的基础上,总结自己针灸把脉的临床实践经验,整理成《伤寒杂病论》16 卷。

《伤寒杂病论》所集中论述的伤寒,对中医来说,实际上就是一切外感病的总称,包括瘟疫等各种传染病。根据推测,《伤寒杂病论》可能成书于公元 3 世纪初,即公元 200 年至 210 年间。《伤寒杂病论》自序称:"余宗族素多,向余二百,建安纪年(公元 196 年)以来,犹未十稔,其死亡者,三分有二,伤寒十居其七,感往昔之沦丧,伤横夭之莫救,乃勤求古训,博采众方,撰用《素问》《九卷》《八十一难》《阴阳大论》《胎胪药录》,并平脉辨证,为《伤寒杂病论》合十六卷……"由此可见,他的《伤寒杂病论》是依据《素问》和《九卷》(即《灵枢》)且总结自己的临床经验而编写的。

在《伤寒杂病论》中,明显地看出,张仲景对伤寒的病因病机的分析,以及对其诊治、预防和可能的变化,几乎都与《黄帝内经》的基本理论密切相

---

① 《黄帝内经》。
② 《黄帝内经》。

关,并在许多方面,进一步做了创造性的发挥。

《黄帝内经》早已强调,"夫四时阴阳者,万物之根本也。所以圣人春夏养阳,秋冬养阴,以从其根;故与万物沉浮于生长之门。逆其根则伐其本,坏其真矣。故阴阳四时者,万物之终始也;死生之本也;逆之则灾害生,从之则苛疾不起,是谓得道"①;"善诊者察色按脉,先别阴阳。审清浊,而知部分,视喘息,听音声,而知所苦,观权衡规矩,而知病所主,按尺寸,观浮沉滑涩,而知病所生。以治无过,以诊则不失矣②。善诊者,察色按脉,先别阴阳";以此为基础,张仲景进一步认为,"病有发热恶寒者,发于阳也;无热恶寒者,发于阴也。发于阳者七日愈,发于阴者六日愈,以阳数七阴数六故也"③。

因此,冬日伤寒,邪气内伏,可引发温病;感受寒邪,主要由于人不顺应自然及其四时变化,致使人失其闭藏,形成伤寒或热病,正如《黄帝内经·素问·热论》所说"今夫热病者,皆伤寒之类也";"人之伤于寒也,则为热病";《黄帝内经·素问·阴阳应象大论》也说"冬伤于寒,春必温病"。张仲景在《伤寒论·伤寒例》中明确地引用《黄帝内经·素问·阴阳应象大论》说:"春伤于风,夏生飧泄;夏伤于暑,秋必病疟;秋伤于湿,冬必咳嗽;冬伤于寒,春必病温。此必然之道,可不审明也"。

张仲景以医治伤寒的临床经验,发展了《黄帝内经》三阴三阳分证学说,使之运用于伤寒病的辨析诊治,从《黄帝内经》原来三阴三阳以经脉病症为中心的分证纲领,发展成以脏腑经络为中心的辨证提纲,引出独特的"六经辨证"。

在《黄帝内经·热论》那里,三阴三阳病证,三阳为表证,三阴属里证,故对三阳当用汗法,三阴之证,当用泄法。张仲景在《伤寒论》中,进一步做了发挥,认太阳病证、阳明病证、少阳病证,分别为表证、里证、半表半里之证;而三阴证则均属里证。在诊治时,张仲景主张:太阳之病当用汗法,阳明之病,当用清里、攻下之法,并另立少阳和解之法。对于三阴之病均注重里

---

① 《黄帝内经·素问·四气调神大论》。
② 《黄帝内经·素问·阴阳应象大论》。
③ 张机:《伤寒论》。

证疗法,但又不限于泄法,另有温里祛寒,回阳救逆,育阴清热,寒温并用等。所以,张仲景从三阴三阳辨证出发,有了新的发挥,更具体地提出"阴、阳、表、里、寒、热、虚、实"八个方面,作为实际诊治的基本要领。

同样地,在《金匮要略》中,张仲景也认真贯彻《黄帝内经》关于脏腑病机的理论,为后世脏腑辨证奠定基础。

张仲景不只是在学术上和技术方面继承发扬《黄帝内经》的原则,而且更极端重视继承和发扬《黄帝内经》的医德原则。《黄帝内经·方盛衰论》有言:"诊有大方,坐起有常,出入有行,以转神明,必清必净,上观下观,司八正邪,……诊可十全,不失人情,故诊之或视息视意,故不失条理,道甚明察,故能长久。不知此道,失经绝理,亡言妄期,此谓失道"。张仲景以《黄帝内经》所设定的医德为榜样,强调行医态度端正,认真负责,投入全心全意的情感,严厉批评不负责任的表现以及违反医德的行为。他在《伤寒论·自序》中说:"夫天布五行,以运万类;人禀五常,以有五藏。经络府俞,阴阳会通;玄冥幽微,变化难极。自非才高识妙,岂能探其理致哉?上古有神农、黄帝、岐伯、伯高、雷公、少俞、少师、仲文,中世有长桑、扁鹊,汉有公乘阳庆及仓公。下此以往,未之闻也。观今之医,不念思求经旨,以演其所知,各承家技,终始顺旧。省疾问病,务在口给;相对斯须,便处汤药。按寸不及尺,握手不及足;人迎趺阳,三部不参;动数发息,不满五十。短期未知决诊,九候曾无仿佛;明堂阙庭,尽不见察。所谓窥管而已。夫欲视死别生,实为难矣!"

他在《伤寒杂病论》自序中说,他的《伤寒杂病论》的撰写是以《素问》《九卷》《八十一难》《阴阳大论》为依据,他精心阅读和勘正《黄帝内经》的基本内容,把《素问》《九卷》(即后来的《灵枢》)、《阴阳大论》等,结合当时流行的外感病的特点及其治疗,论证《黄帝内经》关于热论和运气学说的正确性,并以此为基础,创立"六经辨证"。在《伤寒论·伤寒例》中,张仲景以《素问·阴阳应象大论》"天有四时五行,以生长收藏,以生寒暑燥湿风,人有五脏化五气,以生喜怒悲忧恐。故喜怒伤气,寒暑伤形,暴怒伤阴,暴喜伤阳。厥气上行,满脉去形。喜怒不节,寒暑过度,生乃不固。故重阴必阳,重阳必阴。故曰:冬伤于寒,春必温病。春伤于风,夏生飧泄。夏伤于暑,秋必疟疾。秋伤于湿,冬生咳嗽"的原理,对伤寒进行灵活诊治;另一方面,他又广泛探讨各种杂病的诊治,在临床过程中,发挥《黄帝内经》的脏腑病机学说,首先重视把脉实践,十分反对不重视脉象的行医活动,他自己详细记录证候诊脉声色,观察病者所处土地高下,针对寒温不同,物性刚柔,飡居差异,谨慎辨别,总结丰富经验,使他成功地把《黄帝内经》的精华,发展成为独具特色的"八纲"理论,将"阴阳""表里""虚实""寒热"之间的辩证转化关系,发挥到灵活极致,从中总结出中医临床治病诊病的"八法",制定"六经辨证学说",为后世中医的脏腑辨证方法奠定基础。

在方剂学方面,《伤寒杂病论》也作出了巨大贡献,创造了很多剂型,记载了大量有效的方剂。这是中国医学史上影响最大的著作之一,成为后学者研习中医必备的经典著作。

张仲景的思想在魏晋年间为其弟子王叔和(201—280)所继承,并予以发扬光大。王叔和,名熙,32岁那年被选为魏国少府的太医令。魏国少府中藏有大量历代著名医典和医书,王叔和经过几十年对《黄帝内经》的精心研究,在吸收扁鹊、华佗、张仲景等古代著名医学家的脉诊理论学说的基础上,结合自己长期的临床实践经验,完成一部完整而系统的脉学专著《脉经》,王叔和在其《脉经·自序》说:"今撰集岐伯以来,逮于华佗,经论要诀,合为十卷",内含98篇,把临床所见多样脉象分为24种,总结发展了西晋以前的脉学经验,使脉学正式成为中医诊断疾病的一门科学。

《黄帝内经》多处论及脉象,强调"察色按脉,先别阴阳"[①],王叔和据此说:"浮者,阳也;沉者,阴也"[②]。同时,王叔和还进一步指出:阴阳之脉,也经常相兼而出,因而又有"一阴一阳者""一阴二阳者""一阴三阳者""一阳一阴者""一阳二阴者""一阳三阴者",生命现象实际上变化万端,既要把握一般规律,又要切合具体表现;既要定性,又要定量,务必谨慎从事,做到"各以其经所在,明病之顺逆也"[③]。因此,"切脉动静而视精明,察五色,观

---

① 《黄帝内经·素问·阴阳应象大论》。

② 王叔和:《脉经·辨脉阴阳大法第九》。

③ 王叔和:《脉经·辨脉阴阳大法第九》。

五脏之有余不足,六腑强弱,形之盛衰,以决死生之分"①。正因为这样,后世论脉者,均以王叔和《脉经》为重要参考书。

以上通过对四大"方技"的简略比较,大致可以看到:《黄帝内经》的编写成书年月,大约与《神农本草经》《难经》及《伤寒杂病论》不相上下,基本上可以从大的方面,确定其成书时间,大约为战国至东汉中期,而其收集资料和积累经验的准备过程,则应该上溯到战国以前的时代。

二、正本溯源,道之以德

《黄帝内经》的核心思想部分,主要是中华民族最早祖先陆续累积的从医经验以及他们多方观察宇宙自然生命整体的活动规律所总结出来的,其中一部分,累积了早在殷周甲骨文时期已经流传的大量零碎生命经验,再加上自中国历史源头至殷周时代,历代先贤们自觉观察自然与社会而整理编写的多种经典,诸如《易经》以及《尚书》《诗经》《山海经》等的思想观点,特别是集中贯彻"生生之谓易"的基本原则和吸取"阴阳五行"学说的研究成果。

这些属于生命经验基本原则的思想内容,是自开天辟地至春秋战国各个时代,一直产生深远影响的精神力量,成为了包括《黄帝内经》在内的所有中华传统文化经典的"灵魂"和"内核",始终持续牢固地贯穿于中国哲学和文化的各个方面,从来没有中断或停止过,值得我们反复深思体验,作为发展新文化的思想基础。

所以,对于《黄帝内经》成书过程的探讨,其上限,不能限定在战国时代,而是应该一直上溯到战国以前中华民族先祖们,自黄帝以来,自觉或不自觉地集体探索生命的资料收集和逐步总结经验的过程。唯有在思想和经验资料的长期双重准备基础上,战国及其后各代富有才智的思想家兼医学家们,才有可能进行自觉收集整理资料以及进行分析调查和理论提升过程,使《黄帝内经》有可能在战国以后进入逐步编写成书的阶段。

因此,《黄帝内经》虽系战国后各时期医学家所陆续编写,但它所记载

---

① 王叔和:《脉经·辨脉阴阳大法第九》。

的,大体上是从中国传统文化源头开始,中国古人世代相传的生命经验;这些生命经验,包括从零碎分散状态到逐渐系统化的内容,从"形而下"大量具体经验,到"形而上"的提炼系统化过程;其累积的路径,则是从大量日常生活中遇到的生命经验,主要是遭遇疾病及其治疗以及养生健身所积累的零碎经验,由原来非自觉的积累,逐步变为各代医师和学者们,本于临床,进行一次又一次不同程度的自觉的理论总结,然后陆续积累成《汉书·艺文志》所说的《黄帝内经》《难经》《伤寒杂病论》《神农本草经》等"医经"。

中国传统医学的起源,可以追溯到原始社会时期。正如北宋林亿《重广补注黄帝内经素问·序》所说:"在昔黄帝之御极也,以理身余绪治天下,坐于明堂之上,临观八极,考建五常,以谓人之生也,负阴而抱阳,食味而被色,外有寒暑之相荡,内有喜怒之交侵,夭昏札瘥,国家代有。将欲敛时五福,以敷赐厥庶民,乃与岐伯上穷天纪,下极地理,远取诸物,近取诸身,更相问难,垂法以福万世。于是雷公之伦,授业传之,而《内经》作"①。

上古时期,从行医的医界人士到普通老百姓,都通过生产(特别是农业生产)和日常生活,普遍开展对生命现象的观察,其广度和深度令人叹为观止,其宏观范围,大到日月星云各种天体的运行、气候寒暑、地域方位高低对人体的影响,而其微观方面,小到情志喜怒哀乐、饮食寒温、劳逸动静等多因素给予人体发生的影响,并机智灵活地把这些因素,同人类生命内脏血气活动机理、其变化状态的信息以及身体健康程度的变化,结合起来。

《神农本草经》的出现,已经暗示从神农时代起,中华民族的最早祖先就关切生命,通过无数实践,甚至不惜冒着牺牲生命的危险,广尝百草,以身试探,亲行临床,试图揭示生命奥秘,与疾病作斗争,并寻求健康养生之道。

从甲骨文和金文发现的资料表明,就在殷代武丁时期,积累了许多医学知识并开展各种医学活动,传说中的远古神医巫彭、巫咸的名字也都最早见于甲骨文。这就说明,早在夏商周三代,就已经对人体五官躯体、骨骼和内脏结构及其内在联系规律,掌握了基本的知识。

同样地,针灸治疗行之久远,在文字尚未发明之前,砭石就已经用于医

---

① 《通志·艺文志》,《补注素问》,见王冰注:《黄帝内经素问》。

疗,一直延续到战国时期才逐渐被金属针取代。《山海经》中记载了 38 种疾病,其中以病名来命名有 23 种,以症状命名的有 12 种。《五十二病方》所提的病名更高达 103 个。这时期著名医生有医和、医缓、扁鹊等人。马王堆出土的医帛书"五十二病方"也证明了中国古代很早就总结出较为系统的医学理论。

据《山海经·大荒西经·灵山十巫》记载:"有灵山,巫咸、巫即、巫盼、巫彭、巫姑、巫真、巫礼、巫抵、巫谢、巫罗十巫,从此升降,百药爰在"。据说,"黄帝命巫彭、桐君处方盩(音招)饵,湔浣刺治,而人得以尽年"。《逸周史》也称:"巫彭初作医,周官曰:五谷五药养其病,五气五声五色视其生,观之以九窍之变,参之以五脏之动,遂有五毒,攻之以五药,疗之以五气,养之以五味,节之以祛百病"。

从殷周到战国,又从战国到西汉中期,民间思想家和医生,同官方医学机构的医官之间,往往既相互隔绝、又相互交流,促使当时疾病诊治和关注生命的行为,一方面具有无严格组织性和零散性的特点,另一方面自发性和自觉性均以素朴形式并行展开。

在这一时期,同《黄帝内经》一样关注生命的内容,也分散地呈现在《诗经》和《尚书》等非医学经典的编写过程。应该说,所有这些伴随《黄帝内经》而又在它之外进行的生命探索,都直接和间接影响了《黄帝内经》本身的成书编写过程。

周朝由文、武奠基,成、康繁盛,思想文化逐渐繁荣昌盛,达到周代的黄金时期。昭、穆以后,国势渐衰。后来,厉王被逐,幽王被杀,平王东迁,进入春秋时期。春秋时期王室衰微,诸侯兼并,夷狄交侵,社会处于动荡不安之中。但思想文化建设并没有因此停顿不前。反映周初至春秋中叶社会生活面貌的《诗经》,就整体而言,正是这五百年间中国社会生活面貌的形象反映,其中有大量活泼多样的生命颂歌,通过朴素而优雅的诗句,表现民间生活所经历到的各种遭遇,涉及:劳动、爱情、战争、徭役、压迫、反抗、风俗、婚姻、祭祖、宴会,甚至天象、地貌、动物、植物等方方面面,既生动表现周代社会生活的多样性,也表现当时官民在生活中对生命的关注,素朴地揭示了生命运动的基本规律,如《诗经》所说"日就月将"或"如月之恒,如日之升",

诗文素朴地描画作为自然现象和自然规律的日月运行图景,总结了自然生命运动的恒稳变易的基本特征。

《史记·孔子世家》记载:"古者,诗三千余篇,及至孔子,去其重取可施于礼义,上采契后稷,中述殷周之盛,至幽厉之缺,……三百五篇。孔子皆弦歌之,以求合韶武雅颂之音"。

《小戴礼记·孔子闲居》中,子夏曰:"三王之德,参于天地,敢问:何如斯可谓参于天地矣?"孔子曰:"奉三无私以劳天下"。子夏曰:"敢问何谓三无私?"孔子曰:"天无私覆,地无私载,日月无私照。奉斯三者以劳天下,此之谓三无私。其在《诗》,曰:'帝命不违,至于汤齐。汤降不迟,圣敬日齐。昭假迟迟,上帝是只。帝命式于九围';是汤之德也。天有四时,春秋冬夏,风雨霜露,无非教也。地载神气,神气风霆,风霆流形,庶物露生,无非教也。清明在躬,气志如神,嗜欲将至,有开必先。开降时雨,山川出云。其在诗曰:'嵩高唯岳,峻极于天。惟岳降神,生甫及申。惟申及甫,惟周之翰。四国于蕃,四方于宣'。此文武之德也。三代之王也,必先令闻,《诗》云:'明明天子,令闻不已'。三代之德也。'弛其文德,协此四国'。大王之德也"。在上述整个对话中,孔子一再肯定《诗经》对生命的赞颂,认为生命无非就是天地日月"无三私"的见证,人类社会唯有遵循生命之德,才有可能建设成为彰显"文武之德"。

《尚书》将上古史料和部分追述古代事迹著作汇编成书,保存了虞、夏、商、周各代典、谟、训、诰、誓、命等文献,以天命观念述史论德,主张以"敬德重民"的思想,治理国家、社会和群体生命。例如其中强调:"克明俊德,以亲九族。九族既睦,平章百姓。百姓昭明,协和万邦"[1];"克勤于邦,克俭于家"[2];"视远惟明,听德惟聪"[3];"以公灭私,民其允怀"[4]。所以,王充总结《尚书》中的生命理念时说:治国之道,一曰养德,二曰养力:"文武张

---

[1] 《尚书·尧典》。
[2] 《尚书·大禹谟》。
[3] 《太甲中》。
[4] 《尚书·周官》。

设,德力具足";"外以德自立,内以力自备,慕德者不战而服,犯德者畏兵而却"①。

所以,早在原始社会诞生的中国传统医学,就在理论和实践两方面,全面探索生命的呈现与展现过程,不断总结生命经验,进一步与各经典和社会各界所总结的治病养生健身经验相结合,累积成越来越雄厚的第一手资料,为揭示生命奥秘提供丰富的启示。《黄帝内经》就是在这种情况下,逐渐酝酿和准备资料,为其持续不断建构理论体系打下基础。

从被编入《黄帝内经》书中的大量资料,可以说明:《黄帝内经》在准备编写成书的相当长的过程中,实际上吸收了前期以及与之并行的各种医学及医学之外大量的民间生命智慧,把它补充到《黄帝内经》和当时其他医典之中。

《易经》早在《黄帝内经》之前,就已经从宇宙观、自然观、生命观、伦理观及运筹观等方面,奠定了理论上和方法论上的基础。而且,更重要的是,《易经》确立了"天地之大德曰生"和"生生之谓易",作为观察分析宇宙万物以及人类社会的总原则,把生命列为最高的优先地位,体现了中华民族思想文化的生命本质及其"自强不息"的生命活力。

为了明确把握生命的根本性质,《易经》全面探讨人类生命"神形一体"和"以神为主"的性质,强调生命以神为本,阴阳对应协调互动,并由此分析研究人类生命的疾病诊治、医疗、养生、营卫各个方面,以致明代张介宾得出"医易同源"的结论。

显然,《易经》首先为《黄帝内经》奠定了生命观的本体论基础。《易经》从天人合一的哲学出发,认为,太极动而生阳,静而生阴,化生两仪,一阴一阳之谓道,化生万物,并生生不息。生命的研究及其运作,必须首先从宇宙万物运动过程中的各种内部关系及其与周围事物的联系方面,进行整体的把握,不满足于形体上可见器官结构的功能及其进化,而是更多地侧重从生命现象反映的整体机能变化,动态地研究其内部及其与外在环境的相互关系,并进而了解生命活动的机制和规律。在这方面,《易经》坚持的"道

_____

① 王充:《论衡·非韩》。

器结合、以道统器"的原则,为《黄帝内经》提供把握生命本质的"精、气、神"基本概念及一阴一阳之谓道的规律,使《黄帝内经》把人视为精气升降出入运动之"器",不是重点研究生命形体的物质结构,而是从"道"的高度,从整体机能的活动方式、方法及其相互联系,把握生命构成及其机制和规律,坚持"以四时之法成"的基本生命逻辑,说明生命机能结构及其变化,强调"阴平阳秘"、五行生克制化的生命机能稳态条件,使《黄帝内经》在生命机制、治病诊治、养生营卫和医德伦理各方面,确立了完整的医学理论和临床实践的系统。

当然,《易经》作为中华思想文化精神的源头活水,立论恢宏,思虑玄远,对《黄帝内经》的影响,不能仅仅从文字符号的对照关系来分析,更应该通过象、数、理、占、卦及其活生生的运作逻辑,发掘隐含于深层的意蕴,才能就《易经》对《黄帝内经》的内在联系做出全面深刻的理论说明和总结。

《黄帝内经》并非单纯在医学资料和临床经验方面,历经漫长的积累经验过程,而且还在思想和理论方面,进行多方面的准备,在这方面,除了上述《易经》以外,还更广泛地吸收了黄老道家、阴阳家、孔孟儒家、墨家、法家韩非子、名家、兵家和杂家等"诸子百家"的各方面思想观点,致使《黄帝内经》的成书内容,包容了当时医学和哲学人文社会各个领域的因素,成为世界最早的一部以"生命"为主题的"百科全书"。

三、取法自然,科学立论

为了探索生命奥秘,《黄帝内经》的编写准备,还包括了早期自然科学知识及其他相关知识的积累和提升过程。从原始社会开始,中国古人就已经通过自觉与不自觉地广泛观察和分析,通过当时所达到的科学知识水平以及早期发明的原始科学设备,掌握了宇宙自然生命的一系列基本知识,很早就已树立了以原始象数逻辑为基础、以"天人合一"学说为核心的素朴整体观、系统观和自然观,把宇宙自然万物和生命当成相互联系和相互影响的统一体,所以,当时的自然科学知识已经可以运用整体观和系统观的成果,对生命进行观察和分析。

首先,当时中国古人已经对宇宙天地具备素朴的整体认识,在天文地理和天文历法知识方面取得了初步的成就。以农业劳动为基础的古代生产和生活实践，更使古人将天文地理知识与他们的生命经验结合在一起，成为观察分析生命的借鉴。

东汉蔡邕《表志》称："言天者有三家，一曰《周髀》，二曰《宣夜》，三曰《浑天》……唯浑天者近得其情，今史官所用候台铜仪，则其法也"。其实，浑天说可能始于战国时期。屈原《天问》："圜则九重，孰营度之？"这里的"圜"，有的注家认为就是天球的意思。西汉末的扬雄提到了"浑天"这个词，这也许是现今所知的最早记载。他在《法言·重黎》说："或问浑天。曰：落下闳营之，鲜于妄人度之，耿中丞象之"。

东汉时期著名天文学家张衡（78—139）提出了浑天说，他的代表作《张衡浑仪注》说："浑天如鸡子。天体圆如弹丸，地如鸡子中黄，孤居于天内，天大而地小。天表里有水，天之包地，犹壳之裹黄。天地各乘气而立，载水而浮。周天三百六十五度又四分度之一，又中分之，则半一百八十二度八分度之五覆地上，半绕地下，故二十八宿半见半隐。其两端谓之南北极。北极乃天之中也，在正北，出地上三十六度。然则北极上规径七十二度，常见不隐。南极天地之中也，在正南，入地三十六度。南规七十二度常伏不见。两极相去一百八十二度强半。天转如车毂之运也，周旋无端，其形浑浑，故曰浑天"。

可见浑天说认为天不是一个半球形，而是一整个圆球，地球在其中，就如鸡蛋黄在鸡蛋内部一样。但浑天说并不认为"天球"就是宇宙的界限，它认为"天球"之外还有别的世界，即张衡所谓："过此而往者，未之或知也。未之或知者，宇宙之谓也。宇之表无极，宙之端无穷"①。

与浑天说相比，宣夜说提出了其富有特色的天文洞识。唐代李淳风（602—670）所著《晋书·天文志》说："宣夜之书亡，惟汉秘书郎郗萌记先师相传云，天了无质，仰而瞻之，高远无极，眼瞀精绝，故苍苍然也。譬之旁望远道之黄山而皆青，俯察千仞之深谷而幽黑。夫青非真色，而黑非有体也。日月众星，自然浮生虚空之中，其行其止皆须气焉。是以七曜（指日、月及

---

① 《张衡浑仪注·灵宪》。

金、木、水、火、土五星)或逝或住,或顺或逆,伏见无常,进退不同,由乎无所根系,故各异也。故辰极常居其所,而北斗不与众星同没也;摄提、填星皆东行,日行一度;月行十三度。迟疾任情,其无所系著可知矣,若缀附天体,不得尔也"①。

由此可见,宣夜说起源很早,生活在公元 1 世纪的汉代郤萌,记载了他的先师关于宣夜说的部分内容,认为天是没有形体的无限空间,苍苍茫茫,从远方的黄色山脉望去,一片青色,其千仞深谷,远望呈黑色,并非青色,也并非有形实体,而是既无形体,也非苍色的遥遥天空,日月众星自然浮生虚空之中,依赖气的作用而运动或静止,深邃难测;由于它们不是附缀在有形质的天上,而是漂浮运动在空中,苍穹中各天体运动状态不同,速度各异,展现出复杂难言的奇妙状况。

所以,从最早的夏、商、周"三代",中国古人就根据长期农业劳动与日常生活经验的积累,树立了素朴的宇宙观以及以此为基础创建的天文地理知识,并把掌握的知识与自身的生命体验结合起来,辞简理周,成为了《黄帝内经》的重要编写基础。

《黄帝内经·无运行大论》就明确地说:"夫变化之用,天垂象,地成形,七曜纬虚,五行丽地。地者,所以载生成之形类也。虚者,所以列应天之精气也。形精之动,犹根本之与枝叶也。仰视其象,虽远可知也。……地为人之下,大虚之中者也";"……地为人之下,大虚之中者也。……大气举之也"②。

《黄帝内经·六微大旨论》还明确指出,大气的流动性与变化性,结合"生气"的出入升降运动,精辟说明生命的生生化化,神器互动,生死更迭:"言天者求之本,言地者求之位,言人者求之气交。……上下之位,气交之中,人之居也。故曰:天枢之上,天气主之;天枢之下,地气主之;气交之分,人气从之,万物由之。此之谓也。……气之升降,天地之更用也。……气有胜复,胜复之作,有德有化,有用有变,变则邪气居之。……夫物之生从于

① 李淳风:《晋书·天文志》。
② 《黄帝内经·素问·五运行大论》。

化,物之极由乎变,变化之相薄,成败之所由也。放气有往复,用有迟速,四者之有,而化而变,风之来也。……出入废则神机化灭,升降息则气立孤危。故非出入,则无以生长壮老已;非升降,则无以生长化收藏。是以升降出入,无器不有。故器者生化之宇,器散则分之,生化息矣。故无不出入,无不升降,化有大小,期有近远,四者之有,而贵常守,反常则灾害至矣。故曰:无形无患,此之谓也"①。

显然,在《黄帝内经》看来,作为"太虚寥廓"的天,是充满生生化化的"大气",位于太虚的大地,由元气支撑托运,使日月五星围绕大地作周天运动,滋生阴阳刚柔之化,昼夜寒暑之变,万事万物千差万别,琳琅满目,新陈代谢,循环更替,造成了活力充沛的生生不息的整个生命体的有规律运动。

《黄帝内经》还以天干地支,用来记叙年、月、日、时的符号,"干支"成为了贯穿于我国古代历法的生命线。干支不只是记录年月日的符号,而且也是有极其丰富的天文学意义。值得注意的是,中国古代科学家总结了人民长期实践的经验,强调月亮运动对日地空间阴阳消长产生强烈影响,并以此为基础,明确区分十支区划和干支纪年的详尽内容。

从远古到汉朝,中国古人的自然科学知识已经达到很高的水平;天文、气象、地理、历法、生物学、生理学等,均已成规模,并与医学理论及其实践结合起来,认为:整个自然及其气候变化,乃是一种立体多方位多维度的网络式结构,它们的功能结构相互协调,造成日月星座运行、四季气候与动植物和人类生命之间,生生化化,相互影响,使"大气举之"的生命,"燥以干之,暑以蒸之,风以动之,湿以润之,寒以坚之,火以温之,故风寒在下,燥热在上,湿气在中,火游行其间,寒暑六入,故令虚而生化也"②。

总之,《黄帝内经》编书过程,同诸子百家争鸣与自然科学的发展相向而行,使《黄帝内经》具备了丰富的生命经验与生命知识。当然,对于生命的探索,并非单纯是知识或认识问题,并非单靠科学知识,就可以全面揭示其本质。就生命的本质及其生生不息过程,除了依据实证的科学知识的探

---

① 《黄帝内经·素问·六微旨大论》。
② 《黄帝内经·上卷·素问篇·五运行大论》。

索以外,尤其还要靠哲学及其本体论的逻辑论述,而恰恰在这方面,《黄帝内经》提供了将科学论证与形而上学本体论论证相结合的最早和最好的范例。

第二节 会通大义,日新渐臻

《黄帝内经》编写过程,包括了漫长的两大时期:第一时期,可以称为《黄帝内经》编写准备及陆续局部性累积撰写时期,第二时期是编写成基本规模后,校勘训诂,补缺纠误,反复修订成书时期。

第一时期,作为准备阶段,上溯到最早的中国传统文化的源头,然后经过战国时期,直到汉代中期;第二时期,作为编写成书、补缺纠误及反复修订过程,是从战国、经汉代中期,一直延伸到魏晋和唐宋年间。

显然,其成书的两个阶段之间,不是前后"一刀切"的绝对分期,而是存在着曲折交错的复杂过程;而且,即使在基本成书之后,又因社会动荡而使古本一再遭受破损及遗失,导致成书后仍然持续漫长的校勘补正的过程,这一切,恰好展现了《黄帝内经》创造进程的生命特征。由此表明《黄帝内经》编写成书过程的复杂性、曲折性、历史性、连续性、多样性、随意性、生活性、实践性、活跃性、流动性、模糊性和整体性的相互交错的特点。而且,所有这些特点,往往不是单个地呈现在《黄帝内经》的特定内容和论述表达中,而是以分散和交错的方式,渗透在文本各章节之中,使《黄帝内经》整体及其各个部分之间,不但彰显其结构的生命张力,而且也展现其成书进程本身的独特生命活力性质。

经历漫长的思想准备和医学诊治经验的积累之后,《黄帝内经》从春秋战国时期,开始逐渐进入编写成书的曲折过程。

一、思求经旨,海纳百川

从春秋时期开始,研究生命的各路贤人志士,在古人研究生命的历史经验基础上,对生命进行全新观察,以多元视野,将收集到的生命经验及其在医学实践中获得的临床经验,进行更高一级层次的总结,并延伸到战国末期,使《黄帝内经》的绝大多数篇章,作为《黄帝内经》的主体,已经显示其初步完整轮廓。接着,又历经秦及西汉初年的四百年间,坚持崇本经旨,广纳精义,《黄帝内经》的内容和基本结构,才进一步定型下来。

从《黄帝内经》所引的古文献来分析,大多数是收集和引用战国后至汉代的古代文献,其种类大约有 50 余种,包括《逆顺五体》《禁服》《脉度》《本藏》《外揣》《五色》《玉机》《九针之论》《热论》《诊经》《终始》《经脉》《天元纪》《气交变》《天元正纪》《针经》等 16 种;仅保存零星佚文者,有《刺法》《本病》《明堂》《上经》《下经》《大要》《脉法》《脉要》等 8 种;仅有书名者,有《揆度》《奇恒》《奇恒之势》《比类》《金匮》《从容》《五中》《五过》《四德》《上下经》《六十首》《脉变》《经脉上下篇》《上下篇》《针论》《阴阳》《阴阳传》《阴阳之论》《阴阳十二官相使》《太始天元册》《天元册》等 29 种。至于用"经言""经论""论言"或"故曰……""所谓……"等方式引用古文献而无法知其书名者亦复不少。

这些历史文献本身,通过在《黄帝内经》文本中的反复现身说法,见证了《黄帝内经》第一阶段编写成书岁月之广阔维度。

(一)黄老道家,道法自然

《黄帝内经》的成书,从一开始,就深受黄老道家的思想影响。它源自战国时代流行的一支道家学派,崇奉黄帝和老子。《史记·孟子荀卿列传》称:齐国稷下慎道、田骈、接子、环渊等"皆学黄老道德之术,因发明序其指意"[1];而著名法家申不害及韩非等,或"本于黄老而主刑名",或"喜刑名法术之学,而其归本于黄老"[2],黄老思想与法家之合流趋势,可见一斑。

黄老之学,战国中期到秦汉之际,极为流行,而在中国历史上,又多次强烈影响社会思想和生命观的发展。本来,作为一种哲学思想,他们以尊崇黄帝和老子的思想为主导,以道家思想为基础,全面采纳阴阳、儒、法、墨等学派的重要观点,以形而上本体的道作为依据,结合形而下的养生、方技、数术、兵法、谋略等方面的内容,发展成具有目的性和操作性的古典实践哲学,

---

[1] 司马迁:《史记·孟子荀卿列传》。
[2] 《史记·老子韩非列传》。

对《黄帝内经》的生命观发生决定性影响。

老子《道德经》论及万物生成及其本质时指出："道生一,一生二,二生三,三生万物,万物负阴而抱阳,冲气以为和"①,"故道大,天大,地大,人亦大";"有物混成,先天地生,寂兮廖兮,独立不改,周行而不殆,可以为天下母,吾不知其名,强名之曰大"。所以,"人法地,地法天,天法道,道法自然"②。《黄帝内经》加以继承并论及生命,曰"人生于地,悬命于天,天地合气,命之曰人"③;"有贤人者,法则天地,象似日月,辩列星辰,逆从阴阳,分别四时,将从上古合同于道"④。

《黄帝内经》不只是继承老子道家思想,而是结合生命起源的复杂性及其性质,进一步加以改造提升,说明生命之道时,强调"道无鬼神,独来独往"⑤自然规律性质,并将老子"反者道之动"的辩证精神,灵活运用于诊病治病及整个临床实践,提出"动复则静阳极返阴"⑥以及"阴平阳秘,精神乃治,阴阳离决,精气乃绝"⑦的原则。

而且,根据道法自然的原则,《黄帝内经》推行"志闲而少欲""形劳而不倦"的养生原则,强调"恬淡虚无,真气从之,精神内守,病安从来"⑧。

同样的,庄子的自然观与养生观,也强烈地影响《黄帝内经》。《庄子·天适》说:"顺之以天理,行之以五德,应之以自然,然后调理四时,太和万物,四时迭起,万物循生"⑨。《黄帝内经》应之曰:"人与天地相参也,与日月相应也"⑩;"有天地相应,与四时相副。人参天地"⑪;"故阴阳四时者,万物之终始也,死生之本也,逆之则灾害生,从之则苛疾不起"⑫。所以,保持

① 老子:《道德经·第四十二章》。
② 老子:《道德经·第二十五章》。
③ 《黄帝内经·素问·宝命全形论》。
④ 《黄帝内经·素问·上古天真论》。
⑤ 《黄帝内经·素问·宝命全形论》。
⑥ 《黄帝内经·素问·六元正纪大论》。
⑦ 《黄帝内经·素问·生气通天论》。
⑧ 《黄帝内经·素问·上古天真论》。
⑨ 《庄子·天适》。
⑩ 《黄帝内经·灵枢·岁露》。
⑪ 《黄帝内经·灵枢·刺节真邪》。
⑫ 《黄帝内经·素问·四气调神大论》。

健康长寿,就要"食饮有节,起居有常,不妄作劳";"处天地之和,从八风之理,适嗜欲于世俗之间,无恚嗔之心,行不欲离于世,被服章,举不欲观于俗,外不劳形于事,内无思想之患,以恬愉为务,以自得为功"①。

《黄帝内经》尤其继承和发展管子等稷下道家学派的观点,重点是继承和发展管子的"气论"。《管子》书中的《内业》《白心》《心术上》《心术下》诸篇集中体现黄老思想的精华。

《管子》认为"精气"为万物之根本,因此,生命乃是精气的产物和表现。《管子·内业》称:"凡物之精,此则为生。下生五谷,上为列星。流于天地之间,谓之鬼神;藏于胸中,谓之圣人。是故民气,杲乎如登于天,杳乎如入于渊,淖乎如在于海,卒乎如在于己。是故此气也,不可止以力,而可安以德;不可呼以声,而可迎以音。敬守勿失,是谓成德,德成而智出,万物果得"②。《黄帝内经》为此指出:"在天为气,在地成形,形气相感而化生万物"③。以"气论"为中心,《黄帝内经》连续在"四气调神大论""生气通天论""阴阳应象大论""移情变气论""宣明五气""天元纪大论""五运行大论""六微旨大论""气交变大论""五常致大论""六元正纪大论""至真要大论"等重要篇幅,从多方面进一步使气论系统化,发展出五运六气的学说。

作为万物之灵,人类生命比其他生命赋有更为复杂的神形关系和心身关系。管子为此强调"心之在体,君之位也""心也者,智之舍也"④;《黄帝内经》也说:"心者,君主之官也,神明出焉";"主明则下安,以此养生则寿,殁世不殆,以为天下则大昌。主不明则十二官危,使道闭塞而不通,形乃大伤,以此养生则殃,以为天下者,其宗大危,戒之戒之"⑤。

更值得注意的是,黄老思想对中国传统生命观的影响,一直延伸到汉之后,并由于汉末道教的形成及迅速传播,促使原来的黄老思想与道教相结合,从魏晋开始,进一步强烈地影响《黄帝内经》的整理编辑和诠释活动。

---

① 《黄帝内经·素问·上古天真论》。
② 《管子·内业》。
③ 《黄帝内经·素问·天元纪大论》。
④ 《管子·心术上》。
⑤ 《黄帝内经·素问·灵兰秘典论》。

（二）阴阳五行，相克生胜

战国末齐国人邹衍（约前324—前250）是阴阳家的主要代表，又是稷下学派著名人物，提出"五德终始说"和"大九州说"，因他"尽言天事"，当时人们称他"谈天衍"，又称邹子。他活动的时代晚于孟子，与公孙龙、鲁仲连是同时代人。著有《邹子》一书，《永乐大典》等将其列入道家部。

阴阳家继承并发扬《易经》的阴阳学说，认为"阴阳主五德（金木水火土）之运"和"五行生胜"，将最早在《尚书》中阐述的五行论，进一步加以发挥，试图一方面以"五行相生"的原理，说明宇宙万物各种生命的多样性和复杂性以及它们之间的统一互动关系，另一方面，以"五行相胜"的规则说明生命之间的相互转化运动。同时，为了灵活说明生命之间的转化运动，阴阳家还提出"类同相召，气同则合，声比则应"的感应原理①，试图揭示事物之间和生命之间的相互感应基础及其相互转化的可能性。

《黄帝内经》在探索生命时，全面发挥了阴阳五行学说，从宇宙自然四时转化与五脏六腑经络系统之间的相互影响的广阔视野，对生命之间以及生命内部各个部分之间的相互制约和相互影响，进行了更为细致的说明，为中医诊治、养生、营卫的理论与临床实践，提供更为实际的可操作性的基本方法。

（三）孔孟仁义，德行天下

儒家对《黄帝内经》的重要影响，一方面体现在儒家对《易经》思想的全面发展，通过孔子等儒家主要代表人物对《易经》的注释和发挥，为《黄帝内经》的生命观提供理论上和方法论上的全面准备；另一方面也表现在儒家在医德、养生等生命论题及其实践方面的贡献，为《黄帝内经》奠定生命观探讨及实践的道德伦理基础。

早在战国时期，正当诸子百家竞相注释《易经》及其他重要古籍之际，孔子及其子弟就开始投身于《易经》和《尚书》（《书经》）的多方面注释和进一步发挥的工作。《周易》收集孔子及其后学对《易经》的各种诠释，其中包含了《易传》七种共十篇，它们是《彖传》上下篇、《象传》上下篇、《文言传》、

① 《吕氏春秋·应同》。

《系辞传》上下、《说卦传》《序卦传》和《杂卦传》，自汉代起，它们被称为"十翼"。《周易》所阐发的思想，表达了儒家在继承发扬《易经》方面的基本成就，同时，也直接为《黄帝内经》生命观的创建提供思想理论基础。

在孔子等人整理成《周易》以前，《易经》的最早版本《连山》易和《归藏》易①，都只是以象数及占卦形式表达及运用，当时并没有固定的文本，但已经确定了以一阴（－－）一阳（—）两个符号排列组成的严密灵活的符号系统，用以概括和表示新石器时代中国古圣贤对宇宙自然生命的洞识。只有到了春秋战国时代的《周易》，才通过孔子及其弟子，完成了语言文字的表达系统，对宇宙生命运动的基本范畴和概念，进行了系统的界定。这也就是孔子等儒家学者对《易经》以及以它为基础整理的《黄帝内经》的重要贡献。

所以，《黄帝内经》的生命观以及作为其核心的阴阳五行学说，固然有阴阳家及其他学派给予了准备和总结，同时，也不应忽略儒家在这方面的重要贡献。

孔子本人不遗余力阐释和发展《易经》的思想原则，在《周易》的《系辞》部分，尤其集中阐述儒家生命观的核心内容。孔子本人多次表达他对《易》一往情深的情感，庄子在《庄子·天运》中述曰："孔子谓老聃曰：'丘治《诗》、《书》、《礼》、《乐》、《易》、《春秋》六经，自以为久矣。'"

早期《易经》八卦使用的两个符号，一个是"—"，另一个是"－－"。在伏羲创建的《易经》中并没有"阴阳"二字，到了孔子等人编《易传》，才把"—"叫阳爻，把"－－"叫阴爻，试图借此阐明普遍存在于自然中的基本现象，日升而天明，日落而天黯，明而接黯，黯而续明，终而复始，无始无终，一如生死，一如成败，一如兴亡；合明，生，成，兴之类为阳；总黯，死，败，亡之属为阴。阴阳相生相克，万事周而复始，是谓易。《周易·系辞》云"富有之谓大业，日新之谓盛德，生生之谓易"。宇宙万物是在迁流创化的过程中生生不息，日新月异，新陈代谢，"变动不居，周流注虚，上下无常，刚柔相易，不可为曲

---

① 　注：《连山》，据传是伏羲氏或神农氏所创的《易》，成书于殷商时代前的中国。《连山》易以"艮"卦为首，"象山之出云绵连不绝"；黄帝时代的《易》为《归藏》易，殷商朝代用以占筮。《归藏》易以坤卦为主，"万物莫不归藏于其中"。

要,唯变所适。其出入以度,外内使知惧,又明于忧患与故,无有帅保,如临父母"①。

《周易》遵循"尊道贵德"的原则,突出"天地之大德曰生",抓住了"生"的道德伦理本质,从而从本体论、认识论、道德论三结合的角度,界定生命的意义及价值。

为人之道,以仁为本,"人"即是"仁"。"仁"必须从自己做起,"为仁由己,而由人乎哉?"②"仁远乎哉? 我欲仁,斯仁至矣"③;"夫仁者,己欲立而立人,己欲达而达人。能近取譬,可谓仁之方也"④。为此,孔子在对子贡的对话中说,如果用一句话来概括为人终身必须履行的格言,那就是"己所不欲,勿施于人"⑤。这也就是尊重别人,推行宽容精神,以人为善,忠恕而已⑥,以此为准则,推行"仁义礼智信"构成的价值体系,不仅在整个社会,而且也恰当处理人与自然、国与国、民族与民族、文化与文化之间的和谐关系。

孟子以性善论为出发点,主张德治,以民为本,把生命伦理置于自然生命之上,崇尚宏大刚毅的为人为生的高尚气节,"得志,泽加于民;不得志,修身见于世。穷则独善其身,达则兼善天下"⑦;"得志,与民由之;不得志,独行其道。富贵不能淫,贫贱不能移,威武不能屈"⑧;"立天下之正位","行天下之大道"⑨,鞠躬尽瘁死而后已。诚如程子所言:"孟子有功于圣门,不可胜言。仲尼只说一个仁字,孟子开口便说仁义。仲尼只说一个志,孟子便说许多养气出来。只此二字,其功甚多"。

战国末期赵国荀子(约前313—前238)说:"水火有气而无生,草木有生而无知,禽兽有知而无义,人有气、有生、有知,亦且有义,故最为天下贵

---

① 《周易·系辞下》。
② 《论语·颜渊》。
③ 《论语·述而》。
④ 《论语·雍也》。
⑤ 《论语·卫灵公》。
⑥ 《论语·里仁》。
⑦ 《孟子·尽心上》。
⑧ 《孟子·滕文公》。
⑨ 《孟子·滕文公下》。

也"①;周秦之际儒家文献《礼记》也说:"人者,其天地之德,阴阳之交,鬼神之会,五行之秀气也。故天秉阳。垂日星;地秉阴,窍于山川。播五行于四时,和而后月生也。是以三五而盈,三五而阙。五行之动,迭相竭也。五行四时十二月,还相为本也。五声六律十二管,还相为宫也。五味六和十二食,还相为质也。五色六章十二衣,还相为质也。故人者,天地之心也,五行之端也,食味别声被色而生者也"②。

由此可见,孔孟儒家主张"成己安人、为政以德"和"推己及人、为国以礼",倡导以生命伦理为核心的"兼善天下"生命观,同时,还突出人类生命在天地间的崇高地位,强调发挥生命主动创造精神,对《黄帝内经》发生深远影响。

(四)墨家兼爱,谓名谓实

墨子(前468—前376)所著《墨子》内容广博,包括了政治、军事、哲学、伦理、逻辑、科技等方面,是研究墨子及其后学的重要史料。《墨子》分两大部分:一部分是记载墨子言行,阐述墨子思想,主要反映了前期墨家的思想;另　部分《经上》《经下》《经说上》《经说下》《大取》《小取》等6篇,一般称作《墨辩》或《墨经》,着重阐述墨家的认识论和逻辑思想,还包含许多自然科学的内容,反映了后期墨家的思想。

墨家对《黄帝内经》的影响,主要是"兼爱"思想,主张"以兼易别"③、"尚贤""尚同""非攻""节用""天志"及"官无常贵,民无终贱","顺天意者,兼相爱、交相利,必得赏;反天意者,别相恶,交相贼,必得罚"④。

墨子认为,各种社会祸害,其根源就在于人与人之间相互怨恨:"天下之人皆不相爱,强必执弱,富必侮贫,贵必敖贱,诈必欺愚。凡天下祸篡怨恨,其所以起者,以不相爱生也,是以仁者非之"⑤。

墨子的逻辑思想和方法,在两方面给予《黄帝内经》重要的影响:首先,

① 《荀子·王制》。
② 《礼记·礼运》。
③ 《墨子·兼爱下》。
④ 《墨子·天志上》。
⑤ 《墨子·兼爱中》。

墨家基于对宇宙万物以及生命的多样性和统一性的深刻认识,认为人类感觉经验是很重要的,以此制定"三表"法:"非以其名,亦以其取也"①;"察吾言之类","以明其故"②。墨家很早总结了逻辑上的同异理论,认为"同,重、体、合、类"③;"同:二名一实,重同也;不外于兼,体同也;俱处于室,合同也;有以同,类同也"④。根据这样的逻辑,同有四类,即重同、体同、合同、类同。至于"异","异,二、不体、不合、不类";"二必异,二也。不连属,不体也。不同所,不合也。不有同,不类也"。

依据这种同异观念,墨家引出基本的逻辑规则,如《墨经·大取》说"夫辞,以故生,以理长,以类行者也,三物必具而后足以生"⑤。这就是说,任何一个辞(概念、判断等),必须立足于理由,有所依据,而实行的推理、类推和归纳,也要依据客观规律。墨子明确把"名实"关系作为一个哲学问题提出来,认为"所以谓,名也。所谓,实也"⑥,主张取实予名:"非以其名也,以其取也"⑦;同时,墨家还为科学创造提供了朴素的假说理论,认为"假也者,今不然也"⑧;假说并不假,而是有理有据地推理而得,只待实践检验而已,"中者是也,不中者非也"⑨。

《黄帝内经》在许多方面,推行墨家及名家的逻辑,以事实为出发点,由此及彼,去伪存真使源自生活实践的各种经验,从"形而下"的现象提升到"形而上"的高度。

其次,墨家的自然科学论述,还涉及数学、光学、力学、生理学、心理学及医学等内容,在很大程度上,总结了先秦的自然科学成就,对《黄帝内经》也有很大启发。

---

① 《墨子·贵义》。
② 《墨子·非命下》。
③ 《墨子·第四十章·经上》。
④ 《墨子·第四十二章·经说上》。
⑤ 《墨子·内经·大取》。
⑥ 《墨子·经上说》。
⑦ 《墨子·贵义》。
⑧ 《墨子·内经·大取》。
⑨ 《墨子·内经·大取》。

（五）法家韩非，以道制法

韩非子（约前280—前233），作为战国末期法家之集大成者，继承发扬《易经》和《老子》等经典的思想，总结"往者得失之变"，著有《孤愤》《五蠹》《说难》等十余万言，强调"以道制法"，主张行法、执术、恃势，全面掌握得当，确保法、术、势三者密切结合，"抱法处世则治"，"事在四方，要在中央，圣人执要，四方来效"①；同时又继承荀子思想，提出"理"的范畴，说"道者，万物之所然也，万理之所稽也"②，"缘道理以从事"③；"循名实而定是非，因参验而审言辞"④；"世异则事异"，"事异则备变"；万事万物，一切变化均有其内因和外因："木之所折也必通蠹，墙之坏也必通隙。然木虽蠹，无疾风不折；墙虽隙无大雨不坏"⑤。

韩非子所推行的各种思想，对《黄帝内经》的影响，不言而喻。

（六）名家比类，通合道理

春秋时期，孔子提出"正名"，旨在实行周礼，按等级名分，以拨乱反正。为此，战国时期出现了关于名实关系的大辩论，名家代表人物之一公孙龙（约前330—前242）认为，"夫名，实谓也。知此（名）之非此（实）也，知此（实）之不在此（位）也，则不谓也；知彼（名）之非彼（实）也，知彼（实）之不在彼（位）也，则不谓也"⑥。由此可见，公孙龙注重概念内涵的分离，区分个别与一般、具体与抽象，认为一块坚白石，其坚性、白色和石质三者只能得其二，"石"之"坚"和"白"是分离的，强调事物的特殊性；他主张用类比方法把握世界，因此，他的学派被称为"坚白论"⑦。《黄帝内经·素问·示从容论》曰："不引比类，是知不明也"，"及于比类，通合道理……子务明之，可以十全"。

名家另一位代表人物惠施（约前370—前310），是庄子的朋友，博学善辩，"散于万物而不厌"，是百科全书式的学者和逻辑学家，提出"合同异"，

---

① 《韩非子·扬权》。
② 《韩非子·解老》。
③ 《韩非子·解老》。
④ 《韩非子·奸劫弑臣》。
⑤ 《韩非子·亡征》。
⑥ 《公孙龙子·名实论》。
⑦ 参见《庄子·秋水》《公孙龙子·坚白论》。

与公孙龙的"离坚白"观点相对立,主张"大同而与小同异,此之谓小同异;万物毕同毕异,此之谓大同异"①。也就是说,具体事物之间的同异是"小同异",天下之物谓其相同则皆有相同之处,谓其相异则有相异之处,这是"大同异",由此否认"同"和"异"概念之间的确定性,认为一切事物的差别都是相对的。但另一方面,惠施提出"至大无外,谓之大一;至小无内,谓之小一",具有辩证思想。

(七)兵家用药,理身理国

人类生命处于宇宙万物生命之间,面临无数内外因素的复杂关系网络及其交错互动的多种影响,使传统中医总结出"理身如理国,用药如用兵;人能保天和,于身为太平……"②的丰富经验,在中国历史发展历程中,形成医学与兵法之间的紧密互动优良传统。

《汉书·艺文志》承刘歆《兵书略》,著录分为兵权谋家、兵形势家、兵阴阳家和兵技巧家四类,从春秋起,其代表人物,有孙武、孙膑、吴起、公孙鞅、魏无忌、张良、韩信等,其代表作《孙子兵法》《司马法》《孙膑兵法》《吴子》《六韬》《尉缭子》等,总结了极其丰富的治国强兵思想及其哲学基础,长期影响了中国医学的理论建设及其实践。

《黄帝内经》不论在诊治、保健、养生、预防以及用药等各方面,均参照中国传统兵法的思想和策略,形成理论和实践两者的高度和谐灵活统一,在世界医学史上树立了光辉的榜样。

《孙子兵法》开宗明义宣称"兵者,国之大事,死生之地,存亡之道,不可不察也。故经之以五事,校之以计,而索其情:一曰道,二曰天,三曰地,四曰将、五曰法。道者,令民与上同意也,故可以与之死,可以与之生,而不畏危。天者,阴阳、寒暑、时制也。地者,远近、险易、广狭、死生也。将者,智、信、仁、勇、严也。法者,曲制、官道、主用也。凡此五者,将莫不闻,知之者胜,不知者不胜"③;"故知兵之将,生民之司命,国家安危之主也"④。

---

① 转引自《庄子·天下》。
② 文天祥:《彭通伯卫和堂》。
③ 《孙子兵法·始计篇》。
④ 《孙子兵法·作战篇》。

显然,作为"死生之地,存亡之道"的"国之大事","兵""医"同道一体,其主导思想及实践方略,乃一脉相通,互鉴互察。

(八)杂家百论,辨明万物

战国时代至汉初,杂家博采诸子各家学说,反映了当时国家实现"大一统"过程中各路文化融合的趋势,战国《尸子》、秦相吕不韦集合门客辑成的《吕氏春秋》以及与西汉淮南王刘安主持编成的《淮南鸿烈》,就是杂家的主要代表作。

《黄帝内经》从战国到汉朝中期,恰好经历了诸子百家争鸣的时代,为它自身提供了综合各家学说的良好机会,在一定程度上采取了杂家"兼儒墨,合名法"的态度。

《黄帝内经》基于阴阳五行学说的养生保健思想观点,与《吕氏春秋》的思想观点,如出一辙。《吕氏春秋·季春纪·尽数》曰:"天生阴阳、寒暑、燥湿、四时之化,万物之变,莫不为利,莫不为害。圣人察阴阳之宜,辨万物之利以便生,故精神安乎形,而年寿得长焉";又说:"何谓去害? 大甘、大酸、大苦、大辛、大咸,五者充形则生害矣。大喜、大怒、大忧、大恐、大哀,五者接神则生害矣。大寒、大热、大燥、大湿、大风、大霖、大雾,七者动精则生害矣。故凡养生,莫若知本,知本则疾无由至矣。精气之集也,必有入也。……精气之来也,因轻而扬之,因走而行之,因美而良之,因长而养之,因智而明之。流水不腐,户枢不蠹,动也。形气亦然。形不动则精不流,精不流则气郁。郁处头则为肿、为风,处耳则为挶、为聋,处目则为蔑、为盲,处鼻则为鼽、为窒,处腹则为张、为疛,处足则为痿、为蹷。轻水所,多秃与瘿人;重水所,多尰与躄人;甘水所,多好与美人;辛水所,多疽与痤人;苦水所,多尪与伛人。凡食,无强厚味,无以烈味重酒,是以谓之疾首。食能以时,身必无灾。凡食之道,无饥无饱,是之谓五藏之葆。口必甘味,和精端容,将之以神气,百节虞欢,咸进受气。饮必小咽,端直无戾。……夫以汤止沸,沸愈不止,去其火则止矣。故巫医毒药,逐除治之,故古之人贱之也,为其末也?"

同时,《吕氏春秋》对天时的重视,也与《黄帝内经》有共同之处。《吕氏春秋·孝行览·首时》说:"圣人之所贵,唯时也。水冻方固,后稷不种,后稷之种必待春。故人虽智而不遇时,无功。方叶之茂美,终日采之而不知;

秋霜既下,众林皆羸。事之难易,不在小大,务在知时。……天不再与,时不久留,能不两工,事在当之"。

二、校勘训诂,补缺纠误

历经春秋战国至秦朝覆灭的激烈动荡过程之后,《黄帝内经》从汉初至东汉中期,曾经度过两段截然不同的岁月:首先是汉朝初年至汉朝中期的一段相对稳定的"休养生息"过程;接着从公元220年的东汉末年黄巾起义至魏蜀吴三足鼎立及其结束后的西晋初年(280年),《黄帝内经》又一次历经残酷战乱的考验,使之在"一治一乱"的历史熔炉中"浴火重生",通过反复增订修补工作,终于得以通过各种版本,以《素问》和《灵枢》较为完整的基本结构,广泛传播于社会,从而基本上完成了它的撰写成书过程。

从基本结构来看,《黄帝内经》是由紧密相互联系的《素问》和《灵枢》两大部分构成的;每一部分各81篇,两部合为162篇文章。这种分类排列,最初是由汉末至西晋的皇甫谧(215—282)所为,他明确谈到《素问》和《针经》各有九卷,旨在整体展列《黄帝内经》载有九九八十一篇,用"九"这个最大的阳数,试图表示生命的精华"阳气"的绝对重要性,从而也突出《黄帝内经》的生命主题:"天地之至数,合于人形血气,通决死生,……天地之至数始于一,终于九焉;……一者天,二者地,三者人,因而三之,三三者九,以应九野。……故人有三部,部有三候,以决死生,以处百病,以调虚实,而除邪疾"①;"夫圣人之起天地之数也,一而九之,故以立九野。九而九之,九九八十一,以起黄钟数焉,以针应数也"②。

《素问》之名,最早见于张仲景《伤寒论·序》,接着,皇甫谧在《甲乙经·序》明确说:《黄帝内经》有《针经》九卷,《素问》九卷,二九十八卷。随后,南朝刘宋褚澄《褚氏遗书》再次提道:"《素问》之书,成于黄岐,运气之宗,起于《素问》"。南北朝齐梁的名医全元起,更以他的《注黄帝素问》一书而著称于世。他明确地说:"素者,本也;问者,黄帝问岐伯也。方陈性情之

---

① 《黄帝内经·素问·三部九候论》。
② 《黄帝内经·灵枢·九针论》。

源,五行之本,故曰《素问》"。

至于《灵枢》,在汉代被称为《九卷》,到皇甫谧起名为《针经》,主要是考虑到《九卷》首篇就是"九针十二原","欲以微针通其经脉,调其血气","令各有形,先立针经",实际上是通过针刺实践的灵魂应用,将《黄帝内经》生命观具体体现在医疗养生的生命智慧实践中。由于唐朝对道教崇礼有加,曾经将《针经》改为《九灵》,但后来,王冰采用了更为益雅的名称,称之《灵枢》。

显然,《素问》与《灵枢》两大部分,既有不同重点,又相互关联。简单地说,《素问》集中论述生命之气通天,天人在气交中相互感应,形成以神为本和神形合一的生命基本结构和基本功能;而《灵枢》进一步结合人类生命生老病死过程遭遇的疾病变化,辨证操作针刺治疗实践的灵活应对策略,使《素问》与《灵枢》两者上下呼应,前后贯通一致,交错循环,连成一体,把生命整体及其各个部分,在神形相互渗透的运作中,整体展现全生逻辑体系。

明代医学家张介宾(1563—1640)对此作了最简单明了的概括。他说:《黄帝内经》"以《灵枢》启《素问》之微,《素问》发《灵枢》之秘,相为表里,通其义也"[1]。

但《黄帝内经》成书后,一再经历的战乱岁月和朝代更替,又使成文之书稿,再次散失而残缺不全。所以,即使到了汉末,《黄帝内经》的《素问》和《灵枢》两部分,尚有部分篇幅缺失,还有瑕疵误差待勘正之处。

因此,汉代编写成书之后,对《黄帝内经》的考证勘正以及补遗工作,从此就同对它的诠释创新过程,齐头并进,经历漫长的调查研究岁月,从汉末一直延伸到现代。

中国哲学和中国医学的基本精神,本来已经包含理论与实践相结合以及"生生不息"的原则,所以,从汉代之后,《黄帝内经》的持续校勘训诂,就自然地与对它的不断诠释创新以及中国生命哲学的研究发展结合在一起。

(一)比按仓公,传本校勘

《汉书·艺文志》在谈到《黄帝内经》十八卷时,并没有披露其主要内

---

[1] 张介宾:《类经·自序》。

容,说明《黄帝内经》流传到班固生活的时代,实际上在内容和结构两方面都残缺不全。

汉末至西晋年间的皇甫谧,是对《黄帝内经》进行校勘研究并补缺纠误的第一人。皇甫谧幼名静,字士安,自号玄晏先生。安定朝那人。生于东汉建安二十年,卒于西晋太康三年,享年67岁。皇甫谧是华佗(约145—208)的第三代弟子,又与生命哲学家嵇康以及著名道士、养生学家兼医生封衡(116—220)交往甚密。皇甫谧既是名医,又是文史学者,一生饱经忧患,大半生是在疾病与贫困中度过。他的医学著作,主要是《针灸甲乙经》,其《寒食散》一卷已佚。

皇甫谧为人真诚朴实,行医民间,勤勤恳恳,不求名利,专心为民治病保健,精于方药,恰到好处,精益求精,只求实效,与董奉、张仲景并称为"建安三神医"。

据《三国志·魏志》言,华佗拒当曹操侍医,遭曹操杀害。《隋书·经籍志》《旧唐书·经籍志》及《新唐书·艺文志》均著录《华佗方》十卷、《华佗药方》十卷、《华氏药方》十卷,都记录了华佗的成果。华佗弟子吴普和樊阿曾经为华佗整理遗作,全书共三卷,上中两卷共四十九论,分论天地、阴阳、寒热、虚实、脉色、脏腑辨证及症、中风、水肿等病;下卷载有病方六十。从内容来看,华佗继承发扬了《黄帝内经》的主旨,形成了以脉证为中心的脏腑辨证学说。

华佗在《中藏经·人法于天地论第一》开宗明义曰:"人有百病,病有百候,候有百变,皆天地阴阳逆从而生,苟能穷究乎此,如其神耳";"人者,上秉天,下委地,阳以辅之,阴以左之。天地顺则人气泰,天地逆则人气否",故"人之动止,本乎天地",而"人之危厄死生"乃"秉于天地"。

《中藏经》认为,病机的基本形式就是"阴阳否格"和"升降失调"。故《中藏经·阴阳否格论第六》曰:"阳气上而不下曰否,阴气下而不上亦曰否。阳气下而不上曰格,阴气上而不下亦曰格。否格者,谓阴阳不相从也"。由此可见,《中藏经》从"阴阳否格"入手,论述病机的实质,可谓提纲挈领。

对于维护生命各因素的协调关系,华佗做了精辟的总结:"虚则补之,实则泻之,寒则温之,热则凉之,不虚不实,以经调之,此乃良医之大法也"。所以,华佗的思想及其实践,与《黄帝内经》如出一辙,不愧是《黄帝内经》的实践者和发展者。

皇甫谧极端重视华佗从《黄帝内经》继承下来的思想,决心对《黄帝内经》进行认真缜密的研究。皇甫谧在《甲乙经》自序中,谈到《黄帝内经》说:"其论遐远,然称述多,而切事少……比按《仓公传》,其学皆出于《素问》。《素问》论病精微,《九卷》是原本《经脉》,以其深奥,不易览也。又有《明堂孔穴针灸治要》,皆黄帝岐伯遗事也。三部同归,文多重复,错互非一。……乃撰集三部,使事类相从。删其浮词,除其重复,论其精要,至为十二卷"①。

《甲乙经》发展了"五输"学说。"输"就是"腧穴",是脉气出入往来传输之处。每个经脉各有井、荥、俞、经、合,共五个腧穴,又称为五脏六腑之输,其中与五脏相应的共五五二十五输,六脏中又加一个原穴,使之与六相应,因而有六六三十六输。在五脏经脉之中,"输原合一"。由于脏可以代表腑,言脏即可以知腑,所以称"五输",而不是"六输"。所有这一切,是经络系统的主要内容,也是针灸临床之关键,在中医那里非常重要。

《黄帝内经·灵枢·本输》篇,罗列五脏五输共 25 穴,六脏六输共 36 穴,两者合计 61 穴,缺少手少阴心经五输。《黄帝内经·灵枢·邪客》篇对此说明,心包的功能可以代心行事,因此,手少阴和厥阴二经可以合二为一,但这毕竟又与《本输》篇所提各经的流注不相协调。皇甫谧根据自己的临床经验,吸纳秦汉以来针灸学的成果,进一步增补了手少阴经五个腧穴,从而使原来不完备的"五输学说"得以完善化,直接推动了以"五输体系六十六穴"的"五输流注"规律为基础的"子午流注"针法的诞生。

此外,《黄帝内经》各篇对针灸穴位的名称尚不系统,对穴位及取法的说明,也过于简略。皇甫谧特地在《甲乙经》中,对针刺艾灸法进行发挥,进一步系统化,发展了《黄帝内经》的《针经》内容,无论在学术上或临床方面都有重要价值。

---

① 皇甫谧:《甲乙经·自序》。

（二）素问训解，寓训于言

南北朝时期齐梁时代的全元起，继承皇甫谧对《黄帝内经》所做的勘误训解工作，系统编写成《素问训解》，不但保存了魏晋以来《素问》的基本面貌，而且还进行了非常谨慎的校勘诠释工作。

全元起是著名医生，《南史》第 59 卷"王僧孺传"称全元起曰："僧孺工属文，善楷隶，多识古事。侍郎全元起欲注素问，访以砭石。僧孺答曰：'古人当以石为针，必不用铁'。许慎也云：'以石刺病也'。"

全元起的贡献，在于寓训词于讲解之中，使医理融入注释中。例如，《生气通天论》所言"风客淫气，精乃亡，邪伤肝也"，全元起注曰"淫气者，阴阳之乱气，因其相乱而风客之则伤精，精伤则邪入于肝也"。所以，其注《素问》8 卷，对后人影响甚大。

（三）分类改编，纲目清晰

至隋末唐初之间，对《黄帝内经》进行创造性研究而取得重要成果者，是孙思邈和杨上善。孙思邈，医药学家，又当道士，被后人称为"药王"，卒于唐永淳元年（682）。他自小勤奋好学，天资聪慧，一生认真钻研黄老之道及《黄帝内经》及《神农本草经》，曾言"不读《内经》则不知慈悲喜舍之德"，"体形有可愈之疾，天地有可消之灾"，"人命至重，有贵千金，一方济之，德逾于此"，身体力行，行医民间，走遍田野山岭，采药施方，不断总结经验，晚年隐居五台山，专心立著，直至白首之年，未尝释卷，以毕生精力撰成医学著作《千金要方》和《千金翼方》。

孙思邈一生，集健身、治病、用药、养生、气功、外治及医德于一身，集中体现在其专著《备急千金要方》和《千金翼方》中，正如北宋林亿等人在《校正千金要方·序》所言："上极文字之初，下迄有随之世，或经或方，无不采摭"，不愧集唐朝以前医学各科之大成。

《千金要方》30 卷，全书合方、论 5300 首，集方广泛，内容丰富，书中内容既有诊法、证候等医学理论，又有内、外、妇、儿等临床各科；分 232 门，已接近现代临床医学的分类方法。既涉及解毒、急救、养生、食疗，又涉及针灸、按摩、导引、吐纳，可谓是对唐代以前中医学发展的一次很好的总结。《千金要方》是中国唐代医学发展中具有代表性的巨著，对后世医学特别是方剂学的发展,有着明显的影响和贡献;并对日本、朝鲜医学之发展也有积极的作用。《千金要方》是中国最早的医学百科全书,从基础理论到临床各科,理、法、方、药齐备。一类是典籍资料,另一类是民间单方验方,时至今日,很多内容仍起着指导作用。《千金要方》是对方剂学发展的巨大贡献。书中收集了从张仲景时代直至孙思邈的临床经验,历数百年的方剂成就,特别是源流各异的方剂用药,显示出孙思邈的博极医源和精湛医技。后人称《千金要方》为方书之祖。

《千金翼方》30卷,是孙思邈晚年著作,系对《千金要方》的全面补充。全书分189门,合方、论、法2900余首,内容涉及本草、妇人、伤寒、小儿、养性、补益、中风、杂病、疮痈、色脉以及针灸等各个方面,尤以治疗伤寒、中风、杂病和疮痈最见疗效。书中收载的800余种药物当中,有200余种详细介绍了有关药物的采集和炮制等相关知识。尤其值得一提的是,书中将晋唐时期已经散失到民间的《伤寒论》条文收录其中,单独构成九、十两卷,成为唐代仅有的《伤寒论》研究性著作,对于《伤寒论》条文的保存和流传起到了积极的推动作用。

杨上善(约589—681),隋末唐初长寿医学家,据说官位至太子文学士,编有《黄帝内经太素》30卷、《黄帝内经明堂》13卷、《老子道德经指略论》2卷、《庄子》10卷以及《三教诠衡》10卷。

《黄帝内经太素》首先对《黄帝内经》进行分类改编,不惜打乱《素问》和《灵枢》的差别,取法于皇甫谧的《甲乙经》,将本来内容繁杂多元的《黄帝内经》各章节,只按摄生、阴阳、人合、脏腑、经脉、腧穴、营卫气、身度、诊候、证候、设方、九针、补泻、伤寒、寒热、邪论、风论、气论、杂病,凡十九类,每类又设子目,合为三十卷,做到以类相从,按意分编,以序排列,纲目清晰,不失经旨,对此后厘清《黄帝内经》基本结构,特别是灵活处理《素问》与《灵枢》的内在关系具有重要意义。

杨上善还极端重视针灸,专门深入讨论了各种不同性质的针灸,详尽各腧穴的部位、取位方法、功用分析等,实现经脉与经穴的体系化,同时,又对经脉循行、经气变动及其与脏腑的关系加以具体分析,以便利于针灸取穴及其临床实用。

此外,杨上善在深入研究肾脏的基础上,还发展了"命门"学说,强调"肾为命门上通太阳于目"①;"命门藏精。精者,五脏精液";"命门所藏精也,五脏之所生也"②。所以,后来,张介宾说:"肾藏五脏之精,命门为藏精之所"。杨上善认为,肾和命门均掌管生殖功能:"命门之气,乃是肾间动气,为五脏六腑、十二经脉之根,故名为原"③;"肾间动气,人之生命。动气衰矣,则神志去之,故死也"④;又说:"肾间动气,人之生命,精生则兴盛,形精既盛,则骨肉相亲,于是大气平和"⑤。杨上善非常重视命门与肾的关系,认为肾和五脏及命门有非常重要的关系,它们在生理和病理两方面都是紧密相关,因此,杨上善做了非常精细的研究,既进行细致的区别,又给予统一认识。

《黄帝内经明堂》13卷是杨上善的第二部重要作品,堪称《黄帝内经太素》30卷的"姐妹篇"。《明堂·序》称:"《太素》陈其宗旨,《明堂》表其形见,是犹天一地二,亦渐通其妙物焉"。但可惜《明堂》失传。

对《黄帝内经》的校勘整理,到了北宋的仁宗、英宗两朝,受到官方的重视,又兴起了新的高潮。当时负责校勘工作的林亿(生平不详),在他的《脉经序》中说,他"博求众本,据经为断,去取非私",表现出科学客观和公正不阿的立场,严谨细致,一丝不苟,与高保衡、孙奇、孙兆等共同校订和刊印《黄帝内经·素问》《伤寒论》《金匮玉函经》《脉经》《针灸甲乙经》《诸病源候论》《千金要方》《千金翼方》《外台秘要》等重要医书。

林亿《素问新校正》总结了自汉唐以来对《黄帝内经·素问》的校勘成果,是《黄帝内经》校勘史上的一个重要里程碑。

由于《黄帝内经》内容的复杂性以及中国历史发展的曲折性,对《黄帝内经》的校勘训诂及注释,到此为止远没有圆满完成。值得庆幸的是,《黄帝内经》此后的训诂校勘工作,不但没有停止,而且还进一步把训诂校勘与

---

① 杨上善:《黄帝内经·太素·经脉之三·经脉标本》。
② 杨上善:《黄帝内经·太素·脏腑之一》。
③ 杨上善:《太素·腧穴·变输》。
④ 杨上善:《黄帝内经·太素·伤寒·热病说》。
⑤ 杨上善:《黄帝内经·太素·设方·知汤药》。

诠释创新结合起来,使《黄帝内经》的研究创新,从宋明以后,由于宋明理学的兴盛,更广阔地与中国生命哲学的创新发展过程交互渗透地结合在一起,从而也使《黄帝内经》的流变进入一个更高级的新阶段。

三、诠释创新,温故知新

显然,自汉以后,由于《黄帝内经》的重要性,对《黄帝内经》的研究,诠释批注,双管齐下,采其精粹,正其错讹,删其驳杂,补其缺漏,发其余蕴,代代相传,接踵而来,络绎不绝,历经1000多年,不但推动了中医学科的不断发展,而且也形成以《黄帝内经》为中心的中医及其相关学科与生命哲学相结合,共同对生命进行全面深入研究的经久不息流程,在人类学术史上堪为独一无二的文化奇观。

(一)勘注定本,禀气含灵

把勘正注释进行创造性研究,首推唐朝的王冰。他在整理编写《黄帝内经》的过程中,扮演了非常关键的角色。在他之前,先是全元起开创了注释《素问》的良好先例;接着,杨上善对《黄帝内经》进行了清晰的类编;在此基础上,王冰将《素问》9卷整理改编为24卷81篇,从而奠定了现有版本。

王冰,号启玄子,又作启元子,生于约唐景云元年(710),卒于约贞元二十年(804),唐宝应中(762—763)为太仆令,故称为王太仆。从他所写的《素问序》中可以推算出,他是唐玄宗天宝十年(751)开始,历经12年,重编并注释《素问》,注成《补注黄帝内经·素问》24卷,合81篇;也就是说,他是在安史之乱的动荡岁月里,废寝忘食,夜以继日,从事这项具有重大学术意义的工作。

我们不妨细读王冰的《重广补注黄帝内经·素问·序》的重要部分:"……孔安国序《尚书》曰:'伏羲、神农、黄帝之书,谓之三坟,言大道也'。班固《汉书·艺文志》曰:'《黄帝内经》十八卷'。《素问》即其经之九卷也,兼《灵枢》九卷,乃其数焉。虽复年移代革,而授学犹存;惧非其人,而时有所隐,故第七一卷,师氏藏之;今之奉行,惟八卷尔。然而其文简,其意博,其理奥,其趣深。天地之象分,阴阳之候列,变化之由表,死生之兆彰。不谋而遒迩自同,勿约而幽明斯契。稽其言有微,验之事不忒。诚可谓至道之宗,奉生之始矣。"

接着,王冰又说:"冰弱龄慕道,夙好养生。幸遇真经,式为龟镜。……历十二年,方臻理要,询谋得失,深遂夙心。时于先生郭子斋堂,受得先师张公秘本,文字昭晰,义理环周,一以参详,群疑冰释。恐散于末学,绝彼师资,因而撰注,用传不朽。兼旧藏之卷,合八十一篇二十四卷,勒成一部。冀乎究尾明首,寻注会经,开发童蒙,宣扬至理而已。"

王冰将《素问》9卷改编为24卷81篇,从此成为后世研究《黄帝内经》的重要医典。

王冰的《黄帝内经》校勘注释定本,最大的特点就是突出了黄老养生思想的地位,将"上古天真论""四气调神大论""生气通天论"列为《黄帝内经》第一、二、三篇,并以"气"论为中心,以阴阳辨证为灵魂,巩固了养生运气学说之本。

王冰在《天元纪大论》"然天地者,万物之上下也"句下,对"气"作注说:"天覆地载,上下相临,万物化生,无遗略也。由是故万物自生自长,自化自成,自盈自虚,自复自变也。夫变者何?谓生之气极本而更始化也"。王冰又在"天元纪大论"的注中说:"太虚真气,无所不至也,气齐生有,故禀气含灵者,抱真气以生焉"。

在治病诊治方面,王冰主张以"治病求本,本于阴阳"的原则为指导,临证强调明辨阴阳水火。他将病因病机结合在一起,有别于三因学说,把各种疾病的病因病机概括为四类:一者,始因气动而内有所成;二者,不因气动而外有所成;三者,始因气动而病生于内;四者,不因气动而病生于外。

而所谓"气动",在王冰看来,五脏各有其"本藏之气",由于"本藏之气"不同,五脏生理功能也不同;如果脏气变乱,就会产生各种疾病。为此,他把病变分作因气动和不因气动两类,而每类中又辨其为外感或内伤。这种诊治原则,对中医理论与实践具有重要意义。

王冰所整理的《素问》传本,成为后世医家研究该书的蓝本,至今仍有非常重要的研究和参考价值。到此为止,《黄帝内经》历经从汉至唐的上述修订增补过程,终于奠定了它在中国传统医学领域的中心地位,为后世研究和发挥中国医学传统开创了光辉的先例。

（二）阐释义理，兼论性命

宋代在政治上发展文官的统治地位，鼓励文人志士崇儒报国，以致范仲淹提出"不为良相，当为良医"的口号，使北宋王朝先后三次组织较大规模的中医古籍的整理工作。当时升为统治思想的"理学"有可能从思想上影响医典的整理注疏活动，从而进一步加强了医学思想与哲学人文思想的结合趋势。

宋代儒士治经，往往重于阐释义理，兼论性命，试图从理论和实践两方面综合儒、释、道三教归一。他们以生命为主题，将儒家原来富有道德伦理意义的基本范畴，一方面抽象提升成为具有哲学意义的宇宙本体；另一方面又实而不虚，力图使义理之论体现在生命实践的善恶行为上。

北宋初年，被称为理学先驱的理学"三先生"的胡瑗（993—1059）、孙复（992—1057）和石介（1005—1045），强调"义理"，并主张体用结合，既要重视生命之本，又要在实际生活中忠诚贯彻。随后，周敦颐（1017—1073）、程颢（1032—1085）、程颐（1033—1107）、张载（1020—1077）、邵雍（1011—1077），五人理学大师几乎同时登上历史舞台，为朱熹（1130—1200）集理学大成奠定基础。

北宋嘉祐、治平年间（1056—1067），官方专门成立"校正医书局"，国子博士高保衡、光禄卿直秘阁林亿等参与了工作，他们以王冰的《素问》为底本，参照全元起的《素问训解》和杨上善的《黄帝内经·太素》以及皇甫谧的《甲乙经》的版本，进行大规模的校正、勘订、注释及刊行，"正谬误者六千余字，增注义者二千余条"，并题名为《重广补注黄帝内经·素问》，自其刊行流传于今。

至于《黄帝内经》的《灵枢》部分，林亿在《素问·调经论》注说："《灵枢》今不全"。这就说明，在王冰之后和林亿之前，《灵枢》有缺失，尚待考证查实。当时的朝鲜闻之，特送来《灵枢》10卷本，但有待校正。

北宋宰相、天文学家、药物学家苏颂（1020—1101），平素好学，精通经史百家及医药自然科学，又喜好语言文学，训诂注释，著有《本草图经》《新仪象法要》《苏魏公文集》等。他在《本草图经·序》中称"诏命儒臣重校《神农本草》等凡八本书"，其中包括《灵枢》。

北宋靖康之难,徽钦二宗被掳蒙难,图书散失殆尽,《灵枢》之考证被迫暂停。至南宋绍兴二十五年(1155)史崧将其家藏《灵枢》9卷81篇献给朝廷,并重新校订扩大为24卷,附加"音释"由官方刊行,这才使《灵枢》以史崧藏本为基础,刊行于世。

明代著名医家马莳,曾任太医院正文,对《黄帝内经》进行全面研究,著有《黄帝内经素问注证发微》和《黄帝内经灵枢注证发微》二书,认为《黄帝内经》应分为《素问》9卷和《灵枢经》9卷,对以史崧藏本为基础刊行的《黄帝内经·灵枢》又进行编排注释,流传至今。

马莳说:"《灵枢》自古迄今,并无注释。晋皇甫士安以《针经》名之。按本经首篇'九针十二原'中有先立《针经》一语,又《素问·八正神明论》岐伯云:法往古者,先知《针经》也。是《素问》之言,亦出自《灵枢》首篇耳。后世王冰释《素问》,以《灵枢》《针经》杂名;成无己释《伤寒论》及各医籍,凡引《灵枢》者,皆不曰《针经》,其端皆始于皇甫士安也。但《针经》二字,只见于本经首篇,其余所论营卫腧穴、关格脉体、经络病证、三才万象、靡不森具。虽每篇各病,必用其针,自后世易《灵枢》以《针经》之名,遂使后之学者视此书止为用针,弃而不习,以故医无入门,术难精旨,无以疗疾起危,深可痛惜。岂知《素问》诸篇,随问而答,头绪颇多,入径殊少,《灵枢》大体浑全,细目毕具,犹儒书之有《大学》,三纲八目,总言互发,真医家指南,其功当先于《素问》也"。

马莳在对《灵枢》进行注释时,为同《素问》保持一致,采用"以本书注释本书之法",并适当援引《素问》,做到《黄帝内经》全书融贯一体,首尾相顾,使他的《灵枢注证发微》取得成功。

(三)理心同体,良知良能

《黄帝内经》的基本观点,到了明代,进一步发展成为以"天地之心"为核心的生命哲学,突出人心的创造精神,阐扬生命的"心、言、行"三者的一致性和统一性。

王阳明(1472—1528)认为,"盖天、地、万物与人原是一体,其发窍之最精处,是人心一点灵明,风、雨、露、雷、日、月、星、辰、禽、兽、草、木、山、川、土、石,与人原只一体。故五谷、禽兽之类皆可以养人,药石之类皆可以疗疾,只为同此一气,故能相通耳"①;"无善无恶是心之体,有善有恶是意之动,知善知恶是良知,为善去恶是格物"②。

良知即是天理。王阳明说:"天理在人心,亘古亘今,无有终始。天理即是良知"③;致良知也即是在声色货利上贯彻天理:"良知只在声色货利上用工,能致得良知精精明明,毫发无蔽,则声色货利之交,无非天泽流行矣"④。良知是生命内在道德自觉性;只需良知一觉,一切邪念即可消除无遗:"良知在人,随你如何,不能泯灭。虽盗贼亦自知不当为盗,唤他做贼,他还忸怩"⑤;"人若知这良知诀窍,随他多少邪思枉念,这里一觉,都自消融。真是个灵丹一粒,点铁成金"⑥。

明末思想家兼医学家张介宾(1563—1640)在其重要著作《类经》《类经图翼》和《质疑录》中,贯彻了他那个时代的生命哲学原则,其成果被《四库全书总目提要》称赞曰:"《类经》条理井然,易于寻览,其注亦颇有发明。"

张介宾把训诂、注释、诠释和生命哲学的重建结合在一起,真正贯彻了"文以载道"和"医易同源"的精神。每训一词,都认真把训诂、义理、医学、哲学结合起来,使他的训诂、注释、诠释都能够具有深刻的哲学意义。《平人气象论》中说"人一呼脉再动,一吸脉亦再动,呼吸定息脉五动,闰以太息,命曰平人",张介宾对此注曰:"出气曰呼入气曰吸,总名一息。动,至也。再动,再至也。常人以脉,一呼两至,一吸再两至。呼吸定息,谓一息既尽而换息未起之际也,脉又一至,故曰五动。闰,余也,犹闰月之谓。言平人常息之外,间有一息甚长者,是为闰以太息,而又不止五至也。此即平人不病之常度。然则总计定息,太息之数,大约一息脉当六至,故《五十营》篇曰:呼吸定息,脉行六寸"。

宋明两代对《黄帝内经》的诠释创新成果,奠定了近现代中国生命研究的基调,一方面对《黄帝内经》进行更深入的科学研究,另一方面又全面推

---

① 王阳明:《传习录·门人黄省曾录》。
② 王阳明:《传习录》卷下。
③ 王阳明:《传习录》卷下。
④ 王阳明:《传习录》卷下。
⑤ 王阳明:《传习录》卷下。
⑥ 王阳明:《传习录》卷下。

动了近现代中国生命哲学的发展。

由此可见,为了阐述独具特色的生命观,《黄帝内经》不但内容结构严密完整,而且还通过其基本原则和重要范畴,通过理论与实践相结合的方式,成为一部体现生命全生逻辑的"生命秘笈",使生命的主题自始至终贯穿全书,前后呼应,创建了具有自我更新机制的生命哲学概念范畴体系及原则系统,而且表达形式及其论证推理过程,采用了中国远古时代黄帝及其主要官员岐伯等人的对话讨论方式,进行由近至远、由小而大的通俗论述过程以及从"形而下"到"形而上"的合理论证程序,实现全书内容之间的"形神合一"的全逻辑连接体系,不但灵活讲述医病诊治和营卫养生健身之道及其具体解决方案,而且,全书体现宇宙整体生命与人类生命之间的和谐互通,呈现活跃流畅的生命运作特征,既有利于代代口耳相传,又不失为一本具有严密逻辑性论证结构的医典兼哲学百科全书著作。

《黄帝内经》丰富而生动的内容,使它在汉代之后,一直成为历代医学界、哲学界和文人志士集中讨论研究的中心,始终不停地与不同时期中国传统思想研究成果进行相互交流和对话,使它不仅在医学领域内,而且与中华民族整个思想文化的发展精神相互协调,从而也使它在越来越广阔的视野中,与中国传统思想文化的其他名著经典交互辉映,围绕着"生命"的主题,谱写出中华民族思想文化发展的辉煌壮丽的生命交响乐。

对于《黄帝内经》来说,其编写成书过程,始终是与它的研究过程相平行进行的。这也就是说,《黄帝内经》的编写成书过程,既是古人对医学和生命的研究成果的总结过程,又是对《黄帝内经》这本书的不断研究并进行修正充实的过程。

汉代以后对《黄帝内经》的修编整理,还伴随着整个社会意识形态的动向及其对生命主题的争论而发生不断变化,展现了《黄帝内经》的研究、整编、诠释与中国生命哲学的发展的紧密关系。

因此,《黄帝内经》的研究过程,实际上包含两大方面:一方面《黄帝内经》生命观所引发的生命哲学思想与各代中国哲学有关生命主题的论争的紧密交流关系,形成《黄帝内经》生命观与中国生命哲学之间的持续对话交流过程;另一方面《黄帝内经》内在结构各主要范畴及其内容的完善化过程,包括各代医学名人以及历代医学经验的进一步整理和总结,促使《黄帝内经》代代相传,日臻完善,并同时更有效地为中国医学的发展贡献力量。所以,作为一部论述"生命"的经典著作,《黄帝内经》体现了生命本身的特征,以其"生生不息"和"创新不已"的性质,从原创开端至今,历经连续修正充实,即使在定稿之后,仍然伴随中国生命哲学的发展,不断更新其内容,使之成为中国生命哲学发展的一个缩影。换句话说,《黄帝内经》所奠定的生命意义及价值,一直成为中国生命哲学更新不止的基本精神动力和思想基础,是中国思想文化优秀历史传统的结晶,必须给予重视和不断发扬光大!

第 三 章
心身合一

　　人们惯于从个人主体的角度,从一个侧面,或从一个可见的有形层面,或在一段有限时间内,对生命进行多种多样的观察和分析,充其量也只能观察生命的局部构成或表面,并不能把握生命的真正本质;其结果,不是将身心分割,就是将生命当成身心机械般合成的"事物",片面地将生命分割成各个孤立的肢体或部分,既看不到生命的心身合一的整体性及其有机灵活性,也忽视了心身一体与宇宙自然生命整体之间的内在联系及其全息连接。

　　哲学必须从整体的视野观察生命,从世界的根本性质及其本体论基础,充分考虑到生命的"永远进行时"和"及时在场性"及其高度复杂性和创造性,以系统的观点,全面关注生命的各个组成部分、可见与不可见的不同面向、有形与无形的不同层面之间的全方位关联性,以动静结合、宏观微观交错以及时空多维度伸缩自如的灵活视野和方法,从生命的内在信息全方位流动更新的角度,把握生命的根本性质。只有首先解决这个观察生命的立场问题,才有可能正确理解生命的心身合一性质。

　　心身关系是生命观的一个核心问题,关系到"生命是什么""生命源自何处"以及"生命如何运作"的根本论题;也就是说,心身合一贯穿于生命的生死存亡及其转化更新的全过程,直接涉及生命的本质,关系生命的本体论基础,关系生命的基本存在模式及其全生逻辑运作。

　　所以,心身合一论题,历来构成中国生命哲学不断发展的主要思想理论基础,从而否定了中外历史上试图把"心"("神")与"身"("形")分割成两大对立"本源"或"实体"的观念论(唯心主义)、唯物主义和其他各种二元论哲学。

第一节　心身同源,承道行德

早在 2000 多年前,《周易》就提出"易以天地准",把"天人合一"和"心物一元"定为观察生命的坚定不移的本体论基础和论述出发点,"以道阴阳"①,确立天道、地道与人道相互一致并互为条件和相互转化的原则,辩证论述"太极之道"与"生命之道"的交错性与统一性,认为天地间"精""炁""神"及"一阴一阳谓之道",在"生生之谓易"和"刚柔相推而生变化"的自然化生过程中,"天行健,君子以自强不息"②,"地势坤,君子以厚德载物"③,彰显"天地之大德曰生"和"大人者与天地合其德"的生命逻辑及其为生为善伦理原则,强调宇宙天地万物生命整体,心物一体,同源共生并相交相成和谐运作,致使人的心身及其各组成部分,上合于天,下合于地,与宇宙整体生命及万事万物,相互感应、互为条件,四时阴阳环抱,浑圆一气,循环往复,承道行德,健行不止,从此奠定了心身合一生命观的思想基石。

《黄帝内经》依据自古以来创建发展的天然素朴的哲学、人文学、气象学、地理学、动植物学、生理学、解剖学、心理学、病理学、诊断学、诊治学和药物学等多学科的成果,在理论和方法论以及实际临床诊治、治病、营卫、养生等方面,紧密环绕生命的主题,创建了基于"天人合一"和"心身合一"的生命哲学以及体现自然健康养生的实践智慧所构成的生命观体系,全面论述生命之天人合一与心身合一的统一性。

一、心物互通,天人同理

心身关系问题,本来就是从属于宇宙和自然的本体论问题,直接关系到什么是宇宙和什么是自然,也就是关系到宇宙自然的心物一体的根本问题;宇宙自然万物皆为生命,宇宙和自然的本体,归根结底,也是生命本体论问题。谈论人类生命的心身合一,势必论述天人合一;心身合一是天人合一的

---

① 《庄子·天下篇》。
② 宋祚胤注释:《周易》,岳麓书社 2000 年版,第 5 页。
③ 宋祚胤注释:《周易》,岳麓书社 2000 年版,第 17 页。

必要条件,而天人合一则是心身合一的自然基础。

不管涉及宇宙自然生命,还是人类生命,谈论"心"和"身"中的任何一个,势必牵连另一个。同样的,一切试图孤立探讨"形"和"神"的做法,各种把"神"("心""精神""灵魂"等)与"形"("物""器官""身体"等)当成独立存在的"实体"的观点,都是违背天地之道,都是不符合生命本身的真理,因而都是徒劳的。

生命原本是由心和物、精神和形体交错连贯构成的整体性活力创造系统,以致其中的肉体和精神、形体和心灵,都不可能单独孤立地存在。离神无活身,离身则神无居所;没有心身合一,就没有生命本身。天地人之间,所有生命,均为心身交错合一。管子很早就说:"凡人之生也,天出其精,地出其形,合此以为人;合乃生,不合不生"①。

《易经》和《黄帝内经》都从具有物质和精神意义的"气"出发,明确认为,以"气"为原初根源和生成基础的万物生命,从其自然生成的第一天起,就隐含"形体"和"心神"的胚胎,使之成为一切生命本体的核心和生命"基因"的基本成分,并随着生命的生成成长而同整个生命世界的各个生命体发生"全息连接",使"气"中原本相互紧密连接的"心神"和"形体"两部分,在生命发展中持续相辅相成、相互渗透和相互转化,造化形成生命世界中五花八门并赋有千种风情的多元多质的生命体。作为生命之源的"气",在生命整体反复运动中,通过密密麻麻纵横交错的"全息连接"网络,全方位激活生命世界的所有生命体,使它们连接成"至大无边"和"至小无内"的无限广阔和无限深邃的生命网络,也因此自然而然地涌入生命之道,激荡起"生命之道"中原本混沌合一的"一阴一阳"所运载的创造性力量,促使"气"中的"心神"和"形体",都双双随同"一阴一阳之谓道"的运转而不断重新"洗牌而重组",造成生命世界的生生不息更新不已和生生死死循环往复的螺旋式全方位发展的广阔前景和气象万千的生动气象。

心身交错合一的整体性是由生命本身的基本特征所决定的。生命就其本体论层面而言,就是采取心物全方位互联互动整体生成的起源模式;而生

---

　　① 管子:《管子·内业篇》。

命的诞生模式又始终伴随它的生长和发展,使生命自生至死的无限循环更新过程,都不断重复其初生时的心身合一模式。这就是说,生命的存在和发展,始终以精神和形体的双重双向互动为基础,并以心身交错有机统一的整体互动运作方式,维持和更新生命自身的恒稳变易根本特征,确保生命自身的生生不息及其更新不已。这一切,实际上就是生命本身的本来面目的自然流露。

须知,充满于天地上下之气,乃是生命的重要本体基础。作为生命之源和生命之根,最原始的天地之气,是一片混沌杂乱的原始物质、能量、信息和精神因素的交错集合体,它们之间永远处于紧张和平衡、静止和运动、主动和被动的双向变易流程中,在四时五位的循环运转中,上下相临,五行相错,升降相因,经漫长曲折的反复变易运动,由于阴阳之道的运作,其内含的两种既对立又关联的成分,形气相感,神形相生,逐渐酿成千差万别的生命。由此之故,天地之间,生气阴阳,形精之动,乃生命之根,心身交合之基。

所以,心身合一的生命,阴阳互根;阳以阴为基,阴以阳为始,阴阳相需,互不分离,以至心身融合,内外贯通,盛衰相连;推而广之,宏观远伸至宇宙万物各种心物结合体的生生化化及其有规律的运动,微观深入到人体五脏六腑血脉经络各个神形有机统一的大小系统,无不是阴阳对立制约,互根互用,此消彼长,相互转化,实现了生命的神形阴阳不断循环更新的运动过程。所以,《黄帝内经》总结生命本体时指出:"天地者,万物之上下也;阴阳者,血气之男女也;左右者,阴阳之道路也;水火者,阴阳之征兆也;阴阳者,万物之能始也"①;"人生有形,不离阴阳"②;"形精之动,犹根本之与枝叶也"③。

具体地说,天地自然究竟如何成为心身合一的生命的客观基础? 首先,"太极动而生阳,静而生阴,阳动而不息,阴静而无常"④,阴阳两方面通过变易无常,实现"阴阳匀平,以充其形"⑤,展现阴阳互动而持续维持生命的神

---

① 《黄帝内经·素问·阴阳应象大论》。
② 《黄帝内经·素问·宝命全形论》。
③ 《黄帝内经·素问·五运行大论》。
④ 《黄帝内经·素问·调经论》。
⑤ 《黄帝内经·素问·调经论》。

形交错合一的活力状态。

值得强调指出的是,生命的心身两方面的交错关联,并非固定不变,也不是千篇一律地采取死板公式化的形式呈现出来。也就是说,生命的心身一体性质,并不是心身两方面机械地重叠结合,也不是永远按比例的均衡结合。精神与形体、心与物之间,在生命运动中,始终以阴阳之道,相互交错,并由此而始终处于紧张状态:动静结合、时松时紧、若即若离、或近或远、互通互换、对立转化。在任何情况下,生命从生到死,死后又在另一种环境下,以另一种方式复生,心身两部分始终都同时交错运作;两者在运动中不可分割,又在转化中连贯统一,实现生命的持续更新及其持久变易发展。

因此,由于生命的鲜活性质及其生生不已特征,它随时随地都是以心身相互交错的"在场显现"模式,呈现出生命的心身两方面的鲜活变易而又恒稳延展的特性,同时又以这种稳定的基本模式,延续地发挥其生生不息的基本功能。

实际上,从最初的起源及其后的发展,生命就是心身鲜活交错合一整体及其各部分高度灵活协调的不断自我创造过程,由此显现和确立生命自身的恒稳常新的唯一性、独特性、个体性及其与周在生命环境的全方位关联性。

生命是以其自身的生生不息和更新不止的活泼面目,呈现于世;而且,由于生命始终处于极其复杂的环境,它就始终以其自身不断变动的内在生命意向、意志、需求和利益,时时更新并选择其自身的存在方式和发展方向。所以,生命从根本上就是隐含精神活力的有形体,乃是心身两方面因素有机地协调联成一体的能动力量。

人的生命就是一个最完善、最典型和最精巧灵活的心身交错合一的有机统一体。人类生命从内到外、从整体到各个局部、从基本结构到所有活动功能,都贯穿了心身交错合一的原则。

很明显,既然生命是生生不已和更新不止,它就不是现成的单纯物质性的对象,也不可能成为"现成不变的"固定事物;它们实际上并不可能像自然科学研究的物质对象那样,一动不动地作为"客体"或"对象"而存在,更不是处于被动状态的"惰性客体"而任凭科学家摆布或分割。世界上根本不存在脱离"心神"的形体,也同样不可能存在脱离"形"和"物"的所谓"纯粹精神"或"纯粹理性"。

长期以来,尤其是在西方哲学史上,每当探索世界的本质的时候,总是试图从心物分割的模式进行分析;在这种视野中,物质和精神始终被人为地分割成为两个独立的"实体",并以此为基础,不同的哲学派别,按照他们对两者的优先性、第一性或两者之间的分离关系的基本看法,被分别称为"唯物主义""唯心主义(观念论)"或"二元论"等学派;而西方自然科学理论思维模式的深刻影响,更使心物分离的二元论思维模式横行于学术界和理论界。

按照西方自然科学思维模式,任何事物、任何生命,都可以孤立地作为固定的研究"对象"而存在。当然,如果单纯只是进行专业性的学科研究,科学家可以在特定情况下,在有限范围内,有条件地把"某物"当成一个固定的对象来看待,进行分析研究。但这样一来,这些"对象"就不是真正的生命,而只是作为被假设的"物"的对象而已,它们的固定性,只具有被框圈在特定科学定义之内的概念性质。所以,这样被孤立和被分割的"对象",已经不是心身合一的生命本身,而是被生吞活剥地"指定"或"制定"的一个"研究对象"。

与被"物化"的科学研究对象不同,真正的生命是心身两方面活生生交错并不断互动的变易运动系统。在这里,我们反复强调心身双方的交错联动和谐关系,一方面突出心身两者的结合不是机械的、固定的、外在的,而是交错互联、互透互换,盘根错节、相互缠绕并一再变动;另一方面又强调心身两者之间随时调整关系的可能性,以便突出生命中心身关系的变动对于生命不断更新的决定性意义。

须知,心身合一不是像桌椅板凳上的各片木头之间的交错结合,也不是机器中各个零件之间可以用螺丝固定的连接方式,而是作为生命的内在稳态变易的活生生要素,两者及其相互关系,总是随生命内在机能的变化以及外在环境各因素的复杂变动,不时更新其交错方式。

对于人来说,由于人类生命处在最复杂的天地人关系网络之中,又由于人的心智具有主动掌控心身合一关系的能力,其心身交错合一的状况,就更表现为主动与被动、现实与可能、实在与潜在之间的灵活变化,显示出人类生命不同于其他自然生命的特点和优点(此节有待于下一章进一步论述)。

二、气神阴阳,全息连接

由天地之气生成的生命,实现了心身合一的生命整体,并通过心身合一而构成生命信息系统及其不断更新,展现了生命本身的活力及其生生不已的创新可能性。

生命都是源于天上之"气"。在阴阳五行运动变化中,自然生成相互连接而又相互对立的"气"和"神"两大基本基质和力量系列;而生命及其各个部分内的气神合一状况及其变化趋势,则构成生命信息的基本结构及其详尽内容,时时表现生命各部分及其与整体之间的交流、新陈代谢、健康程度等状况。

所谓生命信息,归根结底,无非就是贯穿并流通于生命内外的气神合一的性质及其潜在可能状况的总汇。这显然是极其复杂多变却又有一定程度确定性的生命流程系统。作为生命信息,其内容、性质及其变化规律,远远超出常人所理解的信息观念所指的那些意义。生命,作为信息网络系统,总是适应其内外变化,不断进行自我调控和自我复制,通过代代传递信息的方式,实现其优化进程。在这种情况下,生命信息已经不可避免地含有生命本身的"乱中有序""变中有稳"和"稳中求变"的多重特征;也就是说,它是极其变动不定,不但永远包含不确定性,而且还是"不确定性中的不确定性",但它又隐含不同程度的确定性。因此,生命信息的本质,就是"两次不定性之差"①。但所谓"两次不确定性"中的"两",也包含"确定中的不确定"和"不确定中的确定";所谓"两",不是指简单数字"两",而是隐喻式指明:每个不确定,都是各有其特征。这个信息定义克服了原有的传统信息定义的狭隘性,因为传统信息定义,只是以人为中心,把一切有意义的符号当成信息,强调信息只是消息、指令、情报、密码、数据和知识等所有那些对消息接

---

① Claude E. Shannon and Warren Weaver: *The Mathematical Theory of Communication*, The University of Illinois Press, Urbana, Illinois, 1949.

受者来说是预先未知的通讯内容或符号系统。但是,"两次不定性之差"却意味着:只要存在两个具有一定差别的不确定性因素,各种生命之间就有可能产生信息、信息传递以及信息协调。两个双重不确定性的因素之间的差异,表明各生命本身的极端变动性,但两者之差却肯定了它们的差异性的确定性,而且由此构成了一切信息产生和传递的基础。生命恰恰就是这样的信息"发生/再发生""输入/输出""储存/再储存""反馈/再反馈"及"总汇"的反复流程。这就表明:在任何一个生命系统中,只要存在两个以上的因素,只要它们之间存在着一定的差异,就有可能产生并传递信息;构成单位系统统一体的因素越复杂,其差异越交错重叠,内部的信息形成及传递过程就越复杂。在这种情况下,生命系统之间的沟通是一个广义的系统,在这个系统中,某一端的信息处理和产生机制,可以影响另一端的信息处理和产生机制。在信息产生、处理和传送的过程中,信息和信息本身由于它们的运动和变化,以及在运动变化过程中所遭遇到的各种因素的干扰,使信息和信息的产生、处理和传送过程,变成一个紧密相互联系并不断有所消长的过程。

生命信息传递中所遭遇的"噪音",实际上就是来自生命内外的各种干扰,生命必须不断地处理和传送不同阶段产生的不同质量和程度的噪音,同时还要估计和处理这些噪音同被处理和传送中的信息之间的相互影响的程度。由于信息传递过程始终伴随着信息和信息的各种偶然性变化因素,包含着大量的随机性变化,因此如果运用统计热力学的数学统计方法,把沟通过程中一定总和中的偶然事件或一系列事件的"熵"(Entropie;entropy),当作信息不确定性的量度。

实际上,熵的数量表现各个分离系统的不确定"混沌"状态。熵就是系统无序程度的量度。"熵"的概念引入信息论,作为信息论的一个基本量,用以描写不确定性的大小。原籍俄国的比利时信息学家兼物理化学家普利高津(Ilya Romanovich Prigogine, 1917—2003)说:"从此以后,我们的兴趣从'实体'转向'关系',转向'信息',转向'时间'"①。信息论的这一转折

---

① Prigogine, Ilya, *Introduction to Thermodynamics of Irreversible Processes* (*Second ed.*), New York: Interscience, 1961.

具有重要意义,它表明:生命信息的沟通,极大地推动了信息科学的发展,也意味着信息科学所处理的信息,包含了越来越多极不稳定的不确定性,而这些不确定性的程度及其在沟通过程中各环节的意义,对理解生命的复杂性的内涵具有决定性意义。

这样一来,一切生命信息,重在"关系"和"时间",由于"关系"和"时间"的差异,使本来具有"两次不确定"的信息,更加错综复杂,在收到信息的同时,还要知悉其所处的关系和时间的差异之微细变化,然后,再进一步从掌握的信息整体的角度进行评估,加以理解。所以,中医对于切脉所得到的脉象,不但要理解其生命信息的意涵,还要依据不同的"关系"和"时间",分析不同信息中所表现的差异的程度、轻重和维度,更要警惕各种假象,对与病相反的脉象要进行反复切磋,深入分析,不为一时掌握的脉象所迷惑,细心判断,潜心体认,穷其变通,审其真实,辨明脉象提供的生命真实内容。

热力学和量子力学方面关于熵的研究,更进一步促使生命科学深入地探讨了各种不确定性和偶然性的因素及其相互关系。熵的研究,表明在任何生命系统中,都有可能产生各种不同程度的不可预测的偶然因素。熵就是描写不确定性大小的;熵越大,不确定性越大。所以,后来的德国社会学家兼系统理论家鲁曼(Niklas Luhmann, 1927—1998)进一步揭示了生命信息在沟通中的"极度复杂性"(Überkomplexität)和"双重偶然性"(doppelte Kontingenz),因为生命信息的沟通(Kommunikation)并不是一般信息的传递。在生命信息系统中的沟通,实际上是由"告知者(他者)""理解者(自我)"和"理解(Verstehen)"三个具有生命力的环节构成的,因此沟通的可能性及其结果是极其不确定的,而其确定性和不确定性的程度,决定于三个具有生命力的环节的变化以及它们之间的相互关系的状况。

值得注意的是,在生命信息沟通中,"告知者(他者)""理解者(自我)"和"理解(Verstehen)"三者,不会因为告知某个信息而丧失这个信息,理解者(自我)也同样不会因为被告知这个信息而获得这个信息。沟通的过程,毋宁是理解者以"告知/信息"这组差异去观察告知者,也就是说,只有当这组差异被自我用来观察他者时,沟通才会出现。因此,信息是理解者(自我)在沟通情境中(亦即以他者为前提)制造出来的。告知亦然。告知本身是一个选择,是在"这个告知"和"其他告知"之间的选择;信息也是选择,是在"这个信息"和"其他信息"之间的选择。不仅如此,而且,"告知"和"信息"这组差异(理解)也是在"这组差异"和"其他差异"之间的选择。因此,一个沟通的完成,必须是理解者同时从上述三个选择中各自选择一个来实现。此外,在沟通中,"告知"被理解者视为行动,而告知者则被视为行动者,因此行动与行动者都是在沟通中被建构出来的结果,沟通序列也就在沟通当中被观察为行动序列。由此可见,生命信息及其沟通交流,如同生命本身那样,是变化万端却又恒常持续的流程。

生命研究中发现的"基因",就是能量遗传的一种手段,也是特殊信息的传递者;它是一种由类似盘旋楼梯级的两条"碱基对"连接而成的双螺旋系列,而其中的四种可能的"碱基对"(AT、TA、CG、GC)的顺序,提供了生命中的遗传信息,表明基因的线性顺序的实质、基因精确复制的机制、各种可能的突变的性质以及生命基因发生突变重组的可能性程度等。所有这些,进一步证明了生命信息的阴阳对应及其刚柔相错的复杂性质。

人体每个细胞拥有 46 条染色体,其中有 10 万个结构基因,它们是由30 亿个碱基对组成;一个典型的基因由 1000 对到 2000 对碱基组成,所以,我们可以把基因比作一项巨大工程的总蓝图,而 10 万个结构基因就分别是部分工程项目的小图纸。整个人体就好像一个生物工程,是按照总蓝图中的每个小图纸,按部就班地完成的。如此庞大复杂的总蓝图,就储存在细胞的染色体中,而且,每个细胞都保存一份。然而,人体的细胞个体都与整体密切相关,十分清楚其自身在这一整体工程中将会发挥怎样的作用。

在这里,我们把基因"工程"和"蓝图"作比喻,正是为了说明基因的作用,就在于构建人体结构的功能,而且,基因不仅决定人体解剖结构的生长发育,还规定着人体所有生理和生化的功能,也同样规定人的精神面貌、性格、感情、智力、疾病以及寿命等所有与生命有关的活动。

但是,生命信息永远是活的和不断流通变化的。严格地说,所谓信息,实际上就是不断变化和相互流通并随时进行和谐调整的成双基质组成的"变易量总体",也可以说是"多种不确定性之间的'差'的'总和'",而在生命的各个阶段,信息又呈现为相对稳定的密码化系列,可以表示生命不同阶段的心身合一呈现的差异性及其不同特征。

这样来理解的生命信息,就是包含了非常复杂和多变的因素的"不确定的'和'"。这就意味着:生命就是活生生变动的心身要素相互交错的差异性的流变状况及其可能性。怪不得鲁曼使用"极度复杂性"和"双重偶然性"的新概念来描述生命信息的特征。

可是,在一般情况下,人们习惯于流行在日常生活中的信息概念,依据不同的状况和条件,把信息归结为可以计算、统计、概括、分级或归类的"数据""资料""知识""限定""沟通""掌控""形式""意义""刺激源""理解""知觉""表象"及"熵"等,所有这些对于信息的解释或理解,基本上都与常人所理解的"数据"有关。也就是说,一般人只满足于把信息理解为"没有生命力的数据的堆积"。

然而,生命信息的实际意义,完全不同于被简单理解的"数据"。依据天人一体和天人相应的生命哲学,宇宙自然生命整体的全方位变化信息,与人体生命整体及其各部分的变化状况存在密切的联系,并在天人合一和天人相应总体关系的基础上,又把人体生命各部分之间的关系,当成互通的全息连接关系,把人体生命当成一个小宇宙,确信人体生命及其各部分,都全方位地储存宇宙自然生命整体的生命信息,同时又随着宇宙自然生命整体的运动变易而不断完成生命信息的输入和输出过程的"双循环",并时时进行和谐地调整。

心身合一的生命信息,是生命本身长期曲折发展的凝聚结晶,也是生命相互感应以及相互流通而和谐调整的结果。所以,生命信息并非像普通信息那样,单纯是符号与意义的符号象征系统,也不只是表现为语言与意义的关系;生命信息是在生命各组成部分的差异变化和流动落差中形成,又在其间的流通中不断更新,并随时同生命整体的心身交错合一的协调流程密切相关。

所以,在生命信息中,浓缩生命运动变易所造成的密码,也集中生命的能量传递和场域权能的交错过程,集中凝聚生命更新运动及其协调过程的灵活性,使信息远远超出"消息""情报""知识"和"规律"的范围,隐含了各种可能性、前瞻性、变动性和不确定性同稳定性、阶段性、联系性及规律性,具有阴阳刚柔变化的双重特点。所以,生命信息并非固定不变,也并非封闭僵化,而是将封闭与开放结合起来,有可能存在各种生成的苗头和趋势,也有可能包含旨在维护生命安全的掩饰性的虚假数据。这样一来,生命信息本身不但是生命中的物质、精神、能量和多种构成因素的变量和矢量的总和,而且也是活生生的、常易常新的流程的沉淀记录。

重要的是,生命信息一旦形成并流通,由于生命具有自我认识、自我辨别和自我调整的能力,所以,生命全息连接的过程,就有可能自行转化成自律的生命创造活动。由此可见,信息既是生命的内在组成部分,也是生命之间各种差异及其流变的结晶,又是生命自我组织功能及其自我协调能力的集中展现。信息就像河流那样,在其流通中显示自身的生命力,它们可以自我膨胀、自我凝聚,又可以自我分化和自我分叉,在流通中发生各种来回往复的增殖变化或滋生分裂,还可以在条件许可的情况下,从信息总体分流出去,开辟新的生命分支,然后,又在多种偶然性和可能性的合力推动中,倒回原来的生命主流,使生命一再演奏成由混乱和有序交错形成的交响乐曲,谱写出整个生命全息连接的奇妙乐谱。

2022 年诺贝尔物理学奖颁发给法国的科学家阿兰·阿斯佩(Alain Aspect)、美国科学家约翰·克劳泽(John F. Clauser)和奥地利科学家安东·蔡林格(Anton Zeilinger),以表彰他们在"纠缠光子实验、验证违反贝尔不等式和开创量子信息科学"方面所作出的贡献。

量子纠缠(Quantum entanglement)是一种奇怪的量子力学现象:处于纠缠态的两个量子,不论相距多远,都存在一种关联,其中一个量子状态发生改变,另一个的状态会瞬时发生相应改变。

阿斯佩、克劳泽和蔡林格各自使用"两个或两个以上粒子即使在分离时也表现得像一个单元"的纠缠量子态,进行了开创性实验,证明了量子纠缠的假想是存在的,并且是广域的。

这一新发现,表明万物之间不但存在互感互动,而且还进行多元化的错综复杂的信息沟通及其相互协调。人们习惯于理解人与人之间的信息沟通方式和规律,却对人类以外,尤其是极其微小的粒子之间的信息互换沟通缺乏研究,以致忽略了这样一个重要事实:万物之间的信息沟通是多种多样,其信息交换内容和形式,不胜枚举,千差万别,即使是最微小的量子和光子,哪怕是相隔甚远,也存在人们难以觉察的信息沟通和相互协调!

作为流程的生命信息,浓缩了心物交感的一切变动过程及其内在复杂元素之间的相互关系。对人来说,这种浓缩在生命信息中的心物交感及其内在复杂关系,更集中在人与人之间相互关系的演变过程,体现了人类生命经历复杂的人际关系所积累的经验因素及其倾向,尤其集中累积了人类生命发展中所经历的思想创造经验的历程,特别以"时间"的结构为主导,凝聚人与人之间相互关系的经验。

所以,时间成为生命信息的基本结构,尤其积累各个主体的"思想"活动对"他人"的关系,成为生命自身对一切他者、一切超越活动以及"无限"的关系坐标。在生命信息中的时间,不是各个具体的个体生命所独有的存在状态,而是作为个体思想活动对于他者的交错关系而呈现出来。

在时间中凝聚的所有与"他者"的相互关系,体现为生命信息的复杂内容及其流动性;它包含了宇宙万物中的无数"他者"与个体生命之间的互感互通过程及其经验,对人类生命来说具有重要的指导意义;而对于探测生命状态的医生来说,个体生命与宇宙万物的无数"他者"之间的沟通过程,又成为测定生命健康及疾病状态的基本资料。

为了全面把握生命信息的性质,就必须尽可能收集和比较各种可以获得的信息,以便设法使它的不确定性达到"最小化"的程度。

在《黄帝内经》看来,人类生命整体结构及其功能的发展,无不是宇宙自然生命整体发展信息与人体及其各部分之间的信息交流的结果,因此,人类身体及其各个部分,一方面都自然地凝缩了宇宙自然生命整体的发展信息;另一方面又时时随生命整体及其各部分的运动状态,在它们彼此之间,频繁进行全息交流和整合协调:"天温日明,则人血淖液而卫气浮,故血易泻,气易行;天寒日阴,则人血凝泣而卫气沉。月始生,则血气始精,卫气行;月廓满,则血气实,肌肉坚;月廓空,则肌肉减,经络虚,卫气去,形独居……"①所以,张介宾《类经图翼》引邵雍的话说:"指节可以观天,掌纹可

---

① 《黄帝内经·素问·八正神明论》。

以察地"。

在阴阳五行总原则的指导下,生命形神两方面在生死收藏循环互动过程中,一方面与宇宙自然生命整体的信息状况及其变化发生密切关系;另一方面又在各个体生命和局部生命之间,维持紧密的信息沟通与协调,保证生命整体与生命个体之间以及局部生命与局部生命之间,都能够进行生命信息的全方位畅通交流及其全方位协调。不论是宇宙自然生命整体与各生命之间的信息交流和协调,还是各部分生命之间的信息交流和协调,都始终离不开整个宇宙自然生命的时间空间的运动和变化。

正是为了把握生命及其前景,中国传统医学特别重视对于生命信息的调查研究,为此还进一步根据生命信息在全身的分布及其流动沟通状况,特别强调必须随时把握信息流通脉络中的关键穴位,进行诊脉、针刺和治疗。脉象所表现的,就是生命信息的流变及其传递的生命状况。西晋名医王叔和把脉状分为浮、芤、洪、滑、数、促、弦、紧、沉、伏、革、实、微、涩、细、软、弱、虚、散、迟、结、代、动、浮等 24 种,活灵活现表现出人体生命信息的复杂性和灵活性。①

《黄帝内经》认为,生命信息本身就是心身合一的记录和结果,而生命内外信息的持续交流互通,乃是心身合一的重要表现。人体的每一个脏腑、每一个节肢及其各个组成要素,都是极其活跃的"全息胚",它们与整体或其他节肢之间,都存在川流不息的全息流通的相关性。

正因为这样,各个脏腑的功能是双重的:一方面,它们各自执行本脏腑的独特功能;另一方面,又由于与其他脏腑的全息连接关系而共时执行与其他脏腑相平行的功能,导致人类身体各部分以及各器官,里里外外都构成输入输出信息的活生生信息库和信息中转站。

生命各个部分及其与生命整体之间的和谐交流,都记载和存留在信息之中;同时,信息的沟通和交换,又促使心身合一趋向理想境界。生命信息的流通,不是一般意义的沟通,而是生命通过对信息的态度,体现生命对自身命运的高度关切。所以,生命信息的沟通,一方面,显示生命对往来信息

---

① 王叔和:《脉经·卷一·脉形状指下秘诀第一》。

的创造性处置过程;另一方面,体现信息本身和生命一样,永远在变易中交流互通,它们就是生命的创造精神的集中表现。生命信息的内容的性质、储存、交流和互通互联的和谐程度,就是生命各个部分及其整体的不同特征及其变化走向的表现。而基于心身合一过程所积累和持续流通更新的信息内容,就是生命的活力及其可能发展趋势的基础。

在论述心身合一对生命信息的形成及其流通的重要性时,《黄帝内经》指出,由"大气举之"的生命,主要靠身体之气与宇宙天地之气,相互协调并相互依存,并进行不停地沟通交换,保证生命整体的活力及其不断再生产;而其动静状况就直接体现在信息的输入输出过程以及生命之"神"对于往来信息的主动灵活地处理。

这就是说,人身之"器",是"升化之宇",是大气出入升降而生化形成的,它是生命的物质基础,也是生命信息反复出入的通道,又是信息的储存器及交换器;生命的生老病死,全靠器宇中的信息出入升降运动来调节。与此同时,大气出入升降于形器的过程,也自然导致"神"在生命中的渗透流通,形成生命信息的不断更新及流通更新,并随四时五运之反复往返而神明卓绝,导引有精神活力的形体随天地之道持续运行。

显然,对人体生命来讲,神形的阴阳运动,是渗透到体内各个器官和功能,体现在神形两者在五脏六腑、筋骨皮肤和血脉经络的全方位运作及其全息连接中,也体现在身体各部分的新陈代谢和生病健康的各种征兆及其治疗过程。

三、天地合气,神与形俱

人类生命与天地之气的有机统一性,乃是神形合一的自然基础,也是生命整体与天地宇宙生命整体保持相互联系的首要条件。"气合而有形,因变以正名"①;"人生于地,悬命于天,天地合气,命之曰人"②。

宇宙万物无不是形气转化的生化之宇;气之出入,既是生命形身构成的

---

① 《黄帝内经·素问·六节藏象论》。
② 《黄帝内经·素问·宝命全形论》。

过程,也是生命心神即"神机"的生化过程,致使生命均成为神形交融和互根互生的有机统一体。宇宙万物与人类生命的生死更迭,新陈代谢,盛衰环生,都是在形气转化、心身交融和升降出入的运动中实现。出入于人体之"器"的天地之气,始终隐含与气共存的"精神",并与贯穿运行于宇宙万物的神形合一生命运动相结合,确保形神相互渗透、相互协调、互为因果、相生相济,能够在其内在新陈代谢及其外在全方位关联中,实现阴阳二者始终相依而不相离,阴阳互根,精气互生,真正贯彻"阴平阳秘,精神乃至。阴阳离决,精气乃绝"①的原则。

为了更具体说明生命心身两者的产生及其生长收藏,《黄帝内经》还通过"气交说",更集中论述源于"气交"的人体的本体论基础及其生成过程。

在《素问·六微旨大论》中,岐伯回答黄帝的问题时指出:"言天者求之本,言地者求之位,言人者求之气交"②。什么是"气交"?岐伯说:"上下之位,气交之中,人之居世"③;也就是说,人的身体是在气交之处,顺从天地之气的变化而生成。

遵照这样的道理,《素问·六节藏象论》说:"天食人以五气,地食人以五味。五气入鼻,藏于心肺,上使五色修明,音声能彰;五味入口,藏于肠胃,味有所藏,以养五气,气和而生,津液相成,神乃自生"④。《灵枢·刺节真邪篇》又说:"真气者,所受于天,与谷气并而充身也"⑤。"黄帝曰阴之与阳也,异名同类,上下相会,经络之相贯,如环无端。邪之中人,或中于阴,或中于阳,上下左右,无有恒常"⑥。由此可见,天下大地培植长出的"五谷"乃是生命之气的真正基础,五谷五味入口,收藏于肠胃,养出五气,并与天授之真气结合,气和而生津液,才有形神相交的生命。

为此,唐朝学者王冰诠释道:"大气,谓造化之气,任持太虚者也。所以,太虚不屈,地久天长者,盖由造化之气任持之也"。清康熙至乾隆年间

---

① 《黄帝内经·素问·生气通天论》。
② 《黄帝内经·素问·六微旨大论》。
③ 《黄帝内经·素问·六微旨大论》。
④ 《黄帝内经·素问·六节藏象论》。
⑤ 《黄帝内经·灵枢·刺节真邪篇》。
⑥ 《黄帝内经·灵枢·邪气藏府病形》。

的黄元御(1705—1758),钻研《黄帝内经》,穷究医理,在谈到生命由五运六气从化时说:"天有六气,地有五行。……人为天地之中气,禀天气而生六府,禀地气而生五脏。六气五行皆备于人身"①。因此,天地之气的阴阳变化,使生命成形而有神,随天地四时运作,化生五味,道行生智,玄转生神,使生命成为神形合一的有机整体。

通过对于《黄帝内经》的全面分析,对于神形有机统一构成生命,明朝张介宾做了深刻总结:"生之本,本于阴阳。则阴亦能生矣。故生于阳者阴能杀之,生于阴者,阳能杀之,万物死生,皆由乎此,故谓之本始。本,根本也。始,终始也。神,变化不测也……府,所以藏物也。神明出于阴阳,故阴阳为神明之府"②;所以,"阳正其气,万化乃生;阴主其质,万形乃成"③。

西方哲学惯于从个人主体的角度,采用移自西方自然科学的思维模式和分析方法,往往习于从一个侧面,或从一个可见的物质现象方面,对生命进行多种多样的观察和分析,特别是首先把观察的重点,集中到生命的形体和器官结构上,然后,他们才以形体结构为基础,分析生命各部分的功能,其结果,导致将心物分离并相互对立的各种二元论,或者导致西方哲学各种各样的"唯物论""机械论"和"唯心论",只注意观察生命的部分或局部,把生命分割成相互对立的"身体"和"精神"两部分。

近一个多世纪以来,西方哲学家把心身关系问题,归结为心神与大脑和神经系统的关系问题,试图从心灵活动与大脑及神经系统的相互关联性,论述心身合一的问题。因此,以集中探讨心身关系为中心的当代西方心灵哲学(philosophy of mind)形成了"物理主义"(Physicalism)和"功能主义"(Functionalism)两大学派,分别主张心灵活动基本上等同于大脑功能,或者,认为一切心灵活动几乎都可以归结为神经系统的物质运动现象。两大学派虽然有别,但都试图通过具体实证的器官功能分析,阐明心身两者的协调关系。问题在于,两者最终还是停留在自然科学模式,把心身关系当成可以确定表达的相关系统,而对于心身关系中的精神心灵要素的分析,也只能

---

① 黄元御:《四圣心源·六气从化》。
② 张介宾:《类经·阴阳类》。
③ 张介宾:《类经·经络类》。

靠语言命题和公式推演方式来实现。

与此同时,随着西方科学的发展以及生命经验的丰富积累,一部分西方人也逐渐形成心身合一的生命观。在这方面,最为典型的是当代法国生命现象学家梅洛-庞蒂(Maurice Merleau-Ponty, 1908—1961),他提出了心身"交错"(Le chiasme)的概念,强调"意识、世界以及赋有感知能力的人类身体,实际上是紧密地相互交错"并相互渗透①。

总之,心身是在天地之气的上下左右交错震荡碰撞的长期过程中双双同时形成的。"神气舍心,魂魄毕具,乃成为人"②;"形与神俱而尽终其天年"③;相反,"精气竭绝,形体毁沮"④;"形弊血尽……神不使也"⑤;"人身与志不相有,曰死"⑥。只有神形生而合一,两者相得互济,生命才健康强盛,否则,神形不合,各自为政,分离相克,生命就衰弱得病致死。

所以,丹波元坚所著《杂病广要》称:"人禀天地之气以生,借血肉以成其形,一气周流于其中以诚其神,形神皆备,乃谓全体"⑦。专门钻研《素问》病机的金代刘河间(约1110—1200)也精确概括地说:"形以气充,气耗形病;神依气立,气合神存"⑧。

第二节　神形相通,内外相贯

根据天地阴阳之道而互根共生的心身整体生命系统及其各个部分,是在生命的刚柔相配、内外相召的不断运动中,实现两者的有机辩证统一关系,以便使生命以形体(身体)为基础,保证生命的精神力量统一贯穿渗透于形体,主导形体各功能机制的完满运作,与宇宙生命整体的时空变化和谐

① Merleau-Ponty, M. *La Phénoménologie de la perception*, Paris, NRF, Gallimard, 1945.
② 《黄帝内经·灵枢·天年》。
③ 《黄帝内经·素问·上古天真论》。
④ 《黄帝内经·素问·疏五过论》。
⑤ 《黄帝内经·素问·汤液醪醴》。
⑥ 《黄帝内经·素问·逆调论》。
⑦ [日]丹波元坚撰:《杂病广要·诸气病》(1853年)。
⑧ 刘河间:《素问玄机原病式》。

相随,实现整体生命的生生不息和更新不止。

在实际的生命运作中,神形合一的生命结构及其功能机制,在生命内部,主要体现在经脉和脏腑的生命活力及其在生命内外协调过程中的决定性影响。生命内在脏腑经脉的心身合一运作,是生命自身维持生生不息和更新不止运动的基础;而脏腑经脉同外在环境诸因素之间的交互和谐流通,则是生命自身及其与宇宙生命整体实现和谐共存的必要条件。没有了脏腑经脉及其内外统一协调,心身合一就变成空洞的原则。

中国传统医学提出"经脉"和"脏腑"等重要概念,正是基于心身合一的立场。首先,生命之血气精神,就是维持生命之根本,它们始终必须奉生并通畅循环贯通于整个生命的运行过程中。所以,《黄帝内经》说:"经脉者,所以行血气而营阴阳、濡筋骨,利关节者也;卫气者,所以温分肉,充皮肤,肥腠理,司关阖者也;志意者,所以御精神,收魂魄,适寒温,和喜怒者也。是故血和则经脉流行,营覆阴阳,筋骨劲强,关节清利矣;卫气和则分肉解利,皮肤调柔,腠理致密矣;志意和则精神专直,魂魄不散,悔怒不起,五脏不受邪矣;寒温和则六腑化谷,风痹不作,经脉通利,肢节得安矣,此人之常平也。五脏者,所以藏精神血气魂魄者也;六腑者,所以化水谷而行津液者也。此人之所以具受于天也,无愚智贤不肖,无以相倚也"①。

正因为这样,由经脉和五脏六腑所构成的生命,就是心身合一的整体,而且,在人类生命中,心身合一的程度,达到最精密和最复杂的程度,致使人类生命具有独一无二的心智,挺身于地,腰杆伸直,站立行走,眼观八方,胸怀大志,身强力壮,举世无双,昂首阔步,德智健美,既能做自己要做的事情,也能做自己应该做的事情,完成自己的事业,也承担了维护万物生命的最高责任,成为万物生命心身合一的典范和优秀标本;这也就是说,恰恰是心身合一的高度复杂性及其灵活性,才使人类生命成为"心身合一"优化到极致的万物之灵。

一、脏象何如,生命缩影

对心身合一的人来说,五脏并不是西医学理意义上的纯肉体器官,而是

---

① 《黄帝内经·灵枢·本脏》。

以最灵活的自我组织功能,实现心身交错合一的重要场所,也是构成人类生命整体与宇宙自然生命保持内外密切联系的神形统一运动的基地。因此,五脏乃是与时呼应,有形、有神、有象、有意的生命活动体,可以根据生命的新陈代谢需要,把心身两方面的关系,进行高度灵活的适时调整。

首先,五脏六腑既各以特殊方式实现心身合一,又持续保持与其他脏器,乃至整个宇宙生命的协调关系,使各脏腑的心身合一特点及其功能,既完成本脏腑特定的功能,又与天地万物以及体内其他各脏腑之间,保持随时协调的全息连接关系。

所以,《黄帝内经》说:"形脏四,神藏五,合为九藏"①。"神藏五"显然是指人体的肝、心、脾、肺、肾以及"肝藏魂""肺藏魄""心藏神""脾藏意""肾藏志",故谓"五神脏";"形藏四"则谓"胃""小肠""大肠""膀胱";胃为水谷之腑,小肠为受盛之腑,大肠为行道之腑,膀胱为津滴(液)之腑,主要受纳和腐熟各种水谷,泌别清浊,传化精华,并将糟粕排泄体外,维持生命新陈代谢的和谐畅通,它们被称为"腑",有库府之意,故谓之"四形脏"。当然,除此之外,还有"胆"为清净之腑,"三焦"为孤腑,因此,胆与三焦加上"四形脏",称为"六腑"。整体来讲,形属阴,神属阳,所以,"五脏为阴,六腑为阳"②,五脏六腑各有自己的功能,却又身心合一,连成一体,阴阳相交,五行相制,和谐发挥它们的神形合一的作用,保证生命的正常进行。

显然,五脏之间并非各自孤立存在运行,相反,五脏必须相互制约、相互连贯,各个脏腑在各自发挥本身的功能的同时,又必须与全身各脏腑始终保持和谐互动关系;也就是说,五脏各有所主,但又相互制约、相互包含,构成一个以心脏为主导的脏腑系统,实现生命整体的心身合一性质。

因此,在脏象阴阳活动中,体现了生命的"气的升降出入运动"的本质,也集中表现了生命的神形合一及其与宇宙生命整体相互关联的特征,又实现生命信息在生命内外的全方位交流及协调。所以,把握五脏六腑的心身交错状况及其信息流通过程,乃是一种最重要的生命智慧。

---

① 《黄帝内经·素问·六节藏象论》;《黄帝内经·素问·三部九候论》。
② 《黄帝内经·灵枢·寿夭刚柔》;《灵枢·终始》;《灵枢·胀论》。

《素问·六节藏象论》为此很重视脏象概念的基本内容及其心身合一的运转变化特征。"帝曰：脏象何如？岐伯曰：心者，生之本，神之处也；其华在面，其充在血脉，为阳中之太阳，通于夏气。肺者，气之本，魄之处也；其华在毛，其充在皮，为阳中之太阴，通于秋气。肾者，主蛰，封藏之本，精之处也；其华在发，其充在骨，为阴中之少阴，通于冬气。肝者，罢极之本，魂之居也；其华在爪，其充在筋，以生血气，其味酸，其色苍，此为阳中之少阳，通于春气。脾、胃、大肠、小肠、三焦、膀胱者，仓廪之本，营之居也，名曰器，能化糟粕，转味而入出者也，其华在唇四白，其充在肌，其味甘，其色黄，此至阴之类，通于土气。"①

岐伯的精巧回答，一口气按序说出人体内心、肺、肾、肝、脾、胃、大肠、小肠、三焦、膀胱等，最后又说"凡十一脏，取决于胆也。故人迎一盛病在少阳、二盛病在太阳、三盛病在阳明、四盛以上为格阳。寸口一盛病在厥阴、二盛病在少阴、三盛病在太阴、四盛以上为关阴。人迎与寸口俱盛四倍以上为关格。关格之脉，赢不能极于天地之精气，则死矣"。

心身合一状况及其运转规律，不仅体现在五脏六腑，也表现在经络血脉的功能中。《黄帝内经》占用很大篇幅，从不同角度，反复论述经络的重要性。不但《灵枢》部分大谈经络，而且《素问》81 篇中也有 60 多篇谈及经络。

经络学说的重要性在于，它通过对经络系统的分布及其循环通行的说明，进一步补充了脏象学说所论述的生命心身合一性质，再一次表明：人体脏象和经络，使人体从外向内、从大到小、从上到下、从中心到周边，都活络循环成心身合一和营卫生会的生命系统。

二、血脉经络，神形交融

生命的心身合一性质，不单纯是哲学性抽象概念和结论，而是实实在在体现在人类生命内外运作的过程。对生命心身合一性质进行长期艰苦探索的中华传统医学，根据漫长临床实践经验以及研究探索的成果，已经被中华

---

① 《黄帝内经·素问·六节藏象论》。

医学传统理论总结成为经络藏象理论及其切脉用药的实际操作程序。

对人而言,心身与气血相关,不仅它们同源于天地之气,而且,气血还相互交错相融通行于经络之道,共同和谐维持生命的心身两方面正常运作的共同需要。所以,"血之与气,异名同类……营卫者,精气也;血者,神气也"①。元朝的神医滑寿说得好:"气血者人之神也"②。明朝李时珍说"脉乃血派,气血之先,血之隧道,气息应焉。……脉不自行,随气而至,气动脉应,阴阳之宜。气如橐籥,血如波澜,血脉气息,上下循环"③。

经络原本是经脉和络脉的合称,"经"通"径",指路径、通道,纵贯上下沟通内外,构成经络系统的主体;"络"指交错而成的网线,它们是经脉的分支,纵横相交,无处不至,无处不通,渗透全身,既深入五脏六腑,又分布体表、肢体与体内及其四周,联系关节、经筋和皮肉,使整个人体、心神和形体之间相互紧密交错,连接成心身合一的有机系统。所以,张介宾曾经把"经"比喻为大地之江河,"络"是原野之百川,天地生命因此而活跃兴盛,欣欣向荣。

中国医学把经脉分为"正经"和"奇经"两大类,以便毫无遗漏地解析构成生命活动原动力的交通系统。正经"十二经脉",包括手足三阴经和手足三阳经;其中,阴经连脏,阳经连腑,内属脏腑,外络枝节,每一经在体表都有一定的走行部位,并与一定的脏腑相连。正经之外的"奇经"有八:"督""任""冲""带""阴跷""阳跷""阴维""阳维",合称为"奇经八脉",它们在经络系统中起着联络和调节气血盛衰的作用,与其他各经纵横交叉连接,使经络构成一个整体。此外,经脉有别络、浮络、孙络之别;别络较大,共有十五,其中除十二经脉、督二脉各有一支别络外,再加上脾之大络,合为十五别络。"别络"有本经别走邻经之意,其功能是加强表里阴阳两经的联系及其相互调节。络脉浮行浅表部位的,称为"浮络",络脉最小的分支称为"孙络",其功能是"溢奇邪"和"通营卫"④。

---

① 《黄帝内经·灵枢·营卫生会》。
② 滑寿:《诊家枢要·脉贵有神》。
③ 李时珍:《濒湖脉学·四言举要》。
④ 《黄帝内经·素问·气穴论》。

在此基础上,还有十二经别、十二经筋和十二皮部,它们属于经脉范畴。十二经别是从十二经脉别出的分支,其作用主要是加强十二经脉中相为表里的两经之间的联系,并能通达正经不能到达的器官和形体部位,补正经的不足。十二经筋则是十二经脉的附属部分,有连缀四肢百骸、主司关节运动的作用。十二皮部是十二经脉在皮肤上的分属部位,是十二经脉的功能活动在体表一定皮肤部位的反应区,故曰"皮有分部","欲知皮部以经脉为纪者,诸经皆然"①。

经络系统是天地之气营运于身体而又转化成为生命力量的基础管道。"人受气于谷,谷入于胃,以传与肺,五脏六腑,皆以受气,其清者为营,浊者为卫,营在脉中,卫在脉外,营周不休,五十度而复大会,阴阳相贯,如环无端,卫气行于阴二十五度,行于阳二十五度,分为昼夜,故气至阳而起,至阴而止"②。

这个道理是很清楚的。气为阳,血为阴,它们源自先天真气而生,又靠后天水谷精气以养育成长;两者就是百分之百的心身合一。血气乃心身基础,均为天地之道所赐,依天地自然供养,使之藏于人的五脏,又应天地六律,四时十二月,周而复始,历经春夏秋冬,通过十二经脉的和谐运转,保障生命的生生不息,循环健行,永葆生命青春活力。所以,经络系统及其实践,是符合天地人之道,是生命的心身合一根本性质的集中写照。正如《黄帝内经·经别》所说:"人之合于天道也,内有五脏,以应五音五色五时、五味、五位也;外有六腑,以应六律引,六律建阴阳诸经而合之十二月、十二辰川、十二节引、十二经水引、十二经脉者,此五脏六腑之所以应天道"。

由此看来,首先,经络供应生命心身合力运作之所需,乃是心身合一的基础。"人之所有者,血与气耳"③;"人之所以成生者,血脉也"④。明朝李时珍在整理宋朝崔嘉彦原著基础上,总结血脉,恰到好处:"脉乃血派,气血之先,血之隧道,气息应焉。其象法地,血之府也,心之合也,皮之部也。资

———————————

① 《黄帝内经·素问·皮部论》。
② 《黄帝内经·灵枢·营卫生会》。
③ 《黄帝内经·素问·调经论》。
④ 《黄帝内经·灵枢·九针论》。

始于肾,资生于胃,阳中之阴,本乎营卫。营者阴血,卫者阳气,营行脉中,卫行脉外。脉不自行,随气而至,气动脉应,阴阳之义。气如橐龠,血如波澜,血脉气息,上下循环"①。

气血是生命心身合一的两大支柱,而经络就是维持生命气血正常流通的要道。生命心身两方面的共同需要,人的身体健壮,精力旺盛,全靠经络血脉的畅通顺流。

正因为这样,"五脏之道,皆出于经隧,以行血气,血气不和,百病乃变化而生,是故守经隧焉"②;"夫十二经脉者,人之所以生,病之所以成,人之所以治,病之所以起,学之所始,工之所止也,粗之所易,上之所难也"③。所以,中国医学极端重视把脉诊治的过程,特别精细地把脉象分为浮、沉、迟、数、虚、实、滑、涩、长、短、洪、微、紧缓、软、细伏、散……,并在切诊时又强调因人而异和对症下药的原则。

由此可见,经络和五脏一样,既是器官、形器,具有物质性,又融合、渗透和运载"神气",在其中川流不息般的气血,其实就是心身合一的生命基质,传递生命内外复杂多样的信息,运载无形的精神力量,充满生命的精力,成为生命整体及其各个部分进行无休止创造性活动的力量源泉。

中国历代著名医学家和思想家都很重视经络学说。张介宾说:"经脉者,脏腑之枝叶,脏腑者,经脉之根本,知十二经脉之道,则阴阳明,表里悉,气血分,虚实见,天道之逆从可察,邪正之安危可辨,凡人之生,病之成,人之所以治,病之所以起,莫不由之,故初学者,必始于此。工之良者,亦止于此而已。第粗工忽之,谓其寻常易知耳。上工难之谓其病变无穷也"④。明代医学家王肯堂(1552—1638)在他的《证治准绳》中也说:"脾胃者气血之父也,心肾者,气血之母也,肝肺者,气血之舍也"⑤。气血经络的状况,反映了五脏六腑的虚实;反过来,一旦五脏发生病变,气血就会失常。所以,靠血脉

---

① 李时珍:《濒湖脉学·四言举要》。
② 《黄帝内经·素问·调经论》。
③ 《黄帝内经·灵枢·经别》。
④ 张介宾:《类经·经络类·卷七》。
⑤ 王肯堂:《证治准绳·幼科》。

经络的辨证,就可以对五脏六腑的情况一目了然,同时,也可以找到正确的治疗方法,引出健身之道。

三、四时五脏,心身双联

生命的心身合一性质及其随天地时间运行的变化过程,在体内均集中表现在各个脏腑以及各个器官肢节的形神两方面的状况;五脏六腑在不同时间不同季节的一切表现,都以不同程度和不同形式,反映了生命各个部分及其与整体生命的关系,都围绕时间这个主轴而相互协调,形象生动地体现了生命的本质特点。

中国传统生命哲学和医学,通过其独特的藏象学说、经络学说、营卫学说和气血学说,特别是"四时五脏阴阳论"和"子午流注学说"①,围绕每年四季和每日十二时辰与人体十二经脉以及五脏六腑之间的紧密关系,把神形合一的生命本性,以"时"为主轴,遵循时间本体将"直线性""循环性""螺旋性"交错结合的运作模式,通过生命个体与"他者"生命之间的持续不断的沟通和交感,使人类生命整体与个别主体双方,一览无余地连成有时间节奏而生化变易的大小统一生命体,明确认为人体内脏并非纯粹物质性的血肉构成,而且其运行及其各种表现,既神形相贯,又与宇宙自然四时五位变化息息相关。

在这种情况下,人体五脏,不是如同西方人的哲学、医学、生理学或解剖学所说的那种孤立存在的"物"或一个个孤立的"脏器"或"器官",而是气化的五脏,血脉经络连接的五脏,随宇宙万物生命整体而四时变化的五脏,神形交流共融的五脏,"五精所藏"和"五志所藏"的五脏,特别是与人的思想意识及其全部情绪的时间变化密切相关的五脏,它们无一不是以时为主轴,神形并蓄,生死既反向又并行,循环往复,进退有序,内外联动,全息

---

① 注:"子"和"午"是十二地支的第一数和第七数,中国古代用它们来计时、标位以及记述万事万物的生、长、化、收、藏等运动变化过程;"流"和"注"两个字则用来说明生命运动变化的概念。中国古人以"子午流注学说"表达他们对人体和万物生命随时运动变化规律的基本观点,并以此为基础创造了"子午流注针灸法",用以贯彻"十二时辰养生法",指导人们根据十二地支(子、丑、寅、卯、辰、巳、午、未、申、酉、戌、亥)划定"十二时辰",强调十二时辰与人体十二经脉和五脏六腑之间的和谐关系。

连接。

生命就是以宇宙自然生命整体的运行时间坐标为基准而生生不息进行更新的创造过程和系统网络。时间就是万物生命生生不已、变易、流动、运转的节奏和旋律;时间就是生命本身赖以运转更新进行螺旋式来回往复循环发展而促使万物生命欣欣向荣的流程的轨迹和缩影。作为生命运动变易基本标志的时间,表现了生命生成及成长的延伸性、阶段性、曲折性、复发性、反复性及其螺旋升降性。

生命时间的这种特征,形象地表现在可见的日常生活中:每个人在其一生中,其生老病死过程,都要经历每日重复二十四小时上午、中午、下午、夜晚的循环,每月重复三十日的循环,每年重复春夏秋冬四季的循环,等等。时间不是空洞虚无的线性单向的形式坐标,时间也不是单纯抽象的先后顺序系列,而是生命生成变化的基本模式的反映,时间更不是固定不变的僵化秩序的死板图式,而是其自身隐含生命力量实现活生生的运动变易的流程本身,"'现在'永是不足,"未来"永是不定,'过去'永不可逆",是凝聚于心神中的时间意识的实际展现,是隐含多种变化可能性以及多次变向潜在性的不确定性生命运动的总体表演,它运载生命的持续变动而又有规律的欲望、情绪、意志、心神以及更新不止的创造精神,凝聚生命的精神、物质、能量、动量和信息之间相互转化的多向演变路程及其价值导向,凝聚生命经验的历史遗迹及其走向的痕迹,随时有可能转化成为生命更新变动的潜在轨道,因而表现为有节奏和有旋律的心身合一的生命交响曲演奏过程,也成为生命生成发展的历史活档案以及生命延展的潜在可能去向的信息库的参照系统。时间的历史性、现在性、当下性及其潜在性和未来前瞻性的统一,使时间成为浓缩生命生死过程的实际资料的信息总宝库,刻印着每个人生命和生命整体的基本基因和密码及其在生命流程中的复杂表现。

因此,时间本身就含有生生不息的生命力,时间浓缩了生命的精神、物质能量以及信息的创造精神,转化为时间意识系列,构成生命演化的重要坐标,同时又成为精神、物质、能量和信息之间进行相互转化的延绵不断的可塑性场所。通过时间的展延、伸缩、曲折、方向变化以及顺序转换,生命中的物质、精神、能量和信息之间,一再进行紧张的互动,致使时间的上述特征,变成隐含自我发动和自我选择能力的生命活动的基本条件，它是富有生命进展动力的生命本体的活生生体现。

正因为如此，在人类生命的时间坐标及其内容整体中，通过人类特有的思想意识的积极主动地介入，生命的韧性、可曲性、伸缩性、坚持性以及反弹性，都在人生道路的曲折发展时间中展露无遗，其中既有人心及其意识的反思和体验，又有客观时空变迁的痕迹，体现为紧张和松弛的交错更替，又表现了创造力主动意志的前后变化频率和节奏，既表现为奋斗进取，创新开路，又难免历经风险和危机，显示成为"乘风破浪"与"披荆斩棘"的交错过程，表现为生命自身的价值取向，日新月异，不惜循环往复，向多种可能性进发、转折、盘旋、折返、退回以及再出发，随生命进程而时时发生方向和内含运载量的变化，也不断改变时程速度、伸缩力度、间隔长短及其紧凑松懈力度，特别呈现为人类生命独有的自我调节时间的奇妙节奏和旋律的功能。

因此，时间也成为无始无终地展现生命的潜在能力及其可能方向的重要生命维度，其中既有成功的可能性，也有冒险待闯的或然性和突变性；既含有希望，也隐含危机，从而为生命的发展，时时敲响警钟、提出挑战和考验，有待生命自身进行斟酌、考量及抉择。

人类生命在天地间的特殊地位，使"万物之灵"和"心身一体"的人类生命，赋有优化的生命时间结构和特殊功能。

首先，人类心智的"知行合一"性质，使人类生命时间具有主观"内在时间"和客观"外在时间"的双重结构：一方面，心智在主导和总结生命实践过程中所积累的丰富而又不断更新的经验，为生命内在时间的建构奠定了基础，也为人类思想能力的提升建造坚实根基；另一方面，人类生命在反复处理同外在环境的关系时，也不断更新其外在时间的结构和功能。人类生命的双重时间结构及其复杂交错运行，有利于生命的进一步优化发展，促进了人类生命持续演变成为"天地之心"的进程。

其次，生命的思想意识特殊功能，使心神能量及其强弱盛衰，不仅在时间中生动地展现出来，也在时间维度内实施其对于身体的全面操作流程。由于人类生命特有的思想意识的介入，时间乃是心神最直接和最敏感的表演场所。作为生命活力的集中表征，心神流变的节律及其强弱，恰恰集中呈现在时间的多维流动曲线,当然也直接表现为极其错综复杂的时间节律及其多样的可能延伸方向。

心神通过它在时间中的变易表演,直接地展示了生命的内在诉求的表达及其更新。在这种情况下,生命的物质因素在空间方面的变易运动维度,无非就是心神控制下的物质运动对时间变化的感应性选择的结果。

最后,生命时间的所有特征,恰好集中表现在人体五脏六腑、经络血脉以及全身各部位在人生历程及其日常生活各个阶段的变化过程。

《淮南子》根据《黄帝内经》的时间观总结说:《时则》者,所以上因天时,下尽地利,据度行当,合诸人则,形十二节,以为法式,终而复始,转于无极,因循仿依,以知祸福,操舍开塞,各有龙忌,发号施令,以时教期。使君人者知所以从事①。

人体作为一个心身交错合一的有机的生命体,首先,必须使自己的整个生命及其各个部位,和谐地顺应宇宙生命整体的时间运转规律,使五脏六腑和经脉血络以及全身各部位,和于术数,四时阴阳,在功能上,整体与部分、内与外之间,依天地生命整体的四时运转和日夜循环的节奏和规律,进行协调,相互影响,互贯互用。

实际上,人类生命作为天地合气的产物,生命的运动变化,也同样随天地之气而生长收藏曲折盛衰。正如《黄帝内经》所指出:"春生,夏长,秋收,冬藏,是气之常也,人亦应之,以一日分为四时,朝则为春,日中为夏,日入为秋,夜半为冬。朝则人气始生,病气衰,故旦慧;日中人气长,长则胜邪,故安;夕则人气始衰,邪气始生,故加;夜半人气入脏,邪气独居于身,故甚也"②。

所以,《黄帝内经》认为,宇宙自然生命是以四时阴阳为中心,概括五方、五气、五味等天地诸因素的类属及其调控关系。与此相对应和相关联,人体则以五脏阴阳为中心,概括六腑、奇桓之腑,并列数五体、五官、五志、五脉、五病等有关形体、生理、病变诸因素的类属、调控关系。在此基础上,人

---

① 刘安:《淮南子》。
② 《黄帝内经·顺气一日分为四时》。

体五脏应四时,使四时与五脏相收受通应,因而构成以五脏为中心的五大功能活动系统,共同遵循四时运转、阴阳对待协调以及五行生克制化的法则。

宇宙生命整体与人类生命之间的四时阴阳及五行生克变化的相应关系,可以如下表列之:

自然							五行	人体						
五音	五味	五色	五化	五气	五方	五季		五脏	五腑	五官	形体	情态	五声	变化
角	酸	青	生	风	东	春	木	肝	胆	目	筋	怒	呼	握
微	苦	赤	长	暑	南	夏	火	心	小肠	舌	脉	喜	笑	忧
宫	甘	黄	化	湿	中	长夏	土	脾	胃	口	肉	思	歌	哕
商	辛	白	收	燥	西	秋	金	肺	大肠	鼻	皮	悲	哭	咳
羽	咸	黑	藏	寒	北	冬	水	肾	膀胱	耳	骨	恐	呻	栗

在四时五脏的心身合一的交融整合运动中,五行之间,相生相克,相互依存,相互影响,相互转化:水生木,木生火,火生土,土生金,金生水,形成循环往复、生生化化的互生自生链条;与此同时,它们之间又相制相克:木克土,土克水,水克火,火克金,金克木,也构成循环不已的系统,如此相互克制、循环不已、无有终时。

这样一来,人的生命作为一种高度发展的有机统一系统,既能够灵活适应自然,根据四时二十四节气的变化规律而吐故纳新,又能主动根据宇宙生命整体的时间运作规律,进行自我调整,在神形协和联动的情况下,实现人类生命生长收藏的优化目标。

第三节　以神为本,道统器行

心身合一使生命既以物质性的"气"作为存在和发展的形体基础,又以心神作为生命自身的灵魂和主导力量,两者双双贯穿于生命之始终;或者,也可以说,心身合一的生命,是以身为生存支柱,以神为本,由神统形,以心导身,保证生命具有存在和发展的精神动力和指导方向。没有了神,身体就沦丧成为没有灵魂的空架子,丧失生命活力,没有内在进取动力,也迷失自己的发展方向,也就丧失了生命的价值。

一、以心主身,天人同运

凡是生命,必有神有形,两者同时共生共存互通,和谐统一而持续相互转化,形成富有生气的生命信息储存和交换系统,维持生命内外全方位连贯互动,推动生命由生至死,适时更新转化,并在不断创新中实现生命个体的成长和生命整体的和谐发展。

心神在生命整体及其各个部位中的主导作用,首先必须从生命本身的心物一体及其以神为本的本体论基础谈起。天地万物原本秉气而生,而气又有阴阳清浊;清刚之气凝为神,阴柔之气散为形。所有生命从根本上就是天地之气的出神入化过程的产物和见证:神是贯穿于形体中的阴阳之道的主导力量,而"形"就是渗透着"神"的天地之气的化身。正因为这样,心神交错关联,才始终伴随生命的内外变化过程。

正如《黄帝内经》所说:"阴阳者,……神明之府也"①;"物生谓之化,物极谓之变;阴阳不测谓之神"②。天地之间的"一阴一阳谓之道",乃是生命生成的基本规律,也是心神合一的真正基础;唯有以"神"为本,"形"才具有生命意义。

生命各个器官和部位,不仅在结构上,而且尤其在功能方面,都是天地之气生化而来,是天地万物自然长期反复的"一阴一阳之道"规律性运作的化身和结晶,也使五脏六腑有可能发挥其心身合一的生命功能。"五脏者,所以藏精神血气魂魄者也;六腑者,所以化水谷而行津液者也。此人之所以具受于天也,无愚智贤不肖,无以相倚也。……五脏者,所以参天地。副阴阳,而连四时,化五节者也"③;因此,形之与神,"若天与日","传精神,服天气而通神明"④。同时,宇宙四时的轮番运行,脱离不开方位的变化,尤其影

① 《黄帝内经·素问·阴阳应象大论》。
② 《黄帝内经·素问·天元纪大论》。
③ 《黄帝内经·灵枢·本脏》。
④ 《黄帝内经·素问·生气通天论》。

响了生命中的"神机"的兴衰及其在生命变易中的意义:"根于中者,命曰神机,神去则机息;根于外者,命曰气立。气止则化绝"①。生命固然脱离不开特定的形体结构,但决定生命之为生命者,归根结底,就是贯通生命整体及其各个部分的"心神"。心神是生命的灵魂,又是生命之所以自律地进行自我生成和自我更新的精神根基,无愧于生命生成并生生不息的主导核心力量。

在中国生命哲学的词典里,极其重视"心神"概念,使心神隐含丰富的内容,浓缩许多意义,包含更多难以通过简单概括表达的意义。

第一,"心神"所指的精神,本来就直接同生命的源头,同生命的本质紧密联系在一起。所谓"精神",主要指"精气之神",向来被当成生命兴致勃勃之活力基础,也是生命盎然生机的表征,又是生命韵致袅娜和活泼动人的源泉。

人无精神,如同槁木;文无精神,犹如死灰。总之,生命没有了精神,就没有生气,也没有品质,没有灵气,没有美感,犹如失去生存基础的飞沙走石,迷失于世界,既无方向,也无定力,丧失了生命的真正意义。

从全面观点来说,"神""精神""心神"等概念,作为生命本体论基本范畴,并非如同西方生命哲学的概念和范畴那样,把各个主要范畴和概念进行孤立分割加以分析,只注重其单一的或确定的意义或内容,然后再进行总归纳和分类总结。与此相反,中国生命哲学中的基本概念和范畴,更尊重生命本身的本来特点,致使各个概念和范畴,既含糊又精确、既整合又区分、既动态又静态,使得"精神"和"身体"等基本概念,采取多样生动活泼的表达形式,并配合从各个角度,依据它们在不同场合的表现,进行"多"与"一"相结合的灵活说明。

第二,"精神"的本体论意义意味着生命内涵随时待发的创新活力,意味着生命隐含的美好前程和远大的理想。在这个意义上说,精神具有超越时空的性质,使人有可能超脱时空的有形限制,扩张自己的视野,敞开生命的胸怀,从封闭的系统中走出,以高屋建瓴的气势,掌控生命的运势。

---

① 《黄帝内经·素问·五常政大论》。

有了精神，生命便活灵活现地展现于世，并以积极主动的态度，面对一切遭遇，不管遇到何种环境，都充满信心开创未来。所以，一个人没有了精神，犹如自陷于狭窄封闭的"空壳"之中，没有希望，浑浑噩噩，麻木不仁，虽生犹死。

第三，"精神"还表示一种玲珑活络的生命态度，为生命的多元化发展提供无数可能性。人的形体，虽然也有生长变化，但其基本形态的变化程度，对生命的发展方向影响不大；但生命中的精神却不然。精神是非常活泼生动的无形力量，每个人的精神，不仅在一生中，而且也在分分秒秒中，可以发生多种多样的变化，甚至可以发生极其玄妙而又难以预测和难以表达的变化，直接地影响了生命的存在及其发展。心神在生命运动中的灵活性、多变性、伸缩性及其对生命施展的决定性影响，使精神也自然成为生命存在的主要晴雨表。

第四，生命中的"精神"还隐含道德的善的基质，随时作为人类道德行动的指南，潜伏地引导人类生命的各种创新活动，使之沿着"与道同行"的方向发展。在这个意义上说，"精神"还同"生命意向"或"创新意图"含有同一意义。这样一来，只要有生命，就一定有生存和创新的意向，潜伏着创新的可能性，使生命永远具有潜在的生生不息的可能性。所以，"精神"就是生命的潜在创造力量，指的是隐含于生命中的生活"意向"，渗透于生命总体及其各个部分，成为生命各部分与生命整体未来发展方向的指导性力量。凡是生命，皆有生命意向，它无形地潜伏在生命体之中，几乎渗透在生命的所有细胞和基础要素之中，并指导着生命的未来发展方向以及决定生命活动的各个细节。这也就是说，精神是某种不可见却又强大无比的活力，使生命的展开及其一切行动，都含有用之不尽的动力，甚至还使生命始终富有潜伏的创造可能性。

总之，"精神"就是指作为生命主要本体的"精气"，由此直指天地生生不已的本性。"神"是生命之魂，是生命生气勃勃和新陈代谢的运动变化状态的主导力量，是生命生龙活虎而健行不止的精神标志，成为生命自身强大无比的自我生产和自我创造的能力，也成为生命实现无限超越的能源基础。

二、神主形运,生命长青

心神寓于形体中,渗透于形体的各个方面,并构成形体内在动力和向导,使生命鲜活地运行其道而时时更新,自觉地把握生命的发展方向,遵照生命自身所追求的价值观和终极信念,确保万物之生生不息与和谐共荣。所以,心神给予生命焕发活力,主导生命的成长方向,为生命提供和谐协调自身内外各种矛盾的解决方案,促使生命获得主动创造精神,决定生命的真正意义。

中国人常用"行尸走肉""酒囊饭袋""衣架饭囊""徒具形骸"等成语,比喻那些只满足于吃喝玩乐而没有思想、没有生活理想的人;也用"人面兽心""衣冠禽兽"比喻那些丧失理智和违背道德意识的人。显然,在中国传统文化中,心神是生命健康成长的保障,是生命真正价值的基础;心神昏迷,生命就糊里糊涂的消极低迷,以致使生命陷入被动听命于外力之摆布;而心神不正,就彻底背离了做人的宗旨。所以,一个人的生命,如果没有正确的人生观、道德观和世界观,就丧失了生活的意义。

中国语言文字里,经常把"精神"与"心神"通用,认为人体的"神"是总统于"心"而分藏于五脏。早期在西周金文那里,"心"字象心脏形。后来到了战国,"心"字中间一笔拖长,经小篆和汉初篆隶继承,至东汉隶书,就把三弧笔缩短,变为横列三点,后来隶楷继承,作"心"。

"心者,神之舍也……"①也就是说,"心"是"神"的根据地,是"神所居之处",被称为生命的"阳中之太阳"②,"五脏六腑之大主也,精神之所舍也,其脏坚固,邪弗能容也。客之则心伤,心伤则神去,神去则死矣"③;而且,"五精所并:精气并于心则善……五藏所藏,心藏神。……五藏所主,主心脉"④;"藏真通于心,心藏血脉之气也"⑤;因此,《黄帝内经·素问·宣明

---

① 《黄帝内经·灵枢·大惑论》。
② 《黄帝内经·素问·六节藏象论》;《灵枢·阴阳系日月》。
③ 《黄帝内经·灵枢·邪客》。
④ 《黄帝内经·素问·宣明五气》。
⑤ 《黄帝内经·素问·平人气象论》。

五气》说"心藏神,肺藏魄,肝藏魂,脾藏意,肾藏志"。这就说明,人体的"神",如果仅从五脏的生理功能和病理变化来看,应该归属于"心";血液的运行受心脏支配,神渗透并运载于血液。

这一切其实都与作为生命本源之一的"心"相关。张介宾强调说:"心为君主而属阳,阳主生,万物系之友以存亡,故曰生之本。"①

显然,在这里,"心"主要指心脏,是为了强调精神直接与人体脏器特殊功能及其动能来源相关,而心是人类身体内主管血液循环的器官。但"心"又因心脏的生命功能而变为人的生命的主导力量:"血脉、营气、精神,此五脏之所藏也。……生之来谓之精;两精相搏谓之神;随神往来者谓之魂;并精而出入者谓之魄;所以任物者谓之心;心有所忆谓之意;意之所存谓之志;因志而存变谓之思;因思而远慕谓之虑;因虑而处物谓之智"②。

所以,当中国文字把"心"与"神"联成"心神"时,又进一步表现了作为生命之本的"神",具有广泛而又深刻的内涵,它已经不只是指心脏所主的功能,而且还广泛指人类生命所有活动的精神基础和精神力量,乃是人类生命各种精神意志思想活动的总称,既包含与心脏相关的其他各脏腑所主的"精""神""魂""魄""意""思""虑",也包括各脏腑经络血脉所运行的"血""脉""营""气""精""神"等生理功能的生命本体论意义。

除此之外,更重要的是,在中国生命哲学中,通过心神联用,作为生命之本的心神,并不仅仅指心脏本身的供血功能,而且还强调心脏的供血气循环运动,必须同各个脏腑血脉经络等共同运作,协调地连成一体进行,而其功能的实际发挥程度和内容,也同样必须结合生命具体运作的不同场合进行分析说明,这就使心神的具体性质及其功能,并不停止在固定限制于具体脏腑经脉中,而是随四时运动和精血运行过程的变化,依生命状况的变动而发生转移和流动变换,以致使心身各个要素的内容、成分、运动、变化、转化及其兴衰,都在五脏血脉经络的运动及其转化中表现出来。所以,宋代崔嘉彦原著而后由明朝李言闻删补的《四言举要》说:"脉乃血派,气血之先,血之

① 张介宾:《类经》。
② 《黄帝内经·灵枢·本神》。

隧道,气血应焉。……脉不自行,随气而至,气动脉应,阴阳之谊。气如橐钥,血如波澜,血脉气息,上下循环"①;元末医家许昌伯仁滑寿也说:"脉者气血之先也,气血者人之神也"②。

其实,《黄帝内经》在强调"心"在人体中的中心地位时,就已经自然地把"心"的意义,扩张到渗透于全身并在生命整体运作中川流不息的血脉循环运动,并反复强调在生命运动中始终扮演主导作用的"神"。这样一来,心就是遍布全身并与血肉筋骨皮肤密不可分的精神力量,也是天地人之道在人体中主导生命运作的规律的体现,它与各器官和各脏腑一起,共同构成生命的灵魂。

所以,生命运动如同万事万物变化无常,曲折复杂,既有规律性,又有偶然性,唯有牢牢把握"心神"的主导地位,才有可能保障生命整体健康运作。因此,《黄帝内经》强调:"至道在微,变化无穷,孰知其原。窘乎哉,消者瞿瞿,孰知其要。闵闵之当,孰者为良。恍惚之数,生于毫厘,毫厘之数,起于度量,千之万之,可以益大,推之大之,其形乃制"③。所以,人生在世,要恰当熟练地驾驭神形全体,必须"恬淡虚无,真气从之,精神内守","外不劳形于事,内无思想之患,以恬愉为务,以自得为功,形体不敝,精神不散","积精全神,游行天地之间,视听八达之外,此盖益其寿命而强者也,亦归于真人"④。

《黄帝内经》的神主形运的思想,实际上也继承总结中国传统人生哲学,强调:心为主,身为从,仁德为本,至善若水。《大学》就说过:"心正而后身修";实际上就是先秦儒家已有的"心导耳目"之义的演绎。与此同时,《礼记·缁衣》也说,心与身体的密不可分,就如同"民以君为心,君以民为体。心庄则体舒,心肃则容敬。心好之,君必安之,君好之,民必欲之。心以体全,亦以体伤,君以民存,亦以民亡"。说明《礼记》很早就把心身关系比作君民关系。心为身之主,身为心之体。心安则体安,心好则体好。反过

---

① 崔家彦原著,李言闻删补:《四言举要》。
② 滑寿:《诊家枢要·脉贵有神》。
③ 《黄帝内经·素问》。
④ 《黄帝内经·素问·上古天真论》。

来,心也会因身伤而伤。它们不仅有主从关系,还有依赖关系。

北齐思想家刘昼明确指出:"形者,生之器也,心者,形之主也;神者,心之宝也。故神静而心和,心和而形全;神躁则心荡,心荡则形伤。将全其形,先在理神。故恬和养神,则自安于内,清虚栖心,则不诱于外。神恬心清,则形无累矣"[1]。同样的,《尸子》认为,只要"心"正,就能制止目、口、耳、身等感官不正当的欲望;"心者,身之君也";从天子到匹夫,都"以身受令于心"。心不当,或为天下祸,或者身被戮。"神也者万物之始,万事之纪也","治于神者,其事少而功多"。所以,以德主神,才能使神导身引形。尸佼这些思想,和孟子的"正己""修身",心能使耳目器官不"蔽于物"以及"万物皆备于我"等,都是息息相通。

三、心脑一体,禀明于心

中国生命哲学的"心"的范畴,不但指向生命精神力量的创造泉源及其能量供应根据地,也形象地指明随时随地在生命更新运作"现场"中扮演决定性作用的心脏,表示它是根据生命活动的需要,将水谷和氧气所构成的"阳气"精华,由心脏的运动,从胃藏和肺脏以及其他脏腑,相互协调地经血脉通道及其活动,按不同时辰和以不同的方式,反复地输送给身体各个部分、器官和生命整体,因而随时向生命整体及其各部分,提供源源不断的能量,维持生命新陈代谢和更新不已所需要的能量。

就此而言,"心"和"神"并提,就成为一种与生命整体及其各部分相互渗透并主导生命运动的强大精神力量,成为生命的不断生成并循环盛衰的决定性因素。

创造性应用"精""气""神""血""津""液"等更为精致细分的概念,又把"气"分为宗气、荣气、卫气;把神分为神、魂、魄、意、志,实际上再一次集中体现以《黄帝内经》生命观为代表的中国生命哲学的核心精神,即:生命是以宇宙心物一体的本体为基础所演变而成的心身合一的有机统一体,而"心神"则是生命的主导活力。

---

① 刘昼:《刘子·卷一·清神章一》。

首先,中国哲学和医学把"心"与"神"连成一体,当成生命之本,意味着生命的心身交错合一的本体论,不论在理论上还是在实践上,都进一步提升到更高的精致程度,以至心神两者的合一,通过这个范畴,不是像西方哲学所坚持的物与精神两个独立实体的机械式结合,也不是两者的简单合成,而是全面实现互渗互透的交织为一。也就是说,物和精神在本体上既有区别,但又发生相互渗透式的交错关联;而且,这种特殊的关联,还采取生动活泼的随时互动和相互转化的活泼模式,构成"你中有我,我中有你"的不可分割的统一状态。

朱熹曾经明确地说:"如肺肝五脏之心,却是实有一物。若今学者所论操舍存亡之心则自是神明不测。故五脏之心受病,则可用药补之;这个心,则非菖蒲、茯苓所可布也"①。这样一来,成为生命核心的"心",既是固定的、有形的,又是流动的、无形的:当它固定时,指的是作为五脏之一的心脏,它扮演生命动力的推动者和发动机;而当"心"赋有流动意义时,它指的是通贯全身的不断更新的创造动能和生命力量。

其次,心身合一和"心神"为主的中国式论述,又使心神这个本来极其复杂而又非常能动的生命主导力,被赋予了超越一般语言词汇所表达的极其局限的意义,因为精神改为"心神",就意味着:"心"既是象征的,又是实在的;既是真实的,又是潜在的;既是确定的,又是生生不息和更新不已的。

值得指出的是,"心神"这个属于中国生命哲学的特殊范畴,实际上巧妙地把作为生命决定性力量的"精神",描述并转化成基于"心身合一"本体论而又灵活生动地展现生命不断创新精神的原本自然基础力量,既突出了精神的无形的主导作用,又强调这个产生智慧基质的物质基础。

对于西方哲学来说,人类生命的精神的物质基础,就是以大脑和脊柱为中心的全身神经系统的运作。西方哲学和西医在论述心灵和精神的基础及其意义的时候,总是强调人的大脑及其神经系统的高度灵巧性和智慧性。但中国生命哲学的心神范畴,则避免把精神归结为单一的大脑器官所决定,并强调生命的精神力量,在发挥其主导作用的同时,不但更细腻地分化为清

---

　　① 《朱子语类·性理二·性情心意等名义》。

浊粗细不同的成分,发挥不同的作用,而且,还同"血""津""液""宗气""荣气""卫气"等进行融合交汇;并通过神的多种分化形式,分别以神、魂、魄、意、志等心态,在其与不同器官交错并行的时候,展现它们不同的心神功能。这就更全面地表述了作为生命决定性力量的精神的心身交错合一的本质及特点。

由此可见,中国生命哲学从来没有孤立地阐述"心"或"神",也没有静止地论述它们,更没有按固定格式或模式,把精神归结为独立于身体的单一实体,也没有把它们当成单纯以大脑及其神经系统为基础的精神活动。

所以,以神为本的生命,一方面确实以心身合一为基础,由天赋予人以德,地赋予人以气,而天之德下行与地之气上交,阴阳结合,使万物化生成形,人才能生存;另一方面,这种心身合一,并非一次完成,而是持续体现在人体内,心身两方面的永远交错鲜活互动过程,也体现在两者在全身各处进行的动态式交叉渗透并相互转换,既在大脑及其神经系统,又在心脏和其他脏腑及其同感知五官(眼、舌、耳、鼻、触)的协同运作中,在五脏与其所合的脉、皮、筋、肉、骨,甚至色、毛、爪、唇、发等各因素的相互影响中;在这种极其复杂多层次多维度的阴阳交合中,各脏腑各尽其职,各展神通,却又相互协调:心主宰全身,神明出焉,与舌相关;肝主怒,主筋,谋略出焉,与目相关;脾主运化、统血,输布水谷精微,与口相关;肺主一身之气,调节全身活动,与鼻相关;肾脏为先天之精,主水,纳气,技巧出焉,与二阴相关;大肠传送食物中的废物;胃为水谷之海,受纳并腐熟五谷;膀胱蓄藏津液,通过气化作用而排出尿液;小肠承受胃中的食物而进一步分化清浊;胆储存并排泄胆汁,并参与食物消化。而在这个交错复杂的气血运行和心身互动过程中,生命中运行营卫气血的十二经脉,在内连属于五脏六腑,在外连络于肢体关节,使营卫两气的出入,适时实现其循环于全身的运行相会相交过程,全方位联通人体中髓海(大脑充满髓液)、血海(冲脉与十二经)、气海(膻中:宗气汇聚之地)、水谷之海(胃)等"四海",与天地的东海、西海、南海、北海相对应,形象地比喻成十二经水的"河流",从全身四方,统统注入"四海",造成有血有肉和活蹦乱跳的人类生命!

不仅如此,中国生命哲学还强调"精""气""神"为人身三宝,突出地显示:气为精之御,精为神之宅,神为精气之用。

在这种情况下,赋有创造精神和积极活动的"心神",远远超出西医所说的脑髓神经系统的功能的有限狭隘范围,不但扩大到生命整体的身心统一和谐运作的精神活动,而且还把脑髓神经系统的感知、理性及其他各种功能,扩展成"以神为本"和"禀明于心"相紧密结合的生命创新运动,表示它无非就是时时普遍发生于全身各器官和各单位的心身交错合一的活动过程。

当然,脑髓为中心的神经系统,对于生命心身合一的进程以及人类生命的智慧发展,扮演了非常特殊的指挥协调作用。对此,中国生命哲学的心神范畴,采用中国传统的阴阳五行学说,对大脑及神经系统的特殊功能进行别出心裁的灵活论述,并通过这种中国式的生命哲学论述方式,从更高层面并以更活泼的方式,实现对心身合一以及脑髓和神经系统的完整说明。

首先,脑髓之所以构成生命的中心,是因为它是生命的精华所在。《黄帝内经·灵枢·本神》谈到生命之源时指出:"生之来谓之精,……"接着《灵枢·经脉》又进一步说:"人始生,先成精,精成而脑髓生。骨为干,脉为营,筋为刚,肉为墙,皮肤坚而毛发长"。

由此可见,《黄帝内经》在论述脑髓的重要功能的时候,还特别突出它的三方面特点:第一,脑髓是"精"所生,它是"精气神"之结晶,凝聚了精气神中的精、血、津、液、宗气、荣气、卫气、神、魂、魄、意、志等基本生命要素,体现了生命基质的心身合一性质,从而点明它的心物一体的本体论基础,也避免把脑髓被孤立地当成纯物质的器官;第二,它是与身体其他部位协调连接,强调脑髓与骨、脉、筋、肉、皮肤和毛发等全身脏器经脉枝节的全方位和谐连接,从而避免使脑髓的中心地位孤立起来,全面贯彻天人合一和心物一体两大基本原则;第三,它是五脏六腑中的一个"奇恒之腑",因为它同骨、脉、胆、女子胞等其他四腑,皆为"地气之所生也,皆藏于阴而象于地,故藏而不泻,名曰奇恒之腑"①。

由于受到古代自然科学不发达的限制,对脑髓结构及其生理机制,尚未

---

① 《黄帝内经·素问·五脏别论》。

获得准确的知识,所以,"奇恒之腑"的说法,当时只是为了突出脑髓的"奇特"特点,较多立足于当时的生活和行医临床经验,并不能科学地说明它的精密功能机制及其结构内容;但从另一方面来讲,"奇恒之腑"之说,表明中国古人已经看到脑髓的特殊意义,它是心身合一的产物,不是单纯物质器官;同时也表明:脑髓的特殊意义,除了在性质上"地气之所生也,皆藏于阴而象于地,故藏而不泻",还必须紧密同它与全身五脏六腑和血脉经络、骨、筋、肉、皮肤和毛发等生命整体及其各部位连成一体,协同循环全方位运作。

确实,脑髓的神经中枢地位及其对人类生命的运作所发挥的决定性意义,必须从心身合一的本体论角度进行说明,同时也必须把它同全身所有各部位的协调统一联系在一起,加以论述。

如前所述,当中国文字把"心"与"神"联成"心神"时,已经表明:中国智慧古代早已揭示,心神的本质,在于"心身合一"基础上的"心脑合一"及其与全身各部位协调运作的全生逻辑。

在这里,心脑合一不是两个器官的合并,而是两者功能的协调统一,而且这种统一,是生命发展的首要先决条件;也就是说,心脑两方面,对生命而言,都是最根本的;其中一个停止运作,就直接导致死亡。因此,两者孰轻孰重,难分难解,唯有相互协调统一,方能确保生命的健康成长及其自强不息。对万物之灵而言,心脑结合构成生命中枢,尤其必要;而且,也恰恰由于心脑两者的高度统一协调发展,才使人类生命成为万物之灵。

所以,遵循心身合一和心物一体的本体论原则以及天人合一的要求,人类生命的心脑及其心智功能,一方面,必须具备来自五脏六腑提供的高质量精气神基质,作为心脑不断更新而达致精巧灵活机智运作的物质基础和高能量源泉,而这就要求心脑同全身各器官的统一协调,让心脏持续有节奏地强力发动,特别集中把受纳在胃这个"水谷之海"中的五谷养料以及把用于调节全身活动的肺中之"气",通过血脉经络的畅通运行,向脑髓源源不断地提供越来越丰富精致的养料,保证脑髓有可能日益发达而成为"万物之灵"的神经中枢;另一方面,脑髓的发展,还必须与全身其他器官部位的统一发展协调进行,使脑髓的发展成为全身整体发展的一个集中成果,又使其他器官部位也同时发生适应于脑髓发展的相应变化,展现出脑髓发展与全身发展的同步性、协调性和系统性,以便保证万物之灵有可能形成独一无二的心智功能,全方位满足它的生生不息和创新不止的需要。

人的心身合一的身体,既然优越于万物,其复杂特征不可能通过一两句话或一两段叙述或概括,就可以完美无缺地展现出来。

首先,人类生命集中和巧妙地体现宇宙生命整体的特征。"天有精,地有形,天有八纪,地有五里,故能为万物之父母。清阳上天,浊阴归地,是故天地之动静,神明为之纲纪,故能以生长收藏,终而复始。惟贤人上配天以养头,下象地以养足,中傍人事以养五脏。天气通于肺,地气通于嗌,风气通于肝,雷气通于心,谷气通于脾,雨气通于肾。六经为川,肠胃为海,九窍为水注之气,以天地为之阴阳,阳之汗,以天地之雨名之,阳之气,以天地之疾风名之。暴气象雷,逆气象阳,故治不法天之纪,不用地之理,则灾害至矣"①。

显然,从整体来讲,人的身体之特征,主要立足于它与自然的息息相通,使人的生命始终保持与自然的全方位连接,从而使之有可能成为宇宙自然生命的一部分,成为万物中的绝顶卓越者;同时,人体生命各个部分及其内外脏腑、经脉和诸窍之间,也都和谐分工,相互渗透并进行巧妙的互济互制,以自身的特殊位置、时机和功能,共同维持和确保以心神为中心的生命全方位运行及其更新不止。

从外部可见的"九窍"开始,作为"万物之灵",人的"九窍",不同于动物,已经不是纯粹自然的原始感官,而是有人脑思考直立行走的人体五脏六腑及经脉的门户。

第一,人的眼睛。"五脏六腑之精气,皆上注于目而为之精。精之窠为眼,骨之精为瞳子,筋之精为黑眼,血之精为络,其窠气之精为白眼,肌肉之精为约束,裹撷筋骨血气之精而与脉并为系,上属于脑,后出于项中。故邪中于项,因逢其身之虚,其入深,则随眼系以入于脑,入于脑则脑转,脑转则引目系急,目系急则目眩以转矣。邪其精,其精所中不相比也则精散,精散则视歧,视歧见两物。目者,五脏六腑之精也,营卫魂魄之所常营也,神气之

① 《黄帝内经·素问·阴阳应象大论》。

乒厅生也。故神劳则魂魄散,志意乱。是故瞳子黑眼法于阴,白眼赤脉法于阳也,故阴阳合传而精明也。目者,心使也,心者,神之舍也,故神精乱而不转,卒然见非常处,精神魂魄,散不相得,故曰惑也";不仅如此,眼睛还是经脉的交接点:"十二经脉,三百六十五络,其血气皆上于面而走空窍,其精阳气上走于目而为睛"①,"诸脉者,皆属于目"②。正因为这样,眼睛集中展现整个生命的状况,如同《灵枢·根结》所言,眼睛乃为"命门"。

第二,人的耳朵,作为听觉器官,是人体内外协调的一个枢纽:"五脏六腑,心为之主,耳为之听"③;心"开窍于耳"④;"肾生骨髓,髓生肝,肾主耳"⑤。耳也是经脉汇聚之处:"耳者,宗脉之所聚也"⑥;"邪客于手足少阴太阴足阳明之络,此五络皆会于耳中,上络左角,五络俱竭,令人身脉皆动,而形无知也,其状若尸,或曰尸厥"⑦。

第三,人的鼻,表面看来,"口鼻者,气之门户也"⑧,"宗气上出于鼻而为嗅",是呼吸之道和嗅觉器官,但它"五气入鼻,藏于心肺"⑨,"鼻隧以长,以候大肠"⑩,同时,又与经脉密切相关。

第四,口,"口鼻者,气之门户也"⑪,"五味入口,藏于肠胃"⑫。口是脾之窍,"脾和则口能知五矣"⑬,口与经脉也有密切关系。

第五,舌,音声之机,作为使用语言的万物之灵,具有重要意义。《黄帝内经》很重视舌与全身脏腑经脉的密切关系,认为舌可以集中反映生命整

---

① 《黄帝内经·灵枢·邪气脏腑病形》。
② 《黄帝内经·素问·五脏生成论》。
③ 《黄帝内经·灵枢·五癃津液别》。
④ 《黄帝内经·素问·金匮真言论》。
⑤ 《黄帝内经·素问·阴阳应象大论》。
⑥ 《黄帝内经·灵枢·口问》。
⑦ 《黄帝内经·素问·缪刺论》。
⑧ 《黄帝内经·灵枢·口问》。
⑨ 《黄帝内经·灵枢·邪气脏腑病形》。
⑩ 《黄帝内经·灵枢·师传》。
⑪ 《黄帝内经·灵枢·口问》。
⑫ 《黄帝内经·素问·六节藏象论》。
⑬ 《黄帝内经·灵枢·脉度》。

体及其各部位的状况,中医为此称之为"脏器外候"。"心气通于舌"①。

第六,二阴,指前阴后阴两窍,"肾开窍于二阴"②,又与经脉经筋密切相关,"前阴者宗筋之所聚"③。

第七,喉咙,声音及呼吸出入的通道,又是水谷入胃的关隘,虽然没有列入"九窍"之内,但又是万物之灵的关键器官,对生命极为重要。

总之,九窍是生命重要通道及功能协作的关键。它们首先是"气"的出入通道,清气出入上窍,浊气出入下窍;五脏清阳之气,上扬于头部,直接与太阳及自然清气打交道,自行滋润温煦,阴阳协调。所以,"诸阳之会,皆在于面。……十二经脉,三百六十五络,其血气皆上于面而走空窍"④;"五官者,五脏之阅也"⑤。

"万物之灵"的"五官",不是普通动物的五官;尽管某些动物的五官,有可能在某些方面优越于人,具有比人的五官灵敏得多的功能,但总体来讲,万物之灵的五官,实际上并不限于可见的五官,而是包括渗透到体内与五脏六腑和血脉经络有机协调统一运行的五官,又包括可以通过理智制造的工具和技术而延伸到难以测定的时空维度的"人工五官",它们不仅具有远比动物更灵敏和更有效的感知能力,而且还与意识及生命整体紧密联系在一起,构成认识总体活动的一个部分,使人类感性认识上升到更高层面。

除了"九窍"以外,结合人体生命的复杂性及其精致性,《黄帝内经》还进一步分析"十六部"的运作特点,以便强调人体结构和功能的特殊性及其每一个细节的生命意义。"人有精气津液,四肢,九窍,五脏,十六部,三百六十节"⑥。所谓"十六部",通看《黄帝内经》的行文,总结起来,就是:毛、皮、络、经、膝、肉、脉、筋、骨、上、下、外、内、左、中、右。

"十六部"的提出,补充了五脏六腑、精血脉络、九窍、四肢之外的特殊

---

① 《黄帝内经·灵枢·脉度》。
② 《黄帝内经·素问·金匮真言论》。
③ 《黄帝内经·素问·厥论》。
④ 《黄帝内经·灵枢·邪气脏腑病形》。
⑤ 《黄帝内经·灵枢·五阅五使》。
⑥ 《黄帝内经·素问·调经论》。

部位,它们虽然表面看来位于身体的不显眼之处,但仍然是生命整体不可缺少的成分,表现心身合一的特征,并在"万物之灵"生命运作中扮演重要角色。例如"邪客于形,洒淅起于毫毛,未入于经络也,故命曰神之微"①,讲的是:毫毛虽小,但生命中的精神因素极其微细玄妙,很多变化的症候,表现得非常细微,而恰恰是这些常常不被注意的变化,往往可以通过毫毛的状况,表现生命精神状态的正常与否。身上的皮也是这样,它虽然处于身体表面,似乎远离五脏六腑及血脉经络,但皮肤是很重要的部位:"气有余则喘咳上气,不足则息利少气。血气未并,五脏安定,皮肤微病,命曰白气微泄"②。

十六部之外,还有"魄门",即身体新陈代谢排出糟粕的排泄通道,它们的启闭是否正常,关系到身体糟粕能否及时排泄,关系到五脏六腑的正常运作。身体五脏六腑的藏泄过程及其状况,是生命新陈代谢的重要标志。藏泄之间是互济互用,旨在维持生命整体机能的协调运作。所以,身体的二阴,也是"魄门",由肾脏管辖,称为"肾窍",其开合受心神支配。

所有这一切,表明"万物之灵"并非没有道理,而是有身体的复杂而又灵活的结构和功能作为基础。

---

① 《黄帝内经·素问·调经论》。
② 《黄帝内经·素问·调经论》。

第 四 章
万物之灵

人为天地之间五运六气从化而生,心身合一,集中宇宙万物生命之精华,在神形两方面,功能和结构,错综交织,精巧无比,绝妙极致,灵活机智,绝顶聪明,典型地表现了生命"生生不息""尊道贵德""德行无疆"以及"全方位和谐连接"的基本特征,成为万物生命之卓绝典范,被称为"万物之灵""天地之心""五行之秀"。

第一,人是天地万物长期发展的优秀产物和结晶,不但可以顺道,"大明终始,六位时成,时乘六龙以御天。乾道变化,各正性命"[1],而且,"乃顺承天,坤厚载物,德合无疆"[2]。所以,天生万物,唯人为贵,人的生命作为"天地之心",是宇宙万物生命中得天独厚的一个组成部分。

第二,人的神形合一生命系统,与宇宙自然生命四时五位和谐相应相参。一方面,使人的生命不只是在个体层面,培育成既复杂又精巧的神形灵巧结合统一体;另一方面,又可以凭借人类生命所特有的内外相互关系网络极致结构及其聪慧睿达功能,将人类总体的智慧,持续不断集中加以总结提升,进一步为人类社会生命共同体的创建及其和谐运行奠定基础,使人有可能成为人类社会与宇宙自然之间互通互渗的宇宙万物生命共同体的中心。

第三,以神为本的人类生命,仁、义、智、勇、诚、德俱全,生而知之,学以审之,尽人之性,尽物之性,德合天地,良知良能,心统万物,与宇宙自然造化相参,可谓兼备万物之性,天地之全。

第四,一切生命皆有心;唯独人的心,独享心智能力,包含能动的智慧,积

---

[1] 郭彧译注:《周易》,中华书局 2012 年版,第 2 页。
[2] 郭彧译注:《周易》,中华书局 2012 年版,第 10 页。

累生命之精华,穷理尽性,主动预先制订明确而精准的计划,并为之设计详尽实施策略及步骤,精益求精,既能主动自觉地认识并确立自己的人生目的,自觉地为正确的生活目的奋斗终身,至诚之心,矢志不移,充分发挥生命之真正价值,为之立命而献身。所以,唯有人心是宇宙自然生命整体经历漫长曲折发展的优秀成果,自然成为宇宙自然生命与人类生命相互沟通和不断协调的"指挥中心",又是维持宇宙自然生命整体继续和谐发展的"领导中枢";而其他生命之心,充其量也只能"分享""天地之心",只能具备"天地之心"的一部分性质。正如朱熹指出:"天下之物,至微至细者,亦皆有心,只是有无知觉处尔。且如一草一木,向阳处便生,向阴处便憔悴,他有个好恶在里。至大而天地,生出许多万物,运转流通,不停一息,四时昼夜,恰似有个物事积踏恁地去。天地自有个无心之心。复卦一阳生于下,这便是生物之心"①。

人心不只是"物",不仅仅是指心脏和大脑及其神经系统,不只是"器官",不只是身体的一个"形",而是以心智为主的心身合一的生命体的中心。人的本质所在,就在于人赋有心智,有能力以理性为主导而实现生命的最高价值。在这个意义上说,人的根本问题,就是"人心"。人是靠自己的"心"而活,凭自己的良心做人做事。人心好,一切都好办;人心坏,一切都成了问题。所以,归根结底,做人首先必须有好心;为人之道,其关键在于培养善心,实现善生。

所有这一切,正是由于人在宇宙自然生命整体中的特殊地位所决定,是人的心智所固有的"德智双全"及其与天地之心"全方位和谐结合"的结果,也是人的生活的本质及其伟大意义所决定。

第一节　天地之心,五行之秀

人类生命不但原生于天地自然,并与天地自然互通感应,而且,人类生命本身,从内到外,从部分到整体,从个体到社会,生老病死及其循环更新,生生不息,无非就是天地自然的生命整体及其运作过程的"精致缩小版"。

---

① 《朱子语类·卷四·性理一》。

更确切地说,人类生命就是宇宙天地自然生命的精华和结晶,浓缩了整个宇宙自然的生命整体,既体现了宇宙生命"心物共生"和"心物一体"的本体论原则,同时又能够自觉地以真心诚心正心面对天地万物,与天地同心同德,无时无刻不按天地自然万物的客观运行规律,紧跟着天地自然生命的运动节奏和旋律,始终保持全面的感应互通,以致生命历经千万年演变而自然化生最有灵气的人类生命"小宇宙",被称为"万物之灵",确保人类生命的各种变化和发展,无不与宇宙自然生命相协调,同时又能够反过来,主动认识、体验和掌控其生命本身所需,对整个自然宇宙及其各个部分进行认知观察,逐步总结客观规律,并以此为基础,不断调整自身生命与整个自然宇宙大生命体的和谐关系,不断提升自己的认知能力,总结生活经验,越来越灵活掌握生命规律,使自己无愧于"天地之心"的称号。

中国优秀传统古籍向来重视"人"的意义与价值,很早就明确提出"天地人三才"的思想原则,恰当估计人在宇宙自然中的地位。《尚书》说:"惟天地万物父母,惟人万物之灵"①;人最宝贵之处,就在于能够自觉尊道贵德,道心惟微,允执厥中,既能自我反省,法天法地,又能主动灵活,顺道而行,创新不止。

《易经》早已指出:"刚柔相摩,八卦相荡,鼓之以雷霆,润之以风雨,日月运行,一寒一暑乾道成男,坤道成女"。"天地纲缊,万物化醇;男女媾精,万物化生"②。人是天地之间万物生命之佼佼者,顺天应人,"其德刚健而文明,应乎天而时行"③。

《礼记·礼运》在讲完"治致以礼"之后,称:"人者,其天地之德、阴阳之交、鬼神之会、五行之秀气也"。又曰:"人者,天地之心也,五行之端也,食味、别声、被色而生者也。按禽、兽、草、木皆天地所生,而不得为天地之心;惟人为天地之心。故天地之生此为极贵。天地之心谓之人,能与天地合德;果实之心亦谓之人,能复生草木而成果实。皆至微而具全体也"④。

---

① 《尚书·泰誓上》。
② 《周易·系辞下》。
③ 《周易·上经·大有》。
④ 《礼记·礼运》。

董仲舒《春秋繁露·人副天数》特别指出:"身犹天也。数与之相参,故命与之相连也",强调人是天的缩影和副本,人体的一切可与天数对应,人有小骨节三百六十六,与一年之日数相符;有大骨节十二,与一年月数相符;五脏四肢与"五行""四时"相符;"心有计虑,副度数也;行有伦理,副天地也"①。所以,《白虎通·号篇》说:"以天下之大,四海之内,所共尊者一人耳"②。董仲舒还说:"为圣人能属万物于一而系之元也。……元犹原也。……故元者为万物之本,而人之元在焉。安在乎?乃在乎天地之前"③。董仲舒已经很清醒地意识到,唯有人这个"万物之灵"有能力通过自己与天地之源的关联,把握万物之本。不仅如此,董仲舒还进一步从万物之源论及阴阳五行,强调"天地阴阳木火土金水九,与人而十者,天之数毕也"④。

到了宋朝,周敦颐为此叹曰:"二气交感,化生万物,万物生生,而变化无穷焉。惟人也得其秀而最灵";"太极之实体,阴阳五行之精气,浑融无间,乃凝聚成形,而生出一切物类,阳而健者成男、阴而顺者成女。万物生成,无有穷尽。得其秀而最灵者为人类然后神发而有知,刚柔善恶中五性感悟而动,于是善恶分,而万事都出现了"⑤。

宋明理学的主要代表人物程颢认为:"盖上天之载,无声无臭,其体则谓之易,其理则谓之道,其用则谓之神,其命于人则谓之性,率性则谓之道,修道则谓之教"⑥,讲的就是人虽生于天地,尊崇天理,但人可以率性以道,以教修道,这是人列于天地之秀的根本原因。

北宋著名理学家、数学家、道士兼诗人邵雍(1012—1077)说:"唯人兼乎万物而为万物之灵。人之知能兼乎万物,而为他类之所不及"⑦。"人之所以灵于万物者,谓其目能收万物之色,耳能收万物之声,鼻能收万物之气,

---

① 董仲舒:《春秋繁露·人副天数》。
② 班固等:《白虎通·号篇》。
③ 董仲舒:《春秋繁露·玉英》。
④ 董仲舒:《春秋繁露·天地阴阳》。
⑤ 周敦颐:《通书·运静》《太极图说》。
⑥ 《二程全书·遗书》。
⑦ 邵雍:《观物内外篇》。

口能收万物之味。声色气味者,万物之体也;耳目鼻口者,万人之用也。体无定用,惟变是用;用无定体,惟化是体。体用交而人物之道于是乎备矣。……是知人也者,物之至者也;圣也者,人之至者也。人之至者,谓其能以一心观万心,一身观万身,一世观万世者焉。其能以心代天意,口代天言,手代天工,身代天事者焉。其能以上识天时,下尽地理,中尽物情,通照人事者焉。其能以弥纶天地,出入造化,进退古今,表里人物者焉。……道之道尽于天矣,天之道尽于地矣,天地之道尽于物矣,天地万物之道尽于人矣"①。

同样的,胡宏(约1102—1161)也说:"人也者,天地之全也";"万物各正性命,而纯备者人也,性之极也"②;"心也者,知天地,宰万物,以成性者也。……尽心者也,故能立天下之大本,人至于今赖焉。不然,异端并作,物从其类而瓜分,孰能一之"③。

到了明朝,王阳明明确地说:"夫人者,天地之心,天地万物本吾一体者也。……是非之心,不虑而知,不学而能,所谓'良知'也:良知之在人心,无间于圣愚,天下古今之所同也,世之君子惟务致其良知,则自能公是非,同好恶,视人犹己,视国犹家,而以天地万物为一体,求天下无治,不可得矣"④。

明末清初医学家张志聪(1616—1674)针对生命与天地之间的相应相参,也深刻指出:"天地交而生万物;人秉天地阴阳之气而生,是以人之形身,应天地之日月五星山川溪谷,而人之九窍,亦应地天之泰卦也。上三窍皆偶,下三窍皆奇。……奇偶之间,名曰人中,盖以此中分人之上下阴阳也。……阴中有阳,阳中有阴,阴阳交互,上下和平。水随气而运行于外,是天地交而九窍通也。若阴阳不和,则九窍闭塞,水道不行,则形气消索矣"⑤。

由此可见,作为"万物之灵",人类生命之珍贵,在于它以自身"精微"结

---

① 邵雍:《观物内外篇》。
② 胡宏:《知言》。
③ 胡宏:《知言·疑义》。
④ 王阳明:《传习录·答聂文蔚》。
⑤ 张志聪:《侣山堂类辨·辨九窍》。

构和功能运作系统，集中体现宏伟复杂的宇宙自然生命整体及其内外相互关系网络的根本规律，能够充分发挥心智与天地之道的和谐调整功能，因时因地顺着天地自然规律，"尊道贵德"。一方面，掌握并依据自然规律和社会规律，不断协调生命与外在世界的相互关系，保证生命顺利应运而更新发展；另一方面，更能发挥自身的心智，具有天地万物所欠缺的主动性和创造性，以客观规律为基础，有计划和有策略地改造自然和社会环境，创造出越来越和谐共生共处的人类命运共同体和宇宙自然命运共同体。

一、心智神明，全息智库

人类生命之所以成为"万物之灵"，最重要的一点是人类具有心智及其对生命整体及其各部分的全方位全息统合连接功能。但心智在人类生命中的产生及其持续完善化，不是偶然的和孤立的，也不是一次性完成。而且，心智在人类生命中的出现及其不断完善化，不能单纯从人类生命的有限视野，也不能只从人类认识活动的范围内，更不能仅以个人主体的角度，进行探索和论述。

"心智到底是什么？"这个问题，不只是单纯从科学层面追问心智的人脑基础，也不仅仅追问"人类脑髓和心神是如何形成"的问题，不是一个有关人类心脑的历史问题，而是有关生命的根本问题，关系到生命的心身合一本体基础及其生生不息和自我更新的性质，也关系到人类生命与宇宙整体生命的循环互参过程。因此，更确切地说，这个问题是真正把握生命真谛的关键，直接关系到我们到底为什么成为"人类"，关系到"我们到底是怎样成为我们自身"，关系到人类同宇宙整体的本体论关系，关系到整个人类同整个宇宙生命的生死存亡，也关系到我们为什么有可能、有能力和有资格提出并回答这个问题，因而也关系到我们如何提升自身成为真正的"万物之灵"并履行"天地之心"的道德责任。

（一）天人互感，全生景观，全息调控，德智双全

心智是宇宙生命整体对所有生命及其各部分，发挥全方位全息统合协调功能在人类生命中的集中表现，是宇宙生命固有的全方位协调功能与人类生命长期全息互感协调共进的结晶，也是人类生命本身独具优化特性及

其积极主动创造精神,在宇宙生命全面协调下,有意识地充分发挥自身的心神主导使命,诚心实施人心与"天地之心"全方位全息连接的总结果。

首先,必须从宇宙生命整体及其与人类生命之间的长期曲折互生互感互动的全方位视角,把人类心智的出现及其持续发展优化过程,纳入全生"共时"生生不息过程的景观,当成宇宙自始至终持续进行的生命生成优化进程的一个部分和一个反映。

在宇宙生命整体生生不息演化过程中,万物生命的每一个部分,都是共参共感的"全息胚",同时担当生命整体互通而输入输出所有信息的"中转站""信息库""加工场"三位一体的角色。因此,生命整体的每一个优化成果,都记录和凝聚在万物生命的每一个部分之中,使它们作为"全息胚"而分别成为宇宙生命整体的有机组成部分,共享生生不息过程中每一个成果,也同时发挥每一个生命体本身应尽的义务,使宇宙生命整体与生命各个部分,都能够协调地充分发挥其自身的"以心导身"的功能,也同时为一种作为生命整体指挥中心的"天地之心"的形成及其持续变易优化,贡献自己的力量,提供可能的和充分的条件。

人类生命独特的精气神,随"一阴一阳之道"反复妙合运行,尊道贵德,尽性尽德,成为宇宙生命整体中最完满和最自觉的全息连接生命体,竭诚担当"天地之心"的伟大责任,从而使自然生成的精气神,随神往来,并精出入,萌发心神之机而生意,意有专注而成志,志行变动而动思,因思谋远有所虑,以虑处物而生智。

(二)天心人心,同源同体,全息互参,循环互动

宇宙生命整体的生成优化过程,是一个"过去已经进行""现在正在进行"和"未来将要继续进行"以及"持续循环往返"的"全时间"维度中运转的"大生命运动",其中包含无数不同层次和不同维度的"中小生命运动",而这些中小生命运动之间,又反复发生层次和维度范围的变动,致使它们既稳定分类,又相互变易,不断在确定性与不确定性、有序与无序之间,发生摇摆和相互转化,形成中小生命运动与大生命运动之间相互关系的反复调整,一再衍生大中小生命体之间相互关系的更新过程及其循环往复,反复其道,使大生命运动整体本身发生持续的更新与蜕变,推动大生命运动的持续优

化,同时也全方位地推动身处其中的人类生命,持续发生其自身内外关系的变化,一再催化人类生命各个部分及其整体,发生导向优化的变易,也使原来已经逐渐形成的人类心神系统,一代又一代地累积连续传承的全息连接成果,导致人类生命衍生出独一无二的心智能力。

所有这些变化及生命整体的优化过程,都是共时互参全息进行,都是在全方位和全生系统范围内不断进行。宇宙生命整体与人类生命的互生互感,不但把人类生命变成"天地人三才"的紧密关系网络的重要组成部分,而且也使人类生命演变成"天地人"生命整体总系统的一个"全息胚",集中了宇宙生命整体进行全方位协调活动的系统密码。一方面有能力参照作为宇宙生命整体运动规律的"天心",时时与宇宙生命整体的协调统合功能相呼应;另一方面也成为具有人自身的独立主体性并赋有主动创造精神的崭新生命系统,有可能为宇宙生命整体与人类生命本身的优化,充当"人心"与"天心"之间协调连接的能动指挥枢纽。

人类生命作为宇宙生命整体的一个部分,虽然只是宇宙生命整体的一个非常渺小的部分,但它不同于宇宙其他生命体,最重要的,是它全息了宇宙生命整体的核心功能,凝聚了宇宙生命的精华,始终环绕"一阴一阳之道",越来越熟练灵巧地以刚柔、健顺、进退、辟开、伸屈、贵贱、高低、上下等既对应又转化的普遍模式,掌握并贯彻宇宙生命整体(从宇宙自然、社会、文化到个人)所隐含的无所不在的大道之全生逻辑力量,使人类生命在与宇宙生命整体共同发展的过程中,得天独厚发展了意识功能,善于将刚健中正和生生不息的生命力,立为人生立身处世的生活实践原则,有能力以宇宙自然法则为榜样,确立自己的行为规范和思想原则,面对各种复杂生命发展环境,知变、应变、适变,以积极主动创造精神,担当生命整体发展优化的主导使命,从而使"人心"与"天心"之间,形成有利于主动维持全方位和谐关系的互动互换机制,在建构高度和谐的"人类生命共同体"的同时,又有可能与宇宙生命整体维持越来越和谐的互生互感互通的关系网络。

(三)生命中心,天人共享,统领全生,导向全善

人在本质上与宇宙自然生命整体合而为一,人心就是宇宙自然生命整体的精华的结晶,而且人心又可以自觉地认识和把握天地之道,使自己成为

"天地之心",与天地同道,与天地同命运共发展。

"大人者以天地万物为一体者也,其视天下犹一家,中国犹一人焉。若夫间形骸而分尔我者,小人矣。大人之能以天地万物为一体也,非意之也,其心之仁本若是其与天地万物而为一也"①。所以,人心是来往于人与宇宙自然之间的生命力量和主导生命发展的精神动力;人心所表现的,不仅仅是人本身的品格和精神,而且,也是整个宇宙自然生命的规律及其基本精神,即"生生不息""更新不止""创新不已""自强不息",以达到生命整体能够尽可能在自身生活的有限时空中,实现生命在有限与无限的无穷循环转化中的持续再生,以便持续扩充生命整体的再创造能力,达到生命整体的存在意义的不断再生产,不断提升生命整体的存在价值。

显然,"天地之心"并非单纯物理学意义上的天地运行"客观规律",也不是天文学意义上的"宇宙中心",而是指阴阳刚柔来回往复的"天行之道",即"天道";在此基础上,对人而言,就是指:上善若水,以德为本,适时执中,把握并诚心贯彻"物极必反"的道理,敦厚于复,返回正道,归根复命,回归生命之本,本乎初心,发挥人类心智的主动创造精神,体悟并切实执行人心在天地人三道中的生生之德的职责。这样一来,天心人心,自然和谐统一,天人之间建构起旨在实现导向天人共享的"天人合一生命共同体",确保世世代代,生生不息,日新其德,应乎天地,圆满人心所求,普利万民万物,天下和平兴旺。

(四)神形融一,总体调控,生命中枢,创新潜能

作为人类特有智慧的功能枢纽,心智并非高高在上孤芳自赏的神秘功能,它一方面是感觉、知觉、悟性、知性、想象力、判断力、分析、归纳、推理和语言使用技巧以及经验总结本领等一系列认识或认知能力的综合,另一方面也包含生命内在原始本能因素、情感、激情、意志、记忆、勇气以及由生命历程所形成的各种实践能力、经验和生存能力等极其活跃的成分,使心智集中所有这些能力及其经验和技艺,变成高度复杂灵活巧妙的思想创造的精神基础,同时也成为身体精神活动的神经中枢:它既是精神的,又是物质的;

---

① 王阳明:《大学问》。

既是多种功能集聚而成的合力，又是全身结构制衡中心；既是思想意识活动的指挥中枢，又是神经系统汇聚交结的调控基地。所以，心智就是心身合一的最复杂、最高级、最完美的化身，是生命内在创造精神力量的动员者、组织者和行动指挥部，它总体调控整个精神活动，集中了生命生成发展的全过程及其成果，也囊括了生命的各个组成要素，积累生命历史整体的经验，又隐含导向未来的生命潜在诉求及各种可能志向和践行毅力。

心智启动的最原初动力源泉，就是生命自我更新实现优化的由衷诉求，是发自生命内部深处的自我超越力量，是生命全方位权衡内外力量关系后产生的自新自创要求的总呼声，它因此也成为心智展开思想活动的"初心"，而心智活动的进一步展开，会导致最高级的心智活动，即思想创造的全面开花。

《黄帝内经·灵枢·本神》形象地说："所以任物者谓之心；心有所忆谓之意；意之所存谓之志；因志而存变谓之思；因思而远慕谓之虑；因虑而处物谓之智"。在这里，《黄帝内经》总结历来医学临床经验以及中国古人的实践智慧，采用素朴的象征性语言，把心智活动的性质和核心内容，进行总体概括。《黄帝内经》对心智的这种素朴认识，在当时虽然未经精密科学考察验证，但已经抓住了心智的根本。当代生命科学和生物物理化学科学的研究成果以及当代科学的集合论、系统论、控制论和信息论的方法，已经证明，《黄帝内经》的这些素朴的推测，在总体上是正确的。

无独有偶，在 20 世纪初，法国哲学家柏格森（Henri Bergson，1859—1941）发表《创造的进化》，以当时自然科学的新成果集中探索生命内在创造精神的威力，强调生命中包含源于自然本性的"永恒创造的更新力量"（création permanente de nouveauté par la nature）①。

1. 因志存变，精细反思，深谋远虑，至臻成理

在本质上生生不息并更新不已的生命，对于遭遇的各种事物，总是不满足于现成地全盘接受下来并安于认命，这才推动"心神"油然生出处理支配事物的心愿，试图根据生命本身实现优化的需要，力图草创一个符合生命主

① Bergson, Henri., *L'Évolution créatrice*, Paris, 1907.

体意愿的改造思路。所以,作为启发心智活动的原动力,就是"心神"力图动员生命的内在经验,对生命环境中出现的事物进行处理、支配和改造。而且,不仅如此,心智和意识凭借其先天的内在经验及其累积的智慧,具有建构和生成的功能,总是力图为生命自身的生存及其更新努力的正当性,寻求合理的正当化根据。由此可见,"心"之为生命主导力量的中心,其改造、处置和支配事物的首要动机和目的,就是当生命内在超越诉求与其所遭遇的环境发生碰撞的最初时刻产生和形成的。

但是,"心"对于"物"的处置和支配的意愿,并非无中生有,毫无基础。通过记忆所积累的日常生活和历史经验,早已沉淀在心中,成为创新意愿的一个重要精神资源。同时,对人来说,历史沉淀的经验,除了自己的个人经验和知识累积,还包括同一生活群体其他成员的经验以及个人家族连续积累并在基因中世代相传而获得的各种无形的经验。这些"沉睡"的经验,随时可以在不同时机,被内在活跃的思念和环境中遭遇到的事物所唤醒,特别是与在场的感性认识活动发生碰撞并被召唤出来,成为现实的各种思想创意的基础。

在生活环境中所遭遇的各种事物和各种人,同时也触发感知活动,使人初步开展感知层面的认识活动,或者启动某一个感觉,或者动员和组织一个以上的其他感知的协调运作,连同自身累积的经验,全方位动员起来,作为改造事物的思想创造运动的感知基础。

推动心智活动的内在因素,还包含潜伏在生命内部的优化超越"欲望"和"意志",它们在生命的底层,一方面与基因传递的原初经验有关,也与个人生活经验累积成的"潜意识"或"前意识"有关;另一方面又与生命当下进程的现成需求相关,使思想创造的"意向"和"志向",搅动感性力量,激发情感和想象力,同感知活动一起,把心智活动进一步推向更强、更深和更高阶段。与此同时,心智中的理智和意识也顺势参与整个思想创造活动。

正由于意志和情感因素时时介入参与心智活动,使之不同程度地在确定性和不确定性之间发生摇摆,也使心智活动,除了少数可能变成有确定方向的认知活动以外,大多数变得曲折复杂起来。

心智活动的曲折性和复杂性,是理所当然的,因为心智活动本身,原本就是心神活跃创新的表现,它的进程不可能不发生曲折反复。而且,心智活动自然地总体导向更精细和更高级的创造活动,除了在感知阶段会发生曲折以外,思想本身的能动性和主动性,更促使心智必然来回出入于交错如麻的曲折过程中。

心智活动尽管往往起始于感性阶段,但心智与生命整体的全息连贯性,加上意识和思想的活跃本性,又使心智活动的任何阶段,包括其初级的感知活动在内,都会有意识和思想活动的介入与指导,一方面,进行生命整体的全方位协调,对感知提供的资料,进行多重加工,精细反思,细嚼慢咽,谨防源自狭隘私利的诱惑,来回斟酌,回味体验,深谋远虑,直至渐进成理,告一段落而暂时停歇,成为下一轮精神创造活动的新起点;另一方面,又不断加强意识活动本身的灵活性及多样快速裂变性,以致使心智活动本身提升为高度模糊的混沌状态,其中的任何部分都没有确定的边界和固定的性质,还有些部分则不时转化成新的思意和思念,为串联出一系列具有创新价值的思想体系或思想观点群做准备。这样一来,心智在总体上大幅度地减少其感性知觉的成分而变成以思想意识流动和至善仁德之心为主导的观念群,从而有可能形成新的思想观念体系,使心智创新沿全善方向发展。

2. 意识潜流,开放进取,阴阳不测,新意迭出

心智内含的复杂性和多样交错性,既集中了生命内外各种矛盾,也凝聚了生命内在创造动能,使它呈现为混杂交错的张力网络状态,始终处于不稳定和不确定状态,在一般情况下以"意识"活动呈现出来,并在其基础底层,压缩成流窜不定的"准意识"和"无意识"潜流,成为富有能量和凝聚强烈信息的思想发明创造的原动力。

作为心智的主要组成部分,意识是生命心身合一的最复杂的产物,又是生命的心身合一特征的最精彩和最典型的表现,以致达到"阴阳不测"的程度,同自然界所有生命相比,唯有在人类生命活动中,才有可能出现意识现象。

长期以来,由于意识的极大灵活性及其隐蔽性,对于意识的研究和认识,往往产生许多偏差,以致迄今为止人们仍然在许多最重要的方面,未能真正揭示意识的根本性质。

　　首先,有一些人总是把它当成纯精神活动,往往忽略意识的心物一体性质,轻易否定意识中的物质运动成分,轻而易举地把意识当成无形的"虚无",归属于精神或纯心灵的范畴。他们实际上片面地突出了心智的不可见层面,而其错误的思想根源,就在于否定心智的心神合一性质。

　　其次,意识研究中的另一个极端,就是单纯从自然科学的角度,以自然科学模式开展对意识的研究,试图通过心理学、医学、化学、物理以及生命科学等所谓"实证科学"的角度和方法,运用"数理逻辑""概念分析""理想模拟""数据分析"等科学实验手段,对意识进行研究,其结果,就导致当代心灵哲学中的"物理主义"和各种"二元论"的变种等学派,力图单纯具体分析心智活动的神经系统运行机制,致使他们中的一部分人,例如现任纽约大学哲学与神经科学教授大卫·查默斯(David John Chalmers, 1966—   ),竟然宣称意识是"最难"被认识和被把握的现象(hard problem)①;而英国哲学家科林·麦克金(Colin McGinn, 1950—   )最近甚至认为,对于像意识之类的高度复杂现象,人类的思想尚未具备解决意识问题的能力②;同时,获得生理学医学诺贝尔奖的美国生命科学家杰拉德·莫里斯·埃德尔曼(Gerald Maurice Edelman, 1929—2014)以及跟他相类似的其他哲学家和科学家,也一再强调:意识的高度灵活性和复杂性,已经超出人的认识能力的范围,更何况意识具有无法被抽象和被归纳的特点,因为意识尽管属于人类生命的功能,但它具有非常强烈的"私密性"(privacy),也就是说,它的性质、内容及其活动规律,完全因人而异;即使每个人的不同意识,它也随个人生命活动的不同时刻而发生根本变化,而这种变易的敏感性、多种可能性及其快速变动性,简直达到无法被人辨明的程度③,正因为这样,意识的私密性有时也被称为"主体性";意思是说,每个人的意识活动,随不同个人主体而变。

---

① David Chalmers (1995). "Facing up to the problem of consciousness". *Journal of Consciousness Studies*. 2：200-219. Archived from the original on 2005-03-08.

② Mcginn, C. *Conssciousness and Its Obejects*, Clarendon Press, 2004：25.

③ Edelman, G. M. *Naturalizing Consciousness：A Theoretical Framework*, PNAS, Vol. 100, No. 9, 5520-5524. 2003.

最后,把情感、情绪、意志、想象力等原本与意识不可分割的功能,从意识研究领域分离出去,一方面使心智研究变为僵化的纯意识分析和推理过程;另一方面孤立地具体分析情感、想象力等心理学性质,其结果,也无法正确地说明心智的性质。

所以,最重要的是必须从生命整体及其与宇宙自然的交错复杂关系网络系统的视野,把宏观观察与微观探索研究结合起来,坚持意识与心智整体的心身一体性质,避免各种二元论倾向、单纯观念论以及自然科学模式。

意识确实是生命中最富有创造性和不确定性的心神活动,但也正由于如此,更必须从心身合一的复杂性入手,把它看作人类生命特有的高级心智活动的重要表现,一方面与人类生命整体的运作密切相关,另一方面尤其必须把它看作人心中各种与个人特殊生命体验密切相关的心灵运动,因而集中体现了人之为人的最高尊严和独一无二的价值,这就是中国古代优秀传统思想文化中所说的个人"感悟""体悟""感受"等含有极其特殊个人特质和个人生活专门经验的心神活动,它们只有通过某种非常个体化的类似于"工匠精神"和"工夫"等个人特殊生活践行体验,才能把意识中最复杂和最精细部分展现出来并因此有所认识。

中国古代哲学家庄子用"庖丁解牛"的故事来比喻那些已经熟练成自然而符合规律的个人特殊技艺的精湛程度。其实,庖丁对梁惠王所说的话,已经回答了所谓个人感悟所掌握的实践智慧的特殊性质。庖丁说:"臣之所好者,道也,进乎技矣。……臣以神遇而不以目视,官知止而神欲行"①。简言之,这种特殊的工匠精神的精髓,就是"道"与"神"的天衣无缝的结合,它是心智在人类行为中的一个重要表现。

从这个角度出发,意识是人类生命特有的精神活动,它使人同所有动物区分开来,又同人性中最复杂和最特殊的功能和生活经验总体地联系在一起。显然,从对于意识的研究经验出发,我们进一步体验到"万物之灵"的崇高意义。

所以,意识尽管包含认知及其成果,但同时也特别与人生体验与个人特

––––––––––––––––

① 《庄子·养生主》。

有的感受能力有关,同时,这也表明:中国传统思想文化,不同于西方哲学,对心智的认识和把握,更深入到"人为天地之心"的内核,既强调"天人合一"和"心身合一"的基本原则,又落实到具体个人的特殊精神能力。

中国传统思想文化在探索心智时所强调的"感悟""体悟"和"感受",不同于一般所说的感情、感觉或感知。西方哲学过于偏重认识活动的意义,比较片面强调认识活动中的"主体性"以及"主客二元对立关系",所以,在研究心智时,西方人始终脱离不了他们所崇尚的自然科学模式,难以全面理解心智包含的"感受性"的意义。

其实,"感悟""体悟"和"感受",只能通过每个人的个别人生经验,或者,更确切地说,它属于某个人在某个特定时刻和特定场合所经验到的那种特殊的感觉,它既是唯一的,有时也是不可重复的,但它又全面体现了人类生命特有的心智的极其重要性质,隐含人性中最深刻的部分,即含有人类生命的那种独一无二的性质,因为它是在人类社会极其复杂的生命环境中遭遇的人类实践的结晶,浓缩了人类生命的深邃而丰富的内容和性质。

西方哲学家,特别是现代西方心灵哲学家,由于坚持采用自然科学模式,对待意识中的"感悟""体悟"和"感受"等属于高度"私密性"的东西,只能使用一种新的特殊概念"感质"(Qualia①)来表示,以便与西方哲学传统概念中的"情感"和"感受"相区别,同时,还宣称它是无法彻底弄清楚的神秘事物。

其实,人类意识的这种多样性及其表现的极度特殊性,丝毫没有否定意识所包含的理性成分,而是恰恰表明意识本身是与人类生命在宇宙中的特殊地位有关;意识的性质,除了包含并集中自然生命的精华,除了理性和悟

---

① Qualia 这个词源自拉丁语中的形容词 quālis′,意思是指"某种类型的……性质",例如某种属于红色但又很特殊的那种红色等;或者,当一个人吃橘子的时候会说,这是一个有特定味道的橘子,和人们所说的一般橘子的味道有所不同。因此,学术界又把它翻译成"感质",以别于"感觉"或"感知",其重点不在于证明个人经验的可信度,而是在于强调当时当地所直接体验到的究竟是什么。为此,美国哲学家、认知科学家丹尼尔·丹尼特(Daniel Clement Dennett,1942—　)表示:"感质是'一个我们不熟悉的词汇',用以描述再熟悉不过的东西:也就是事物在我们眼中的那个样子"。参见 Kriegel, Uriah. *Current Controversies In Philosophy of Mind*. New York, NY: Taylor & Francis. 2014: 201;Dennett, Daniel. *Quining Qualia. Ase.tufts.edu*. 1985-11-21[2010-12-03]。

性之外，还包含由人类文化、思想传统、社会历史以及其他一系列非自然力量组成的要素，特别包含难以通过自然科学模式和方法加以归纳或分析的个人特殊经历、专门的个体经验以及富有异质性的个人行为习惯等属于人类实践智慧的复杂多变的成分。

应该指出，作为一种专属人类生命的意识活动，不只是某种自然界的无形力量，而且更是人类文化、历史、语言及个人实践经验的总成果。

对人来说，真正的生命整体，就是把人当成由宇宙、自然、社会、文化、传统、思想和个人特殊经验所决定的人类命运共同体中的一个成员，从总体和综合的角度，具体分析每个人的思想意识，从其独特意识运作模式，揭示每个人的个性及其与人类生命整体的关系。

所以，从对于意识的考察中，我们可以看到：人类生命既包含大家通过实际生活所熟悉的东西，也包含人类生命中最复杂，甚至近于神秘的"直观性""内省""个人爱好""想象力"和"习性"等特殊因素；既包含生命整体的功能精华，又总结个人特殊经验及其累积成果，而所有这些方面，都涉及许多与个人内心生活以及特殊生活环境相关的纯属个人生命体验的东西，也涉及意识中极其复杂甚至难以表达清楚的成分。它们实际上无法通过自然科学模式加以提炼、验证和证明，而只能从心身合一的极端复杂性入手，采用中国传统思想文化所强调的"感悟""体悟"和"感受"等特殊概念，以便把意识中最富有个别性的精神活动加以描述。

显然，被称为"私密性"和"主体性"的意识特征，恰恰呈现出意识的高度灵活性和特殊个体性的特质，显示意识就是生命中最富有弹性的创造力量。而且，意识和思想的特殊创造精神，使人进一步变成按个体的特质而生存的生命体，在不同时机，按照自己的特殊经验，审时度势，形成有利于统辖全方位创新活动的"主体性"，不但使人与其他生物区分开来，而且也使人类生命突出地显示其复杂的"两面性"：一方面，人是宇宙自然生命整体的一部分，是社会群体的命运共同体的不可分割的成员；另一方面，每个人具有独立的认识和创造能力，有可能按照自己的特殊意识能力，对自然和社会的运动规律进行特殊的体验而应用于自己的独特的创新活动。

人类生命获得意识并巧妙运用意识，并非偶然，也并不神秘。生命本来富有创意,哪怕是最简单的生命,都具备高度灵活的生存本领。

以生命免疫系统为例。典型的脊椎动物免疫系统由多种蛋白质、细胞、器官和组织所组成,它们之间相互作用,共同构成了一张精细的动态网络。作为复杂的免疫应答的一部分,人类的免疫系统可以通过不断地适应来更有效地识别特定的病原体。这种适应过程被定义为"适应性免疫"或"获得性免疫"。针对特定的病原体的初次入侵,免疫系统中的记忆 T 细胞能够产生"免疫记忆";当该种病原体再次入侵时,这种记忆就可以使免疫系统迅速作出强化的免疫应答(即"适应性")。而适应性免疫正是疫苗注射能够产生免疫力的生物学基础。在低级动物那里,例如细菌和病毒,它们虽然微小到看不见的程度,但它们的生命本能功能中,也已经潜在地形成类似于意识能动活动的免疫能力。

细菌(可能还包括其他的原核生物)利用一种叫做限制修饰系统的防卫机制,抵御来自诸如噬菌体等病原的攻击。在此系统中,细菌通过产生限制酶的途径,来攻击并摧毁入侵噬菌体的敌对 DNA 的特定区域,而细菌自身 DNA 由于甲基化的作用,得以免除遭到限制酶的攻击。

人类生命的意识活动,不同于细菌自然免疫力等生存本能的地方,是直接与意识创造活动联系在一起,使生命寻求克服危机和实现优化的各种可能方案及其实施步骤,并努力使之成为自觉的精神创造活动,成为全方位主动的行动计划,更可以进一步发挥意识和思想所累积的知识和经验基础,做出远比细菌类的一般本能反应更复杂得多的思想意识活动。

意识达到捉摸不透程度的高度灵活性,实际上就是信息系统自身进行内外输入输出而自动进行调整能力的集中表现。换句话说,意识在本质上也就是不断自我组织和自我更新的一种极其活跃的信息总体[1]。意识高浓度地凝聚了生命的内在动能、信息变量和应变智慧,使它自身练就了最灵活的生命智慧,以致每当生命面对各种最危险和最困难的局面时,即使在临近绝望境界的时候,都有可能灵光一现,力挽狂澜,临危不惧,以闲庭信步似泰

---

① Tononi, Giulio (2008). "Consciousness as Integrated Information: A Provisional Manifesto". *The Biological Bulletin*, 215 (3): 216-242.

然自若的姿态,转危为安,做到创意涌出如泉的潇洒境地。心身两方面为此在其合力共赢的协同操作中,动员了最必要的动能以及原已在大脑中储存的知识信息群,使生命各有关因素和部位,发生摩擦碰撞,引起某些信息子的有规则排布及其紧张重新排列,因而在三维空间中产生了神经元所传播的意识性电流,推动大脑及其神经系统整体的协同活动,并组织生命整体的意识流,进行必要的总动员,产生一系列生命元素整体的反复重排和自我组织,推动意识的上层精细部分,迅速构成各种思念流动群,在生命内部来回移动,这便是人类意识活动的本质。

就是在这种情况下,意识在人类生命中,被升华成为具有自我意识和自我反思的发达高度,它实际上融化了心身交错合一的所有精华,浓缩了包括人类生命中属于感性和知性以及理性的一切心神功能,也包括属于纯粹个人经验性质的因素,使之精密细腻到难以捉摸的"阴阳不测"的玄妙程度。在这一点上,中国古代生命哲学传统,反而早在人类文明的黎明时期,就恰当地使用"阴阳不测"的语词,道出心智的本质。

3. 思想创新,阴阳刚柔,内心超越,层出不穷

以意识的反思活动为基础而产生的思想创造运动,是人类生命特有的创新模式。唯有人类生命赋有思想能力,以意识活动为动力,在累积经验和追求知识的实践的基础上,通过意识的内在超越及其高度灵活性,在不同场合,可以产生不同的思想观念、思念、理念、概念、范畴、判断锁链、命题系统及行动规划等,并以此为基础,主动创建属于特定"主体"的思想观念体系及其语言论述系统和实践程序,把创新活动统一开展起来。

因此,意识和以意识为基础的思想活动,无形地浓缩了生命整体的曲折复杂历程,集中体现生命创造活动的旺盛动力;它不愧是生命本身极其复杂的"生生不息"的最高范例。如果说,生命是在生生不息中更新不已的话,那么,思想活动就是"生生不息中的内在生生不息",因而,思想就是"生命中的生命"。思想活动使人有可能充分发挥思想的无限内在超越能力,冲破实际时空的约束,赋予人以无限的潜在能动性和自由的创新能力,有能力跨越任何困难和障碍,全方位统辖生命整体的潜在动能,另辟蹊径,并克服种种危机,转危为安,继往开来,奋进不止。

法国思想家帕斯卡尔（Blaise Pascal，1623—1662）曾经说："人只不过是一根芦苇，是自然界最脆弱的东西；但他是一根能思想的芦苇。用不着整个宇宙都拿起武器来才能毁灭他；一口气、一滴水，就足以致他死命了。然而，纵使宇宙毁灭了他，人却仍然要比置他于死命的东西更高贵得多；因为他知道自己要死亡以及宇宙对他所占有的优势，而宇宙对此却是一无所知。因而，我们全部的尊严就在于思想……"①

思想的极度复杂性及其自由创造性，使我们不得不首先简略地逐步阐述和分析它的基本内容和基本环节，以便有可能以此为基础进一步全面深入分析思想及其自由创新的本质。

一般说来，思想可以表现为两种状态和过程：第一种是作为零碎的思念或观念而产生的分散的意识创造活动或形象化的影像表演，其形成和展现过程，可以是短暂性，也可以是重复性或无规律性；第二种是整体性和连续性的观念并进一步发展成系统性的思想观念创造过程及其实施过程。

第一种表现为观念或思念的活动，或者是断断续续，或者是跳跃式展现片段的思路，也可以在一定条件下，成为进一步进行连续思想创造运动；但这种间断性出现的观念，如果没有受到思想主体的特别关注，在许多情况下，都会分散地被遗弃或自动消失，也可以转化成隐蔽的形式而潜入意识底层，待时机成熟就有可能重新冒现出来。尽管如此，这种短暂的观念呈现，归根结底，作为对事物的某种看法、意见、念头、点子、意念或解决办法，还可以无意识地成为思想主体今后开展系统思想创造活动的基础。在这种情况下，这些观点活动，实际上也是潜在的思路的重要根源。

第二种表现为连续进行的思想活动，可以将各种观念进一步提升为思想活动的概念基础，在概念形成的基础上，通过意识的抽象的和一般化归纳过程以及精细的分析过程，有可能进一步发展成为"命题"或"判断"，并进一步发展成为由一系列相互依赖和相互联系的判断群而构成一个特定的思想理论体系，成为有目的、有方向、有计划、有方略以及有具体策略步骤的认识活动和改造世界的实践。

---

　　① Pascal, B., *Pensees*. Paris, Gallimard, 2001[1654].

思想,作为人类生命的最重要的活动,和生命整体及其各个部分一样,是在同其内外极其复杂的多种因素的相互联系、相互矛盾和相互协调中发挥它的基本功能,一方面,思想以其独特的不可见(即无形)的存在方式,超越时空限制而自由驰骋,使它比生命的其他任何部分都具有大得多的灵活性,在思想本身的范围内,思其所思,想其所想,任意展开,使它成为高度自由的生命运动形式,"来不可遏,去不可止;藏若景灭,行犹响起;方天机之骏利,夫何纷而不理"①;但另一方面,只要涉及思想内容及其在实际生活中的实施的时候,它所思想的所有内容及其有效性,都会在历史经验和实际的实践中进行检验和见证;思想不能永远绝对地单独在其本身的范围内进行思索,它必须同时考虑其思想内容同历史传统和实际生活的关系,必须意识到思想内容的源泉、验证其效果,归根结底都要同生活世界实际遭遇到的所有因素保持密切联系,而作为思想基本功能的认知活动,不但要考虑到外在世界的客观性及其规律性,而且,还要尊重人类认知活动所经历的一切经验因素及其内在意识所储存的原有基因库的信息总能量。

思想的基本内容就是各种系列的信息网,它们源自意识活动的内外输入、处理与筛选,并在处理过程中往往又与内外各种其他因素和力量结合在一起,构成思想创造活动的基础和动力。所以,思想活动中的各种信息,一方面是有待思想本身与其他力量结合起来(包括处于感性阶段的各种感觉、感知、情感等因素以及处于理性阶段的各种推理、归纳、演绎等能力),在更复杂的层面上加以处理和应用;另一方面,又可以根据思想发展的需要,加入思想同其他因素相结合过程中的所有实际操作和变易运动,并在此基础上发挥思想本身的独有的创造功能,开展新一波的思想创造活动。

不同的人的思想及其创造活动的发达程度,一方面决定于思想活动所依据的内容及其处理状况,另一方面决定于每个人赋有的思想能力及其灵活程度。实际上,每个人进行思想活动,并把思想活动的内容及其成果通过语言表达出来以及使之应用于实际行为中的过程,是极其不同的。

《说文解字》在谈到"思"和"想"的时候,是这样说的:"思"者,上为

---

① 陆机:《文赋》。

"田",下为"心","心之田";"想"者,上为"相",下为"心","心之相";或者,也可以说,"境由心造,相由心生";不论对于个人或人类命运共同体,其生命之境界及其命运,生命的田地,其宽窄厚薄,贫瘠丰盈,在很大程度上都是决定于思想创造活动的成果及其践行。

西方哲学、科学与医学,谈到人的思想意识及其心智,往往只突出强调以大脑为中心的脑髓及其神经系统的卓越功能。西医认为,脑髓及其神经系统只占人体重量约百分之三,却成为人体中最复杂的系统。神经系统分为两部分:中枢神经系统——由脑及脊髓组成的神经系统;周围神经系统,是中枢神经系统外的其他神经组织集合体。脑作为一个器官,是所有脊椎动物和大部分无脊椎动物都具有的神经系统中心。它位于头部,通常靠近感觉器官,如视觉器官。脑是脊椎动物身体中最复杂的器官。人脑大约包含 500 亿—1000 亿神经元;而人类的大脑皮质,就包含大约 140 亿—160 亿神经元,小脑中包含大约 550 亿—700 亿神经元。每一个神经元都通过突触和其他数千个神经元相连接。这些神经元之间通过称作轴突的原生质纤维进行较长距离互相联结,形成大约 10 万亿个神经通道进行传递信息的功能,可以将一种称作动作电位的冲动信号,在脑的不同区域之间或者向身体的特定接收细胞传递。人脑的信息密度约为 10^{11} 比特/立方公分,比生殖细胞中遗传信息的密度 10^{22} 比特/立方公分还要低得多。但人脑又比超导材料制成的贮存装置的信息密度高千万倍,也是人造的电子计算机所望尘莫及的。

人类的大约 2 万个单位的生命基因,就储存在一本不超过 30 亿个字母的 DNA"天书"之中,使人类生命生成出大脑这样神奇玄妙的器官。这大约 2 万个人类生命基因,在人的一生中,在人脑中始终都处于开放状态,随时与人的发育成长相对应,其适时的精密度和准确度,达到一秒不差的玄妙程度,犹如交响乐伴奏优美的舞蹈那样,两者的呼应,顺应自然,恰到好处!

人类也和其他动物一样,对于体内和体外的环境变化以及压力,需要一个调节器官来进行紧密联系和协调以保持稳定的状态,在这方面,神经系统和内分泌系统就扮演了非常重要的角色,两者与其他细胞组织的协调连接,才使人类有可能进行思考,调整记忆和情绪变化,因应外界环境的变化而产生适当的身体反应，而不是像动物那样，任凭"物竞天择"规则的摆布。

当然，人脑这个赋有机智的"硬件"，其发育及成长，并非完全决定于基因本身。人脑是人体各器官中受外部环境影响最大的一个。

从生理上来说，脑的功能就是控制身体的其他器官。脑对其他器官的管控方式，一是调节肌肉的运动模式，二是通过分泌一些诸如"荷尔蒙"激素之类的化学物质。人体一些基本的反应，例如反射，可以通过脊髓或者周边神经节来控制，但基于多种感官输入以及有心智、有目的的动作，却只有通过脑中枢的整合能力才能完成。

问题在于，心脑及其心智功能，虽然与大脑结构及其复杂功能密切相关，但人类心智的性质及其发展，绝不是单纯靠对于大脑的分析，或单纯停留在人的内在生命功能范围内，就可以正确理解和把握的。

值得注意的是，人类心智及其智慧能力，是随生命所经历的个人和社会实践的展开而不断发展；既因人而异，又因时有别，造成心智及其智慧程度的千差万别，不但形成人类智慧的多样个体性，也导致人类智慧总体上的优势地位。中国思想文化传统中所说的"贤者""圣人""能者""智者"以及《易经》所谓"人更三圣，世历三古"（即伏羲、周文王、孔子三位具有高超智慧的"圣人"）的说法，都是指最有智慧的高人，他们不但善于总结自己和群众的丰富经验，使之提升到超群绝伦的智慧高度，"与天地准"，能弥论天地之道，仰以观于天文，俯以察于地理，熟谙幽明之故，原始反终，深知生死之说，而且，还能够气势磅礴而又诚意定心，既高瞻远瞩，又精微入神，与天地合其德，与日月合其明，与四时合其序，与鬼神合吉凶，先天而天弗违，后天而奉天时，充分利用一切有利时机，灵活机智地使自己的言行，对内外变化，产生必要而恰当的感应，适时与天地人万物的运动变化而协调共处，以顺应相通及和谐顺畅的生活方式，穷理尽性，充分发挥自身的主动创造精神，使生命生生不息，自强不息。

《黄帝内经》坚持"心""神""脑髓"三者之间的全方位关联及其与生命整体的和谐运作，并把它们之间的巧妙相互控制和相互协调，始终置于生命的生老病死的活生生流程中，尤其突出这一流程对人类思想创造活动的重要意义。

二、性食双驱,劳动造人

生命在天地之间生成并发展,使人成为宇宙自然的一部分,必须道法自然;但人又具有得天独厚的心智,使人异于其他事物而成为社会文化的生命体,成为"万物之灵",能够根据自己的能力,为自己确定生命的目标,不断进行自我认识、自我组织和自我超越。从这个意义上说,人的真正本质受到自然和社会文化两方面的影响,决定于他自身如何面对和处理自然界和社会文化世界,也决定于他怎样认识和把握自己,决定于他如何解决自己与天地自然以及与社会文化的相互关系。

所以,对人来说,诞生和"活着",只是生命的起步和基础,或者,只是生命的一半,甚至是不重要的一半;这个源于自然的最初的一半,不过是天地自然给人提供的"毛坯"形态的生命,只为人创造自己的生命奠定基础;而对人来说,更重要的是,在自己面临的生活环境中,怎样发挥自己的心智能力,不断地加深认识自己和周围环境,为自己设置符合自己的理想的新的生命境界,并为之奋斗不息,更新不止。

这就意味着,论述人类生命及其心智的形成和发展,不但必须全面考察宇宙生命整体及其与人类生命的全息连接过程,还必须同人类生命本身的整体发展及其在各个领域的实践,也就是同人与自然以及与社会文化的相互关系中进行全面考察。

更具体地说,所谓对人的"全面考察",指的是以自然与社会文化相结合的全方位动态的视野和模式,对人类生命整体在生理、心理、意识、情感、意志等方面,在本能与意识的相互关系中,在精神活动与肉体(身体)活动的相互关联的视野中,在本能欲望需求与思想创造和劳动实践的相互关系中,在人的近于动物原始本能的自然流露与人有思想意识指导的行为的交叉关系中,在语言交流、思想创造以及与生产活动的相互关系中,在认识活动与艺术创造活动的相互关系中,在人类本身不断总结历史经验和当下持续进行实践的双重过程中,进行统一协调的考察。

为了清晰地显示所有这些复杂关系的性质、内容、层次、维度及其相互关联性,我们不得不首先集中考察人类生命原有的自然状态及其逐步向社会文化生活的过渡过程,以便揭示人类生命所特有的"两面性":一方面是自然生命的本能基因以及它们作为生命原始动力而潜伏在生命底层的性质,另一方面是社会文化生活给予人类生命提供的更为重要的能力和潜力及其对生命价值和生活方向的决定性意义。

(一)物色之动,阴阳惨舒,连类不穷,流运万象

一个完整的人,就是原有自然本能所构成的"自然人"与社会文化培育出来的"社会文化之人"的和谐结合的典范,这就是真正由思想意识所主导的文明人的生命内在矛盾性和创造性的高度统一;也就是说,人尽管走出了原始的自然环境,具备社会文化本质,他在出生之后已经从根本上不同于动物,但原始自然生命在其中留下的本能印记,仍然潜伏下来,随时有可能在其社会文化力量减弱的情况下,特别是在人的思想意识失去警觉的时候,再次从潜伏状态转变成赤裸裸的动物本能,尤其集中表现在"性欲"和"食欲"的本能表演,不但表明人类生命原本属于自然,并与动物生命无异,而且还显示出人类生命的脆弱性及其不确定性,从而也表明:赋有思想意识的人类生命,永远摆脱不了原有自然本能的干扰影响,他必须永远保持思想意识的主动反思能力,确保"道"与"德"对生命的全方位调控地位,镇定自己,进行自我担当、自我约束、自我教育、自我拿捏、自我导航和自我决定,保持自身生命的开放创造性与灵活适应性的和谐结合,为自身生命的优化和完善化而始终艰苦奋斗,创新不已。

本来,性欲和食欲是人类生命自然延续更新的前提条件。在任何情况下,人类生命要生存的基本条件,就是首先解决生命连续遗传和避免由于缺乏食物而夭折。因此,恩格斯在《家庭、私有制和国家的起源》第一版序言中指出:"根据唯物主义观点,历史中的决定性因素,归根结底是直接生活的生产和再生产。但是,生产本身又有两种。一方面是生活资料即食物、衣服、住房以及为此所必需的工具的生产;另一方面是人自身的生产,即种的繁衍"[1]。一定历史时代和一定地区内的人们生活于其下的社会制度,受着两种生产的制约,这两种生产互相依赖、互相影响,其中物质资料的生产是

---

[1] 《马克思恩格斯选集》第4卷,人民出版社2012年版,第13页。

基础,对人自身的生产起着决定作用;物质资料生产的社会形式决定着人自身的生产的社会形式,即婚姻家庭关系;物质资料生产的状况决定着人自身生产的状况,包括人口的数量、质量、构成、密度等,在不同的生产方式下,有不同的人口规律。但同时,人自身的生产又是物质资料生产得以进行的第一个前提:它为物质资料的生产提供必要的劳动力;人口的数量、质量、构成、密度以及增长速度对物质资料的生产有直接影响。

人们用以生产自己的生活资料的方式,首先取决于他们已有的和需要再生产的生活资料本身的特性。这种生产方式不应当只从它是个人肉体存在的再生产这方面加以考察。它在更大程度上是这些个人的一定的活动方式,是他们表现自己生活的一定方式、他们的一定的生活方式。个人怎样表现自己的生活,他们自己就是怎样。因此,他们是什么样的,这同他们的生产是一致的;既和他们生产什么一致,又和他们怎样生产一致。因而,个人是什么样的,这取决于他们进行生产的物质条件。在这个意义上说,人创造环境,同样环境也创造人。

为了维持生命的延续和生存,真正坚守心智在生命活动中的主导地位,人首先必须学会和坚持劳动,"劳动和自然界一起才是生命一切财富的源泉,自然界为劳动提供材料,劳动把材料变为财富。但是劳动还远不止如此。它是整个人类生活的第一个基本条件,而且达到这样的程度,以致我们在某种意义上不得不说:劳动创造了人本身"①。劳动实践促进人的理智的发展,文化也就通过劳动工具的发明及应用,应运而生。

(二)文明演化,本能潜伏,技术理性,心藏玄机

人类从自然向文化的演化,是人类生命整体对自然生活环境的改造,而在改造自然生活环境中,人类也同时改造了自己,使自己从单靠本能生活而逐渐转变到有意识地进行文化创造,特别是通过发明制造工具和制定有效的行动规则而进行持续的生产劳动,并有效地提升自己的生存能力。

德国哲学人类学家格伦(Arnold Gehlen, 1904—1976)在考察人的意识

---

① 恩格斯:《自然辩证法》,见《马克思恩格斯全集》第20卷,人民出版社1971年版,第509页。

的本质时,发现了人类意识实际上执行了一种"释负原则"(Das Entlastungs-gesetz);不仅关系到人的感性行为,人的手、脚及肉体各个部位在劳动过程中的优化移动原则;而且就连人的思考、抽象及想象过程以及人的社会组织结构,都遵循着"释负原则"。这个原则的目的,归根到底,是为了使自然界及周围世界,通过人的劳动和行为,成为有利于人类及其共同体的最好的生存条件,使自己的行为尽可能地省力和发挥高效率,把世界重建成有利于自己的生命优化状态。人类生命经历自己直接感受到的经验之后,进一步运用思想意识和心智,在观察、谈话和思考中重建他们所经历过的世界。在这过程中,人类总是本着释负原则为人类的行为制定一系列方案和步骤,同时人为地制定合理的行为规则,使人类行为避免不必要的复杂化程序,在行为中像释放能量一样付诸实施,提高行为的高效率。而在这方面,语言起着一种极其特殊的、无与伦比的微妙作用。

然而,本能逐渐为有意识的创造活动所取代,并不意味着人类生命完全摆脱了自然状态中的本能性质;恰恰相反,人类生命向文化的过渡,只能使人变成更为复杂变动的生命体,成为思想意识主导下的充满矛盾的生命体。"性"与"食"的本能,原本构成本能生命动力的两大主轴,在人类过渡到社会文化生活的过程中及其后相当长的时间内,始终以极其顽强的潜能,深埋在人类生命的基因和意识生活底层,并以或强或弱的反复呈现方式,既促进又干扰生命的完善化过程。

自从人类生命进入社会文化生活领域以后,特别是全球社会实现现代化之后,往往流传对人类生命的一种误解,以为人类生命特有的意识、理智和心智,可以自然地使人成为异于动物的文明人,足以完全控制,甚至吞没人类生命中源于自然的本能欲望、欲求、情感和各种盲目的生存动力,把人类生命完全理想化,片面地以西方社会启蒙时期的理性主义,歌颂和论证人类生命的理性和心智的全方位指导作用,忽略原始生命本能对实际生命活动产生的反复而复杂的影响。更有甚者,还片面夸大理性对生命的全方位操控,夸大现代理性创造的现代科学技术对生命的决定性意义,以为现代科学技术的理性功能,足以提升人类生命的全部价值,完全忽视在功利理性和工具理性掩盖下的自然本能欲望及其自私自利性质,试图以现代科学技术理性的异化现象,掩盖日益横行的自然本能欲望对于当代社会的越来越大的破坏力,也误导了现代人走向对于物化理性的盲目追求。

现代化以来各种人造科技产品及其商业市场化,有可能激化了潜伏在人类生命底层的"性"和"食"的本能欲望,促使一批人单纯追求物质享乐,无止境膨胀肉体欲望,将生命引入危害身体健康和破坏社会和谐的邪路。

由此可见,思想意识的自我熏陶,不断提升自身生命境界,正确处理身心关系,正确调控身体欲望,认真践行思想文化修养活动,对于现代人来说,仍然是非常必要的。

(三)应时反省,凝气怡神,劳动实践,心身履新

掌握了思想意识自由的人,必须充分意识到自身进行自我完善的必要性、长期性、反复性和艰难性,这是因为:一方面,人所固有的自然本能,是极其顽固地潜伏在生命内部;尽管人有理性,有心智功能,但以"性"和"食"为两大核心的本能欲望,在本质上就是一种永不满足的生命动力本身,始终不会自动减弱其诉求的强度,况且,意识本身也始终指引人们导向幸福的更高生活境界,致使人类生命追求越来越高的幸福目标而不断进行自我超越;另一方面,社会文化本身以及人类生命的长期发展过程,并不是可以自动地受到心智的调控,而思想意识对本能的改造,也不是一蹴而就的事情。人必须靠自己来完成自己,必须由自身的自觉担当精神,成为驾驭生命本能和思想意识两方面而积极进行创造活动的主人,决定自己应该成为什么样的人。

所以,有了思想意识的人,不仅可能,也必须成为创造性的生命体。而且,人不应该仅仅具有单一的可能性;他应该使自己不断实现无限多的可能性,使自己具备全方位发展的可能性。人应该在努力取得一种生活状态之后,进一步向前发展去追求新的可能性;对人来说,生命必须永远在寻求自己、改造自己、提升自己。

马克思指出:人即使在物质需求方面和身体欲望方面,都不是自然的生物。人不同于动物的地方,在于可以通过有意识和自觉的劳动,为新的自己创造了外在的生活条件,创建了自己的生活环境,发明了工具,生产出生活所需的商品。人在改变他的生活条件的过程中,也同时改变了自己,克服本

能的盲目性。人唯有通过劳动去改造世界,创建自己的理想的生活条件,才能同时改变他自己。所以,归根结底,劳动对于人来说,不仅是一种负担,而且也塑造了人自身的美好形象和理想。人在劳动中彻底克服了动物的本能而成为世界的主人,成为"万物之灵"。

由此可见,问题并不在于思想意识的重要性,更是在于整个思想意识是属于"人"的思想意识。在这里强调"人"的思想意识的关键地位,正是为了说明:问题不是在于有没有思想意识和理智,而是在于具有思想意识和理智的人本身,是否有资格和有能力成为自己的意识和理智的主人。意识不是仅仅由于意识本身,或者,由于纯粹意识的力量,才显示意识的创造性及其创造精神。在这方面,法国哲学家笛卡尔明显地显示了他的意识哲学的不完善性,因为他固然强调了思想意识的关键意义。但当他提出"我思故我在"的时候,只全力集中揭示"思"的创造性,却忽视了:"思"之所以有威力,并不单靠"思"本身,而是在于这个"思",是"人的思",而且这里所说的"人",必须是具有自我意识和自我担当的"人"。正是由于人类生命的意识和理智具有自我担当和内含道德精神,才使"思"变成为具有道德主体性的人的关键创造力量。正是由于人的主动性,才使人的意识不仅有能力,而且还主动发挥其意识能力,不断地总结自身所获得的生活经验,然后,又在此基础上,对他所面对的世界万物,进行有意识地观察和研究。所以,笛卡尔和康德等人,尽管发现了思想意识的重要性,但他们充其量也只满足于分析纯粹思想意识本身的性质。

三、文以载道,思想引领

(一)文化创造,思想应物,情动志行,省摄备至

人类生命不是自然环境发展的单纯结果,而是受到自然环境和社会文化状况的双重环绕,在与宇宙自然和人类自身创造的文化环境的双重互动中,以每一个具有独立创造意志和创新能力的单独个体和社会文化整体的双重身份,经长期曲折发展,成为更新不止的"万物之灵"。

人并不像其他生命那样,简单地生存,满足于诞生时形成的状态,被动地听命于宇宙自然规律的安排和摆布,而是要不断超越已有环境和现成生

活,"遵四时以叹逝,瞻万物而思纷"①,不停地提升自己的价值,追根究底询问和解释自己的本质和生存使命,也在不断地加深认识自己和自己生活环境的同时,还不断地给自己提出改造自己及其生活环境的任务,使人不只是决定于先天给予的基因,而且还决定于自己的创造力和决心。正因为这样,人是唯一可以自己决定自己命运的生命体。

马克思这样写道:"思想、观念、意识的生产最初是直接与人们的物质活动,与人们的物质交往,与现实生活的语言交织在一起的。人们的想象、思维、精神交往在这里还是人们物质行动的直接产物。表现在某一民族的政治、法律、道德、宗教、形而上学等的语言中的精神生产也是这样。人们是自己的观念、思想等等的生产者,但这里所说的人们是现实的、从事活动的人们,他们受自己的生产力和与之相适应的交往的一定发展——直到交往的最遥远的形态——所制约"②。

生活在自然和社会环境的人,由于赋有心智,有可能以独立的、自我反省的以及以创造性方式进行活动,既改变自然,又创造人的本身。对人来说,最重要的是,人可以依据自己的心智才能和根据自己的需要创造文化财富,使之成为一种新的自我发展的起点。

心之接物,"知别区宇,省摄备至,畅然无遗"③。心智对于人来说,其最重要的意义,在于赋予人类生命一种创造文化财富的使命,使人有可能通过文化创造活动而为自身创建一个高于自然而又尊重自然并与自然协调的文化生活环境,同时也改造和提升了人类生命本身的价值。心智的形成,给予人自觉认识自己和认识自然的可能性和必要性,要求人自觉地立志于对宇宙自然生命的全面系统的考察,把认识宇宙自然和认识人类自己的双重任务,同时地担当起来,以便使人进一步成为宇宙自然和自己的命运的主人。所以,认识和把握宇宙自然的本质与认识和把握人类生命自身的使命,在实质上,也就是人类生命实现自我完善和自我提升的不可推卸的责任;通过创造一系列不断完美的文化创造,使人成为"天地人三道"全方位和谐调控的

---

① 陆机:《文赋》。
② 《马克思恩格斯选集》第1卷,人民出版社2012年版,第30页。
③ 《诗家一指》。

"天地之心"。正是在这种情况下,人类生命创建和不断改善文化的过程,也就成为"自然之道"与"为人之道"合而为一的过程。

中国优秀传统文化一贯重视生命的文化创造活动及其对生命自身的重要性。《周易》"贲"卦"彖"云:"刚柔交错,天文也,文明以止,人文也。观乎天文以察时变,观乎人文以化成天下"。正因为这样,孔子说:"质胜文则野,文胜质则史。文质彬彬,然后君子"①。《文心雕龙·原道》也很明确地说:"文之为德也大矣,与天地并生者何哉!……人文之元,肇自太极,幽赞神明,易象惟先。……言之文也,天地之心哉!"显然,刘勰强调的是:圣人开拓大道,乃是效法自然的结果,文明依据自然的规律,就可以完善人类的道德。只有不断创建并改善自己的文化,人类生命才有可能既改造和改善自己的生活条件,又不断地实现自我提升、自我熏陶和自我教育;既发挥自己的心智积极性和主动性,又越来越完满地完成人类生命自身对宇宙自然生命整体的应尽责任。人就是这样依靠连续的文化创造活动同时完成了改造自然和改造自己的双重任务。

生命创造文化的过程,是与生命整体的成长发展过程同步进行的。也就是说,对人来说,文化的创造及其发展,一点都离不开生命自身的生成和发展。人类生命自生成起,就逐渐伴随着文化的创造活动;所谓生生不息和创新不已,就是指生命之生成与成长,始终不停地进行文化创造;人通过文化创造,丰富和充实了自己的生命。

(二)人心生音,声应生变,乐象成文,象人正立

在文化创造的过程中,伴随着生命整体的全方位演化,人类也同时发明、学习和发展自己的语言,促使人类心智进一步发扬光大,通过语言文字的应用,整体地活跃了人类生命,特别是促进思想创造运动能够畅行无阻地在天地万物之间自由翱翔,以致有可能将实际的时空转化为象征性时空,从而使原本实际三维的时空,渗透到语言文字系统,以潜在的形式,穿越物质运动所限定的实际时空,打破实际时空在方向、面积、体积等方面的狭隘范围,极大地开辟人类生命进行思想文化创造的天地,并使之与整个生命成长

---

① 《论语·雍也》。

第四章 — 万物之灵

和文化发展,协调相向而行,相互渗透、相互推动,一次又一次逐步将以语言为基础的文化提升到新的层面,并同时提升了人类生命自身。

发明、使用和不断更新提升自己的语言能力,是人类生命不同于其他生命的一个优点,它实际上就是人类生命本身的基因能力及其创新精神之间的互贯互通的一个重要标志,也是人类生命有能力创建文化的基本条件。

现代语言心理学、社会语言学以及脑科学等学科的研究成果证明,人类生命通过发声和文本上符号系统而进行意义表达的语言能力及其功能,一方面有其大脑功能以及相关的人体特殊结构作为基础;另一方面又与生命整体演化过程中所经历的各种复杂的实践,特别是为生存而进行的劳动及文化创造有关。由此出发,尽管每个人的语言功能是有限的,但人们仍然可以通过各种途径和方法,促使自己在生命固有的功能和掌握已有语言的基础上,逐渐扩大和增加自己的语言容量、使用量、应用技巧及其功能质量,促使意识、思想创造与语言交错并行,既相互促进,又相互限制,通过思想意识与语言之间的矛盾和悖论,推动思想与语言,双双以充满张力的潜能,驰骋于创造的广阔时空,有利于万物之灵进一步充分发挥"天地之心"的角色。

这就表明,语言确实同生命本身的演化和生存需要密切相关,一旦实际生活不断增加重复的行动及总结经验,语言能力自然同时增强;反过来,语言能力的增强又推动生命进一步提高自己的功能整体及其各部分,使生命与语言连续反复地在生命演化中相互推动和相互补充,导致人类在语言能力方面,有可能越来越远离动物界而成为"万物之灵"。在这个意义上说,语言的发明及其不断完善化,是人类心智又一个重要特征,有了语言,人类生命及其心智,又获得了远比一般动物高明得多的手段,使自身有可能更完美地发挥"万物之灵"的功能和"天地之心"的责任。

通过对正常儿童认知过程以及人类提升语言能力的调查研究,证实人类是自然地结合生活需要并同时依靠自身身体器官而学会讲话和使用语言。由人和自然所构成的生活环境不时产生各种声音,通过气流的声浪波动不断地刺激人的耳膜,实际上培育了人类识别各种声音与其生活需要的关系;与此同时,人类先天固有的发音器官(舌头、上颚软体组织、喉咙、声带、口、鼻等),经长期反复受大脑的和谐统一牵动,也逐渐使人学会发动和组织整个发音器官系统以及通过语言行为，表达自身需求的功能。

语言功能的发展是与人类脑容量扩展及其优化过程相适应的。人脑有许多部分专门处理语言，但主要是被称为"布罗卡氏区"（Broca's area）的说话中枢以及被称为"韦尼克区"（Wernicke's area）的语言理解控制中枢。

语言固然有其基因根源，但人类的语言的习得，要靠后天训练以及思想活动的经验。在这个意义上说，语言不仅是思想的通道和储存库，也是思想创造的基本条件；语言与思想始终维持双方的互动互通，在双方内在张力的推动下，使人类心智和思想创造不断推向前进。

语言的使用，经历世代继承和发扬，已成为人类生命的"存在之家"，深深扎根于人类文化之中。尤其关键的是，声音与人的生活之间的反复对流碰撞，给予人的思想意识学会识别不同声音所运载的"意义"和"信息"。这一切实际上都是与人类长期实际生活的磨炼，通过劳动过程以及各种涉及生老病死的切身经验，才逐步使人掌握通过大脑神经系统的调控，不断学习、使用和发展自己的语言。从童年早期的社会互动中学习开始，小孩大约3 岁就可以流利地说话了。一旦人脑中掌控语言使用的部分发生病变，就会导致语言使用的故障。

语言固然是一种复杂的沟通交流系统，但它也是人类的生存能力中一个不可或缺的部分，它不只是一系列符号、符码、语音和规则，而且也包括与语言应用能力和运用过程相关的一切思想意识创造活动，既包含语言及其运用所连贯的一切因素，包括生命的静与动、无形与有形等相互对应的两种成分之间的和谐关系，也包括语言使用时所引起的整个生命运动。

语言通过象征和符号构成的文字而运载各种意义，使人有可能进一步创建文化，以思想意识创造活动为引擎，带动人类生命整体，更有组织有意识地实现与天地自然的和谐进化，也因此同时地反过来推动人类生命本身的全面新生。

正因为这样，中国语言文字的形成及发展，总是与中华民族文化整体的发展连成一体，与中华民族的整体命运相互关联、相依为命。

中国语言文字的发展史就是中华民族整体命运的忠实记录，也同时集中了中华民族特有的生命智慧。

中国字"文",甲骨文至周初金文,都是"象人正立形",胸前有纹饰,直截了当宣示了中国人及其文明的人文本质,集中体现了中华民族思想文化的精华,要求为人处世必须堂堂正正,光明磊落;同时,"文"还表示原始民族身上描画的花纹,引申事物错综复杂所组成的纹理或形象,所以,从"人"到"文"再到"天文"和"地文",最后成为系统的"文化"和"文明",都是顺理成章的事情,意味着中华民族的最早祖先很早就意识到,以"文"这个字为出发点,我们的语言文字及其使用,可以勾连"天地人"之间的全方位和全息连接关系,象征着"天地人"三者之间的同源同道同理性质。

中国字"言",最初的甲骨文,从"牛",与"告"同,表示原始人诚心用他们从事劳动的主要牲畜"牛",向天祭祀祷告的意思,也就意味着"人依天地之道而开口做事"。同样的,中国字"信",最早从人从口从心从言,意味着人即开口说话,就要"诚心以信为人"。

实际上,作为语言发声的基础,就是天地万物感人而动心的过程。所以,在这方面,语言和音乐一样,有共同的内外基础,即它们都是生命对于万物感应的表现,也是生命意欲与万物沟通协调并实现和谐共生的真情告白。有了语言,才使人与万事万物相互沟通连接成一个有机整体,也才使人的生命变得生动活泼,创新不止,千姿百态,情志如江似海,起伏不定,风韵万千,健行不息。

组成《周易》符号体系的八卦和六十四卦,实际上就是中国最早的文字,它们集中了中华民族的遗传密码,率先以男女生殖器和日月对立为基础,发明最初的文字基元,即"阴"和"阳"二爻,"言乎变者也"①,并推而广之,表示"古者伏羲氏之王天下也,仰则观象于天,俯则观法于地,观鸟兽之文与地之宜,近取诸身,远取诸物,于是始做八卦",意味着整个语言文字体系,无非以相互对应的二元因素之间的相互对立、相互转化、相互统一,构成一切语言文字的象征符号体系的雏形楷模,然后以之为基础创建整个生命文化体系。

所以,《周易·系辞上》进一步明确地说:"是故,君子所居而安者,易之

---

① 《周易·系辞上》。

序也。所乐而玩者,爻之辞也";"六爻之动,三极之道也"。《周易·系辞下》还说:"爻也者,效天下之动也","六爻相杂,唯其时物也"。总之,"道有变动,故曰爻;爻有等,故曰物,物相杂,故曰文;文不当,故吉凶生焉";"八卦以相告,爻象以情言,刚柔杂居,而吉凶可见也"。爻与卦,如体与用;卦是物之体,爻是物之用。爻,是动态地观察万事万物,重在表现阴阳之动,体现物之变,物之化;卦,是从静态角度,意在反映阴阳之物,表现物之象和形。

研究中国语言文字的清代著名学者王筠(1784—1854)总结了中国语言文字发展过程的经验,深刻地指出:"故其始也,呼为天地,即造天地字以寄其声。呼为人物,即造人物字以寄其声。是声者,造字之本也。及其后也,有是声,即以声配形而为字"①。在他之前,南宋戴侗(1200—1285)指出:"夫文生于声音也。有声而后形之以文。义与声俱立,非生于文也。……夫文,声之象也。声,气之鸣也。有其气则有其声,有其声则有其文"②。

所以,语言就是生命本身的一部分,而对人来说,语言简直就是生命的基本标志,是心动感物的直接表现,也是意欲表达和履行改造生命环境的由衷呼声及其实践要件,体现了人类生命具有使用语言、发挥思想意识主导作用以及贯彻言行一致的实践活动的独特能力,无愧于"万物之灵"的称号。

语言的出现及其运用,对人来说,并不是偶然的。只要谈到人类生命,就会涉及语言。换句话说,不存在没有语言的人类生命。这是因为语言不但标志着人类生命的心智能力的特殊性,也意味着他的文化特性及其创新精神。

(三)人文化成,自反前行,不断反思,砥砺至臻

有意识的"万物之灵",将仁、智、义、信、勇,有机地结合起来,贯穿于自己的思想和行动的始终,使生命及其文化创新活动,具有自觉的和明确的反思性或自反性,促使自己的心智不只是一味地创新前行,而是以对生命整体

①　王筠:《说文释例》第一卷。
②　戴侗:《六书故·六书通释》。

的赤诚之心,以对自己的创造高度负责的道德责任感,以追求真理的严格精神,反复对自己的言行、思想和命运进行反思,一方面不断克服或改正可能犯下的错误,避免各种可能的片面性;另一方面针对自己的创新活动的过程及其结果,进行谨慎的检视和反思,并以不断的反思精神和实践,反复检验自己的思想和行动的过程及其成果,审慎衡量它们同道德标准和真理标准的差距,使每一个思想和行动,都呈现进退双向循环的特征,让它们有可能反复掂量自身的真理性和道德性,并由此在客观上对外和对内产生双重反作用,一方面使自身有可能斟酌考量其思想和行动的价值的效果,并认真进行反复检验;另一方面也使自身产品客观化过程中同样赋有自反性,有利于自身的思想和行动朝着道德性和真理性的方向前行,由此形成自身与自身之间、自身与他人之间、自身与创新成果之间的相互关系的相互循环和自我调整,使人类文化整体本身及其与自然生命整体之间的关系,一再地发生互动和变换,大大促进思想和行动同其相关因素之间的沟通与交流,也不断协调和扩大思想和行动同他人和自然之间的相互关系,从而使人类文化整体具有波浪式、螺旋式和倒流式前行的特点。

这是创新前行中不可避免的逻辑效应,它不是左顾右盼和谨小慎微的消极态度,也不是优柔寡断和胆小怕事的无能表现,而是精益求精和严肃负责的积极精神的体现,是矢志不移和坦诚笃行的见证,也是人类心智不断自我优化的表现,恰恰显示人类心智异于其他类型生命体本能性反复行为的优异优点,集中体现了心智和思想创造的反思性特征。

事实上,生命本身具有非常复杂的"自反性",一方面,生命具有自生自创自组织能力和自我认识能力,使之具有普遍相互感应并不断增值、不断更新和不断蜕变的过程;另一方面,生命所再生出来的新生命,不管是自然生命,还是人工生命,也都同样具有"自反性",因为原有生命的自反性,可以渗透到一切生命产品中,蔓延到所有生命领域,充塞所有各种类型的生命体,而它们在人类社会中的传播和蔓延,又使它们继续延伸其生命的自反性,使生命的自反性变得越来越扩张和独立化,在一定程度上,对人类生命整体产生难以预测的各种潜在威胁。

特别值得指出的是,现代化和全球化过程中所生产出来的人造生命,其赋有的"自反性",比自然原有的各种生命更加复杂,因为人类生命具有理智和理性,赋有主动的自我意识和自我认识能力,也具有独特的自我复制和自我更新的特征,分享了得天独厚的良知良能,可以通过遗传而延伸异化,使人类生命的自反性,变成一种双重性创造力量,一方面,它是人类良知良能本身的实施可能性和现实性相结合的表现;另一方面,它也是人类良知良能所产生的成果的反作用威力的表现。

也就是说,良知良能本身固然具有创造性,而且,它们的产品和结果,也可能成为具有"自生性"的人工良知良能,反过来对生命发生人类自己原本所难以预测的结果和反作用。这就说明,良知良能及其成果,对人类生命的影响,从来都有"双重性",既有矛盾性、悖论性,又有分化性、自反性。

显然,所谓"自反性",指的是生命的自我复制性、自我反省、自我生产性及其相互感应的延续;但它尤其特指人类心智和思想的高度自反性。自反性是生命自我创造活动及其延伸变种的一个重要表现。在万物之灵的生命中,自我反省更成为主动自觉的创新行为的精神支柱。

中国传统生命哲学和生命文化,一贯重视生命的自反性,认为生命的自反性乃是生命普遍赋有的一种感应能力以及生命之间的相互沟通、相互转化及其生生不息自我创造的"大化"过程。中国古人把这种生命大化过程,理解为天地本身固有的生命力量的表现。老子曾说,"道生之,德畜之,物形之,势成之",强调生命自道而生,自然而动;而孔子认为,一切在变,"逝者如斯夫,不舍昼夜";庄子也说"万物化作,萌区有状,盛衰之杀,变化之流也"[1]。

一切生命变化,不是胡乱无序,而是乱中有序,变中有常,常中有异;期间的变动,有时混沌难断,有时井然有序,变幻莫测,却又内含逻辑。而一切生命变易的主要过程,均为生命形态之间进行相互转化及自反过程的表现。

本来,一切生命变易,均为阴阳互换互变,"一阴一阳谓之道",贯穿一切生命变化过程。所以,变化再复杂和再曲折,无非就是阴阳变化的各种表现,都可以纳入"一阴一阳谓之道",阴阳互根,阴以阳生,阳以阴长,阳中有

---

[1] 《庄子·天道》。

阴,阴中有阳,阳之和者为发生,阴之和者为成实,阳以阴为基,阴以阳为偶,阴阳合德,变化见矣。道者,阴阳之理也;阴阳者,一分为二也。故阴阳为天地之道,总之为纲,周之为纪,物无巨细,莫不由之。

而且,一切生命变化,均为反复。"无往不复,天地际也"①,"终日乾乾,反复道也"②。所谓变化,实质就是反复无常,因为一切变化,实际上就是从小到大、从正到反,物极必反,走向反面,变成异样;"异"不过是"反"的一种表现。所有的反,不是有始变为有终,就是有终变为有始,反复无限循环,一次比一次丰富,一次比一次复杂,或者,一次比一次出现新的差异,造成生命的生死循环不断,更新不止。万事万物,必有始有终,有成有毁,然前事既终,后事必启,没有去旧,就没有启新。物在其自始至终的生命历程中,其由盛而衰谓之"反",其衰而转盛谓之"复"。肯定转而否定,否定又否定,就是反复。所以,生命永远在一线单向发展中延伸,又在旋涡状中盘旋而上,弯弯曲曲,螺旋式发展,然后,又在其螺旋发展的顶峰,急转直下,向新的螺旋运动转化,使生命的变化,多种多样,琳琅满目,五光十色,日新月异。所以,《易经》说:堂堂君子,既大有作为,又充满凶险,若能倍加勤勉戒惧,就可以避免灾难,没有问题。

各种生命之间,既然相互沟通、相互转化、相互感应,它们也就自然相互制约、相互依存,因而各种生命之间也自然具备共同的相互理解与和谐相处的基础和条件,也就是存在共同理性的统一性和可能性。

而"万物之灵"的思想和行动的自反性的一个重要特点,是采取多种反馈和反思模式,具有明确的自觉性,一方面,将重点设在检验思想和行动成果与原先预计的成果之间的差距;另一方面,重点反思思想和行动的成果与原初动机之间的差距。因此,人类生命自反性具有追求真理和遵循伦理原则的双重特征。

上述人类思想和行动的自反性,也在文化发展过程中,不断地嵌入文化成果之中,作为人类生命的"外化"而变成为人造的"第二自然",不但凝聚

---

① 《易经·彖上传》。
② 《泰卦·九三》。

人类生命的某些特点,而且环绕着人类生命,使人类社会各种文化系统,包括各种社会制度和知识系统,都隐含自反性,对人类自身发生反作用。

所以,人类思想文化的自反性可以潜伏在历史中,也可以潜入文化成果中,使人类历史和各种文化成果隐含自反性,随时因其与人类思想和行动的再次碰撞而被反复激活,使这些人造的"第二自然",以其自身的生命力,反制人类生命本身,反过来又影响人类生命的进程及其实际命运。

特别必须指出的是,人类生命创造的"第二自然"中的社会制度系列,更多地具有对人类生命的自反性,因为它们分享了人类生命而赋有人类生命赋予的文化生命力,使其中带有规范性的制度和各种法制规范,都产生对人类社会的反作用,在一定程度上反过来制衡人类的社会行动。与此同时,人类自身可以通过一再的反思,重新调整与其自身的制度产品的相互关系。

现代社会虽然也同其他社会一样,不断进行自我反省和自我更新,但现代社会的自我反省和自我更新,不但在内容和方式两方面不同于传统社会,而且,其更新的速度和节奏远比传统社会快速和高效得多。就自我更新的内容和方式而言,现代社会主要是靠内在各组成部分的特殊功能的自我分化来实现其更新过程;而自我更新和自我分化,又主要靠越来越复杂的自我参照(或自我指涉,Self-reference;Selbstreferenz)来进行。

而且,现代化社会系统的高度复杂性,使社会系统的运作及其运作中之自我参照和自我生产性质,越来越倾向于采用时间的维度作为自我更新的主要视域,并突出地通过现代社会内部的自我分化和功能专业化,展现出其不同于传统社会的特征。这样一来,现代社会的自反性,突出了时间视域的主轴以及社会内在功能的专业化的决定性作用。

显然,在现代社会中,由于人为科学技术手段的加强干预和操纵,社会生命的自我参照,并不只是其内在因素之间的相互比较和相互关联,而且还通过人为技术手段的干预,以越来越快的节奏,进行专业分化的运作过程,它因此也成为一种区分过程、辨认过程、技术操作过程、变动过程和再生产过程。

所以,现代社会的自我参照系统并不单纯停留在自我组织或自我调整活动,因为自我参照和自我生产系统,靠其生产的新科学技术的自反性,有可能生产出它们相互关联所必须依据的各种要素。现代社会的自反性,使所有其系统都成为能够生产出它们自身所必须仰赖的各种组成要素的新生命体,而且,它们还是在一种封闭系统的范围内生产出这些与系统本身的存在紧密相关的组成要素。

实际上,在现代社会中,要使得一个系统能够进行自我生产和自我参照,首先必须使该系统不只是能够自我生产出它本身所必须具备的各种组成要素,而且还必须保证使这些组成要素自身也能够进行自我生产。这就是说,系统的自我生产固然仰赖于系统本身能够不断在其自身的范围内生产出特殊需要的组成要素,而且,更重要的是这些组成要素也必须具备在系统内进行自我生产的能力。

社会的自反性所涉及的参照活动过程本身,本来就是关联到三项主要因素:指涉者、被指涉的对象以及作为指涉中介的某物。指涉活动永远是一种关联过程的实现。参照(Referenz;Reference)的动词原义就是"关联活动",来自拉丁语词 referre,意思就是"关联"或"关系……"这是一种建构相互关系的活动,是以某因素为"中介"或"关联手段",某个进行参照(指涉)活动的因素,把自身同另一因素关联起来。参照活动本身就是生命自我生产的一个表现。任何关联,都必须是被关联的要素自身,首先具有与他者关联的诉求,然后,还需要被关联的诸要素,具有相互关联的能力和可能性。但是,这还不够。更重要的,是在相互关联的要素之间,必须存在一种"中介",以此中介作为媒介或中间环节,使得相互关联的各要素能够通过这个中介而协调起来。所以,上述组成参照过程的三大因素(指涉者、被指涉的对象以及作为指涉中介的某物),实际上就是自我关联者、被关联者以及作为关联活动的中介的因素。以上三大因素缺一不可。这样一来,参照活动过程也是一种"在关联中进行关联"和"在关联中产生关联"的活动,是关系到重叠进行程序的自我关联过程,从而也是一种双重的自我关联活动。现代社会生产的现代科学技术,通过参照过程中的关联活动,参照者建构了标示自身的必要数据和条件,也在自我标示中进行了自我确认和相互区分的双重程序。正是在完成了上述指涉和关联活动中,社会系统实现自我生产,并由此表现出其自身的自我创造生命力。

所以，任何参照活动必定是双重的区分过程：一方面它以其运作标示出与自身相区分的另一面，另一方面又通过这个与自身相关联的另一面对自己完成自我标示。不仅如此，而且，这种包含双重过程的同一参照过程，又自然地隐含着未来多重的区分过程的必要性和可能性。正因为这样，自我参照过程是双向循环的连续过程。而且，这些过程是封闭的，因为它们都不需要实现"输入"或"输出"，不存在自系统之外的其他系统引进或排除其自身运作所需要的能量。

但自我生产和自我参照的系统同时又是开放的；同其封闭性相比，生命系统的开放性是从属性的、次要的、受决定的。换句话说，生命系统的开放性是为了其封闭性服务的。系统的开放性之所以决定于其封闭性，就是因为这种开放性是、而且仅仅是为了实现生命系统自身在其封闭的系统中的自我维持和自我生产，其目的在于突出各个专业化新系统的独立性和自我生产性。

所以，生命系统的封闭性和开放性是具有悖论性质的双重过程，是生命系统为了维持其生命特征、并将外部环境的复杂因素排列，反过来变成为本系统内部诸组件间相互关系网络获得新生的基本条件。由此可见，在任何时候，生命系统与其环境之间的交换，都是决定于系统内部诸因素相互关系网络的自我生产。

现代社会是一种更加复杂的自我生产和自我参照系统，其中又包含各种不同层次的社会系统。所以，现代社会是自我参照系统的一种特殊案例，它尤其是以各种人为的科学技术手段所创造的沟通网络作为其运转的前提，它囊括了以往的、现行的和将来的"三重沟通系列"，使之变得更加人为化，增加了许多人为的"第二自然"，把生命及其文化产品的自反性，进一步复杂化。

因此，处于新时代，必须充分意识到进行自我反省的必要性，面对人类思想文化以越来越强烈的势头而发生的自反性，必须自觉意识各种潜伏在历史和文化成果中的自反性，也必须充分意识到：历史和各种文化成果隐含的自反性，随着越来越快的速度，一再地与人类思想和行动的反复碰撞而被加快激活，促使现代社会中人造的"第二自然"，以其越来越强烈的自反性，反制人类生命本身,反过来又影响人类生命的进程及其实际命运。为此,身处新时代的每个人,都有责任自觉地发挥自身的自反性,充分发挥自身心智的自觉性,正确处理随时面对的各种复杂的社会自反现象。

第二节　仁义礼智,德行无疆

"万物之灵",概括了人的"天地之心"本质及其和谐处理生命内外关系的智慧与德性。

中华民族是一个具有深厚道德传统和坚实道德基础的民族。老子早就非常重视德行问题,他说:"修之于身,其德乃真;修之于家,其德乃余;修之于乡,其德乃长;修之于邦,其德乃丰;修之于天下,其德乃普。"①同样的,孔子也说:"夫道者,所以明德也;德者,所以遵道也。是故,非德,道不尊也,非道,德不明也"②。在中国历史上,历代贤明君主总是把"德"放在首位,当成选才用人的首要标准,正如司马光在《资治通鉴》所总结的:"才者,德之资也;德者,才之神帅也"③。

"万物之灵"之心,不是被动地面对客观运行的自然之道,不是满足于被动地任自然之道的摆布,而是以良知之心,知善知恶,以格物之行,为善去恶,充分发挥人心的积极主动创造精神,使自然之道与尽人性至忠诚紧密相结合,实现天地人三道的和谐融合。荀子为此强调说:人心"四时代御,阴阳大化,风雨博施",是调整生命内外关系的中心④。张介宾也指出:"夫人之所受于天而得之者,本有全局,是则所谓天年也……然则后天之养,其为在人";"若以人之作用言,则先天之强者不可恃,恃则并失其强矣;后天之弱者当知慎,慎则人定胜天矣"⑤。张介宾所强调的,正是人对自身生命的主动认识和主动合理协调,这是比先天的生命能力更重要的。

① 老子:《道德经·第五十四章》。
② 《礼记·孔子闲居第二十九》。
③ 司马光:《资治通鉴·卷一·周纪》。
④ 《荀子·天论》。
⑤ 张介宾:《景岳全书·传忠录》。

人的高明之处,就在于不只是满足于先天能力,而是发挥自身认识能力和协调主控精神,使自己的生命,既遵从天地之道,又在尊道贵德的大道上,懂得自己应该做什么以及不应该做什么,有所节制,有所作为,有所创造。既然人心为天地万物中唯一有觉有德有智者,因而它是唯一有资格成为"天地之心"和"天地之德"。

笃实尊道,自强不息和履行道德,就是人心固有的关系原则;这一原则原本存在于宇宙自然万物生命之中,但唯独"万物之灵"使之实现最巧妙的统一,并使之灵活运用于自身处理生命与自然以及人与人之间的关系,使其道德境界成为生生之德的最高标志,又使创新精神及其贯彻,始终成为人生最高目标。

一、诚意正心,尊礼重信,必仁且智,淳德全道

道德之心是生命自身的内在需要而自然产生的。"万物之灵"的特点,恰恰在于具有对道德的自觉意识,能够超越感知各方的影响,自律自定道德方向,敬以直内,义以方外,廓然贯通,从生命的存在意义及其价值的高度,自觉主动要求生命自身进行道德约束及其在生活中的实施。人类对于自身提出和贯彻的道德原则,乃是全方位与天地万物和谐相处并实现宇宙自然万物生命共同体和谐共处共享共赢的重要基础。

首先,作为道德精神的结晶,"诚"是源自万物资始的乾元,并形成于万物各正性命的过程。

"易经"谈生命,开宗明义曰"大哉乾元,万物资始,诚之源也。乾道变化,各正性命,诚斯立焉"。老子也说"道生之,德畜之,物形之,势成之,是以万物莫不尊道贵德。道之尊,德之贵,夫莫之命而常自然"①;至诚道德的人,由于自觉摆脱私心和个人欲望的干扰,可以使自己豁达自然地按照天地人三道的要求,在行动中自由实施道德原则。

在春秋战国时期,孟子和荀子都讨论过"诚",并认为人之所以宝贵,就在于养心至诚。所以,谈论中国伦理道德的优秀思想传统,首先要从"诚"

---

① 老子:《道德经·下篇·五十一章》。

第四章 —— 万物之灵

开始。

"诚者,天之道也;思诚者,人之道也。至诚而不动者,未之有也;不诚,未有能动者也"①。孟子认为,天是淳朴可爱,不懂欺诈伪善,可以做到天然至诚;人则能思而至诚者,所以,人可以通过自觉反思而诚心做人。只有至诚笃实,才令人感动,才有可能顺天应人而成人成事。

唯有心诚,才能自愿自觉善行于社会;至诚是一切道德的基础。诚,具有强大的创造力量,天地以诚化万物,人以诚而心仁,形神,神化;诚心行义则理,理则明,明则能变;君子以诚而有所守,因此可以顺命而慎其独。所以,荀子特别强调心诚为要。"君子养心莫善于诚,致诚则无它事矣,唯仁之为守,唯义之为行。诚心守仁则形,形则神,神则能化矣;诚心行义则理,理则明,明则能变矣。变化代兴,谓之天德。天不言而人推其高焉,地不言而人推其厚焉,四时不言而百姓期焉。夫此有常,以至其诚者也。君子至德,嘿然而喻,未施而亲,不怒而威。夫此顺命,以慎其独者也。善之为道者:不诚,则不独;不独,则不形;不形,则虽作于心,见于色,出于言,民犹若未从也;虽从必疑。天地为大矣,不诚则不能化万物;圣人为知矣,不诚则不能化万民;父子为亲矣,不诚则疏;君上为尊矣,不诚则卑。夫诚者,君子之所守也,而政事之本也。唯所居,以其类至;操之,则得之;舍之,则失之。操而得之,则轻;轻,则独行;独行而不舍,则济矣。济而材尽,长迁而不反其初,则化矣"②。

正因为这样,"诚"乃是人道的第一原则,是人生的最高境界,是"万物之灵"走遍天下的"护身符"。"诚者,天之道也,诚之者,人之道也。诚者,不勉而中,不思而得,从容中道,圣人也。诚之者,择善而固执之者也。博学之,审问之,慎思之,明辨之,笃行之"③。

对"万物之灵"来说,要达到"诚",就必须与道合一,力求使自己真正发自内心,真心真意,知道行道,时时处处与道合一,以天为鉴,淳朴厚道,毫无虚假,无需思索就自然而然地达到与道合一的程度,这也就是很自然地用心

---

① 《孟子·卷七·离娄章句上》。
② 《荀子·不苟》。
③ 《中庸·第二十章》。

去做善事，并且能够始终不渝，通过努力学习，不断反思，坚持在任何情况下，都心甘情愿地与人为善，明辨善恶，使自己的赤诚之心永远无愧于道。《中庸》说："自诚明，谓之性；自明诚，谓之教。诚则明矣，明则诚矣"①。"唯天下至诚，为能尽其性。能尽其性，则能尽人之性。能尽人之性，则能尽物之性。能尽物之性，则可以赞天地之化育。可以赞天地之化育，则可以与天地参矣"②。

人之为人，原本可以达到"至诚"。但在实际生活中，并不一定所有的人，都是"至诚"。只有那些不负于"万物之灵"称号的君子，才能"至诚"，因为他们知道，意识到自己责任之重大，不可等闲视之，必须尽其性，才能尽物之性，做到有担当地"与天地相参"。"唯天下至诚，为能经纶天下之大经，立天下之大本，知天地之化育"③。

"故君子尊德性而道问学，致广大而尽精微，极高明而道中庸，温故而知新，敦厚以崇礼"④。这就是为人之道的最高境界，当然也是"万物之灵"的最高道德境界。

与《中庸》同时代的《大学》，明确提出"大学之道，在明明德，在亲民，在止于至善"⑤，发扬了《周易·象传》的思想，"君子以自昭明德"，强调正人君子之心的善性本质，并认为作为"万物之灵"的君子，总是把知道至善当成必然要笃行的人生理想和最高准则。

从先秦开始以及其后连绵不断，中国传统思想文化一直坚持"神形合一"和"以诚育人"。三国时期曹魏大臣刘劭，在评论人的品质的时候说：物生有形，形有神精；能知精神，则穷理尽性；他以"神形合一"的基本观点，根据人之筋、骨、血、气、肌与金、木、水、火、土五行的对应关系，分析人的"弘毅""文理""贞固""勇敢""通微"等特质，又将此"五质"，分别象征为"五常"，即"仁""义""礼""智""信"，称之为"五德"。也就是说，自然的血气

---

① 《中庸·第二十一章》。
② 《中庸·第二十二章》。
③ 《中庸·第三十二章》。
④ 《中庸·第二十七章》。
⑤ 《大学·第一章》。

生命,具体展现为精神、形貌、声色、才具和德行,而内在气质与外在的徵象有所联系,呈现为神、精、筋、骨、气、色、仪、容、言等,即所谓"九徵",特别表现人的"气质"的各个方面①。

唐代的李翱(772—841),援佛入儒,综合了儒佛思想的精华,强调为人在世,不可为妄情物欲所诱,定要去情以"复性",即恢复人的自然醇厚本性,达到诚的境界:"诚者,圣人性之也,寂然不动,广大清明,照乎天地,感而遂通天下之故,行止语默,无不处于极也。复其性者,贤人循之而不已者也;不已则能归其源矣"②。正人君子总是默默凭良心做事,以天道为准,只为恢复原有的善的自然本性,坚持自己的奋斗目标,不搞邪门歪道,直行而已,不达目的,决不罢休,功到自然成。所以,李翱还说:"道者至诚也,诚而不息则虚,虚而不息则明,明而不息则照天地而无遗。非他也,此尽性命之道也"③。李翱坚持认为,回归到人的自然善性,在本质上,就是不为物欲情感所动,坚定不移,所以,"诚者,定也"④。

北宋理学家周敦颐(1017—1073),援道入儒,极力发挥《周易》哲学和《中庸》的"诚"的思想,认为人与万物都是由"无极之真"同阴阳和五行妙合、交感、化生而成;作为"万物之灵","唯人也得其秀而最灵。形既生矣,神发知矣。五性感动而善恶分,万事出矣。圣人定之以中正仁义而主静,立人极焉"⑤;"诚者,圣人之本。……纯粹至善者也。故曰:'一阴一阳之谓道,继之者善也,成之者性也';元、亨,诚之通;利、贞,诚之复";"圣,诚而已矣。诚,五常之本,百行之原也。静无而动有,至正而明达也。五常百行非诚,非也,邪暗塞也。故诚则无事矣。至易而行难。果而确,无难焉"⑥。

所以,程明道说"生生之谓易,是天之所以为道也。天只是以生为道,继此生理者只是善也"⑦。

---

① 刘劭:《人物志·九征》。
② 李翱:《李文公集·复性书上》。
③ 李翱:《李文公集·复性书上》。
④ 李翱:《李文公集·复性书上》。
⑤ 周敦颐:《太极图说》。
⑥ 周敦颐:《通书·诚上》;《通书·诚下》。
⑦ 《二程语录·卷二上》。

人类生命靠天地之道生生之德的先天关照，得天独厚地获得"心"和"神"的重要功能及其活动机制，成为其贯彻生生之德的生命中心。"心者，生之本，神之处也；其华在面，其充在血脉，为阳中之太阳"①；"南方赤色，入通于心，开窍于耳，藏精于心，……五脏六腑，一逆一从，阴阳表里，雌雄之纪，藏之心意，合心于精"②。也就是说，人类生命有了心智，有能力实现尊道贵德，"一逆一从，阴阳表里，雌雄之纪，藏之心意，合心于精"。

所以，具有"至诚"之心，"万物之灵"才有可能以心为本，将自然天生的感官，不只是成为观察、感受和享受感性世界的欲望器官而已，而是主动接受"心"的主导，将感官与生命内外整体的利益和总体需要联系在一起，使感官不再像一般动物那样，仅仅局限在感觉和感情欲望的范围内，而是赋有道德意识和道德追求的生命力量。

人是有感情，讲仁义的生命体，其志、意、欲、神、喜、怒、哀、乐，全由心神脑髓统一指挥，掌控协调。人的感知、认识和行动，不是线性单向按先后次序进行，而是全方位共时多向多维并动静结合，以"善心"为中心，在生命整体利益和整体需要的主导下实现和谐协调。

人的道德情感以及道德行为，就是在宇宙自然生命整体协调中表现出来。人之生，靠的是天玄人道地化；生味，生智，生神，生气，无一不是依据阴阳之道，无一不是施德为和。所以，"在天为玄，在人为道，在地为化。化生五味，道生智，直生神，化生气。神在天为风，在地为木，在体为筋，在气为柔，在藏为肝。其性为暄，其德为和，其用为动，其色为苍，其化为荣，其虫毛，其政为散，其令宣发，其变摧拉，其眚为陨，其味为酸，其志为怒"③。

所以，只有懂得生命为何以及如何而生，才可以懂得如何为人而终；知道眼前近处发生的一切，就可以明白如何任重道远；只有和于阴阳之道和四时术数，为之纲纪，贯彻始终，才至道而不惑。黄帝为此曰，"善言始者，必会于终，善言近者，必知其远，是则至数极而道不惑，所谓明矣。愿夫子推而次之，令有条理，简而不匮，久而不绝，易用难忘，为之纲纪。至

① 《黄帝内经·素问·六节藏象论》。
② 《黄帝内经·素问·金匮真言论》。
③ 《黄帝内经·素问·五运行大论》。

数之要,愿尽闻之"①。

生命必须"淳德全道,和于阴阳,调于四时,去世离俗,积精全神,游行天地之间,视听八达之外,此盖益其寿命而强者也,亦归于真人"②。这不仅仅是养生原则,更是生命伦理原则,是生命在生活历程中必须遵循的最起码的德性。

所以,《黄帝内经》要求:"遵循天气地纪,上下和亲,德泽下流,子孙无忧,传之后世,无有终时:上终天气,下毕地纪,可谓悉矣。……上以治民,下以治身,使百姓昭著,上下和亲,德泽下流,子孙无忧,传之后世,无有终时。……敬之者昌,慢之者亡,无道行私,必得夭殃"③。

实际上,"万物之灵"一生一世及其世代相传,生生不息,不但必须实现人与人之间的和谐关系,同时也必须和谐处理人与自然的关系,两者均必须确立道德原则和规范,创建人际关系和人与自然的关系的准则。

以往探讨伦理道德的研究者,总是把人的道德规范及其实践,限于人与人之间相互关系的范畴,这样的道德伦理观点难免过于狭隘。与此相反,《黄帝内经》继承发扬《易经》的精神,强调全面理解和实践生生之德的原则,把对待人与人之间以及人与自然之间的和谐关系,纳入统一不可分的整体生命伦理系统中,还强调两者之间的互为条件性及其相互转化性。换句话说,"万物之灵"的道德伦理,是包括人际与人同自然的相互关系的生命伦理系统。所以,每当探索人际的和谐道德原则时,总是要与人对自然的和谐关系作为前提和条件。《黄帝内经》所说的"法于阴阳""和于术数",就是《黄帝内经》生命伦理的基本原则,既用于生命养生,又贯彻于人际,同时也贯彻于人对自然生命的关系。

只有这样,独有心智的"万物之灵","和顺于道德而理于义,穷理尽性以至于命"④。"苟不至德,至道不凝焉;故君子尊德性而道问学,致广大而尽精微,极高明而道中庸,温故而知新,敦厚以崇礼"⑤;唯有做到至德,才能

---

① 《黄帝内经·素问·天元纪大论》。
② 《黄帝内经·素问·上古天真论》。
③ 《黄帝内经·素问·天元纪大论》。
④ 《周易·说卦传》。
⑤ 《中庸·第二十二章》。

体现至道。所以，庄子也强调："以天为宗，以德为本，以道为门，兆于变化，谓之圣人"①。

实际上，生命始终是在内外相互关系网络中存在和发展。因此，生命伦理的首要原则，就是全面和谐处理其内外上下左右的相互关系。

"万物之灵"明白生命就是关系网络本身，就是以德面对自身所处的关系网络；而生命对于"关系"的理解和重视，源自生命本身的生老病死过程，来自生命历程所遭遇并不断总结而得的生命经验。一切生命都面临复杂的关系网络，但唯独"万物之灵"对生命所面对的关系网络有所经验，有所体会，有所认识，有所反思，有所把握。道德是为处理关系而设置和贯彻实行的各种原则和规范。

生命所遭遇和所经验到的关系网络，是非常复杂的。由于生命本身就是一个关系网络系统，生命不可避免处于关系网络系统之中，也不可避免地陷入处理各种关系的艰难，甚至充满风险的生活情境之中。

但生命所面临的关系网络分为不同范畴，处于不同等级，位于不同范围，具有不同性质。"万物之灵"对此所要采取的处置原则，当与其所处的关系的性质、位置、等级、层次以及与该关系相关的各种因素有关。

从大的方面来看，生命所面对的关系网络，无非就是两大类：人与人之间以及人与自然之间；两者都属于生命与生命之间的关系，因为不论是人与人之间，还是人与自然之间，都是不同类型的生命之间的关系。所以，处理生命所面对的关系，实际上就是生命伦理。这也就是说，既然是生命，就不可避免地面对生命伦理。"万物之灵"的优越性，就在于他有自知之明，意识到"大哉乾元，万物资始，诚之源也"；"诚斯立焉，纯粹至善者"，敢于堂堂正正地面对生命内外关系网络，自觉地以其自身生命之源初经验作为标本，以诚待人，以诚待物，以诚面对天地父母，至善天下。

二、心诚笃实，顺于阴阳，谨于伦类，止于至善

万物之灵的生生之德，首先必须体现在待人处世的社会生活，明确意识

① 《庄子·天下篇》。

到:生命不仅是个体性的存在,而且是群生之生命共同体;在人类之间所创立的命运共同体,就是社会;而在人与宇宙自然之间所同构的命运共同体,就是宇宙万物生命共同体。

生命的意义正是在于自己意识到它在生命整体中作为"天地之心"的独一无二地位,为此必须对社会和整个宇宙自然生命整体的命运负责,担当自己作为"天地之心"的责任。人是有知觉又有理想的生命,使人自己赋有知觉,能知物又能知己,有自知之明。所以,作为"天地之心"的生命,其本质特点,就是充分发挥其能知和自知,为自身持续寻求新的生命境界,不断扩充自觉,提高认识事物和认识自己的水平,不断寻求克服本身知识缺陷的方法,力求实现生活的更高目标,实现自身作为"天地之心"的崇高责任。

《黄帝内经》把"法于阴阳,和于术数"提升到"知道而至道"的高度,强调这一原则,不仅是养生之道,而且也是人与人之间处世行事以及人与天地之道相参的基本条件;它是为人之道的首要原则,具体体现在社会生活中,就是贯彻以人为善和明辨是非善恶的原则。

人是群居的社会动物,为了自身的生存和持续发展,人从出生开始,就面临与他人的关系,特别是面临与周围亲属群体的关系。

实际上,"法于阴阳,和于术数",就是要求在社会生活中,依据阴阳原则,面对亲属关系网络中的男女关系、父母兄弟姐妹关系、亲属内外关系。两性关系是社会关系的自然基础。《黄帝内经》说,"阴阳者,血气之男女也。……阴阳者,万物之能始也。故曰:阴在内,阳之守也,阳在外,阴之使也"①。这里非常明确地指出,男女关系是生命的起点,是一切阴阳关系的首要表现场域,也是生命存在与发展之根本,是万物之能始也!

所以,生命道德的首要内容,就是和谐调整男女关系,首先是和谐协调亲属中的男女关系,接着,在社会层面,恰当处理两性关系。

人的社会群居生活,要持续发展,必须首先依据阴阳原则,和谐处理男女关系。马克思恩格斯明确指出:"全部人类历史的第一个前提无疑是有生命的个人的存在。因此,第一个需要确认的事实就是这些个人的肉体组

---

① 《黄帝内经·素问·阴阳应象大论》。

织以及由此产生的个人对其他自然的关系。……任何历史记载都应当从这些自然基础以及它们在历史进程中由于人们的活动而发生的变更出发"①。"这样,生命的生产,无论是通过劳动而生产自己的生命,还是通过生育而生产他人的生命,就立即表现为双重关系:一方面是自然关系,另一方面是社会关系"②。

　　显然,人与人之间的关系,已经不是自然的雌雄关系,而是生命内外及其共同体的生存和发展的一个至关重要的关系,是生死存亡的问题。"生之本,本于阴阳","神明出于阴阳,故阴阳为神明之府","阴在内,阳之守也,阳在外,阴之使"。也就是说,物之生本于阳,物之成本于阴,元阴元阳,亦所谓真精真气也。为此,必须首先严格地以阴阳互根互生为原则,在人身上,男子十六而精通,女子十四而经行;男女有形之后,犹有待于乳补水谷以养,阴气始成而可与阳气为配,以能成人,而为人之父母。

　　《黄帝内经》不仅从阴阳交媾论述生命之"生",也强调阴阳相交相贯的规矩及其伦理道德,乃是生命的一生一世及其世代传承的基本前提。"凡诊者,必知终始,有知余绪,切脉问名,当合男女……圣人之治病也,必知天地阴阳,四时经纪,五脏六腑,雌雄表里。……治病之道,气内为宝,循求其理,求之不得,过在表里。守数据治,无失俞理,能行此术,终身不殆"③。"故智者之养生也,必顺四时而适寒暑,和喜怒而安居处,节阴阳而调刚柔。如是,则僻邪不至,长生久视"④。

　　天所赋予人的是"德",地所赋予人的是"气";由于天之德下行与地之气上交,阴阳相交相贯,万物化生,人才能生存。人之生命的原始物质,叫作精;男女交媾,两精结合而成的生机,叫作神;随从神气往来的精神活动,叫作魂;从乎精的先天本能,叫作魄;脱离母体之后,主宰生命活动的,叫作心;心里忆念而未定的,叫作意;主意已考虑决定,叫作志;根据志而反复思考,叫作思;思考范围由近及远,叫作虑;通过考虑后而毅然处理,叫作智。人作

---

① 《马克思恩格斯选集》第1卷,人民出版社2012年版,第146—147页。
② 《马克思恩格斯选集》第1卷,人民出版社2012年版,第160页。
③ 《黄帝内经·素问·疏五过论》。
④ 《黄帝内经·灵枢·本神》。

为智者,要安身立命,必须顺四时而适寒暑,和喜怒而安居处,节阴阳而调刚柔。

万物之灵在创造道德的过程中,首要出现的原始道德意识以及与此相关所创建的道德原始规范,都是为了适时调节和节制环绕人生必需的两大天生欲望,即食欲和性欲。在从自然走向文化的过渡中,万物之灵优先解决的问题,就是要正确控制操纵与自身的生死存亡紧密相关的食欲和性欲,为此制定最起码的规则,这就是人类道德的雏形,也是人类理性出现的真正曙光。

大量的人类学、历史学和文化学的调查统计,证明人类道德意识及其最早道德行为的规范,是以饮食交换规则和两性交换规则作为两大主轴。自然动物以其本能解决它们的食欲和性欲的矛盾及其相互竞争,在这种情况下,动物之间的关系只能遵循自然选择的原则,在客观规律的强制下实现宇宙自然万物生命的和谐关系。但人类生命不同于其他生命的地方,就是能够意识到:实行天然选择,只是盲目被动地表现,其总体结果是不利于万物生命的优化生存发展。

为此,万物之灵充分意识到,生命必须以主动态度,充分发挥生命自身的认知能力及其理智创造精神,主动了解宇宙自然生命的运行规律,实行生命自主原则、不伤害其他生命原则、行善原则和公平原则,克服天然选择所可能造成的被动性和盲目性,使人类生命及宇宙自然生命整体能够尽可能沿着健康的方向和谐发展。

但是,人类生命所赋有的道德意识,在生命进化过程中,需要漫长曲折的历程,付出很大的代价,从模糊不清到逐渐清晰自觉,从盲目冒险到逐渐自觉反复实验,其中间经历时空全方位的观察和总结,才使人类逐渐形成道德意识,形成道德情感,并逐渐形成实施道德规范的行为模式。

这种错综复杂的道德形成过程,使原始人在尚未完全具备自觉的知识以前,不得不经历一段曲折的发展道路,包括经历盲目的宗教迷信观念和行为的干扰,使原始道德意识往往免不了与宗教迷信意识和宗教行为混淆在一起,使原始人免不了经历过宗教与道德、神话与文化紧密相关的漫长过渡阶段。

人类历史上许多文化中的道德伦理与宗教信仰交织在一起,使世界上大多数的宗教信仰,都尝试解决人们在社会和人际互动中的"性关系"和"性行为"所引起的道德问题。

法国著名人类学家兼社会学家克劳特·列维-施特劳斯研究人类文化产生的道德根源的整个过程,是从一个最重要、但又是最普通的问题开始的:"人类是如何建构和不断地再生产自己的文化"? 在这个问题的背后,包含着更深刻的基本探索:究竟是什么基本力量和什么运作机制,推动人类逐渐脱离自然、并一步一步持续稳定地创造越来越复杂的文化? 为了探索这个问题,列维-施特劳斯首先把原始社会的神话故事作为研究的主要对象。

在谈到他所研究的原始神话时,列维-施特劳斯说:"神话就是人和动物尚未区分开来的时代的历史故事"①。

这就是说,神话之所以隐含着深刻的意义,是因为它就是人类整个文化的原型。作为最初的人类文化产品和人类文化的雏形,神话隐含着整个人类文化创造过程的奥秘,就像人的胚胎隐含着整个成熟的人的全部结构的原型一样。神话并不神秘,它不是人们想象中的"神"的故事。它所讲述的那些由动物变为美女、又从美女变成石头等奇特故事,现在听起来虽然好像很幼稚又神秘,但它确实反映了最早的人类祖先生活时代的状况:那时,人刚刚从动物进化而来,他们既不是动物,又不是真正的现代人;当时的文化创造的特征,就在于处处铭刻着自然和人类思想创造的双重交错的印记。神话的全部奥秘,就在于它记录和重现了当时正在从自然向文化过渡时期的人类历史过程本身,同时它也凝缩了人类祖先的思维创造机制。

列维-施特劳斯说:"女人和食物的交换是社会群体相互结合、并使这种结合显现出来的基本保障"②。

人类最初建构的以"性"与"食"两大因素为主轴的基本交换结构,并不是神秘不可测的。这种交换形式的原型,本来就到处存在于自然界中。原

---

① Lévi-Strauss, *Eribon*, *De près et de loin*, Entretiens, Paris, 1988,p.193.

② Lévi-Strauss, *La pensée sauvage*, Paris, 1962,p.144.

始人在同自然的长期共同生活中,早已习惯并逐步学会同自然的运转步调相和谐。生活于自然并与自然对立的原始人,经过一代又一代无意识的"梦一般"的自然生活,几乎本能地同自然相协调,使自己的每一个生活步骤、方式和节奏,乃至于自己的内心世界,都同自然的运作合拍。同时他们还学会像自然的各个事物那样,从自然界中吸取自己的生活所必需的养料,学会按照自然的生命运作规律,使自己能够尽可能地在自然界中存活下来。不仅如此,而且,人类祖先还要以他们所独有的智能、身体能力等因素,使自己的生活比其他生物更好一些,也使自己在自然面前变得更加主动。就是在这样的情况下,他们逐渐地把自然界中的某些有利于生存的因素同人类生活的需要结合起来,创造出最初的文明,也形成了最早的心理结构。

在列维-施特劳斯的结构主义社会人类学产生和形成的过程中,他首先注意的,是作为两性关系典范的原始亲属关系(la parenté)的形成过程及其基本结构。列维-施特劳斯在其成名作《亲属的基本结构》一书中,最先系统而清晰地提出了其结构主义的基本观点。他认为,当人类从自然向文化过渡的时候,人类不同于动物的地方就在于:人与人之间的关系,并不像动物那样,没有任何的社会规范来调整。调整人际关系的第一类最原始和最基础的社会规范,便是在两性关系领域中奠定的亲属关系原则。从此,亲属关系使人类逐渐地离开并远离自然,真正地同动物区分开来,形成了自己的独特的社会生活和文化体系。

列维-施特劳斯认为,在人与人之间的关系中,最自然的关系是靠人的自然肉体所产生的血缘关系。血缘关系的稳定化是最早的人际关系的确立的基础。列维-施特劳斯认为:"原始社会是以个人间的关系,以个体间的具体关系为基础的。……这些被理解为'原始的'社会的小型程度,一般都可以使这些个人间的关系建立在最直接的关系之上,而亲属关系则是最常见的原型"①。

列维-施特劳斯在亲属结构研究中的基本指导思想,是要在亲属关系结构中,揭示出隐藏于背后的那些推动亲属结构得以形成、运作和不断再生

---

① Lévi-Strauss, *Structural Anthropology* I, New York, 1977[1958], p.365.

产的基本因素间的关系。因此,这些基本因素间的关系,不应只是维持一夫一妻的二元关系,而是还应包括那些使得夫妻结亲得以成立、并一代又一代地延续下来的可能条件,即为下一代男人提供异于其血统的异族女人的社会群体得以存在的基本条件。

为此,列维-施特劳斯认为,必须把亲属关系当成一种社会关系去理解。但这种最原始的社会关系还多多少少包含动物中遗留的自然关系,包含自然的血缘关系的遗迹,使原始亲属关系,并不单纯是自然的血缘关系,而且还包含最初的社会关系,使夫妻关系不仅限于夫妻间的生物学亲缘和血缘关系而已;而且从整个社会的角度进行分析,它势必包含社会关系的因素。

正因为这样,列维-施特劳斯的亲属结构,包括了丈夫、妻子及能够为男人提供不同血统的女人的社会群体的代表,一个生活在家庭关系之外的异族群体中的一个含有异族血统的男人,即"舅舅"。所以,列维-施特劳斯所总结的"亲属原子结构"(the atom of kinship),乃是(1)夫妻关系;(2)兄弟姊妹关系;(3)父子关系;(4)母舅和外甥的关系四个维度的社会关系网络。这是一个四方形的关系网络系统(the quadrangular system of relationships)。亲属关系的整个系统,以及在整个系统中所呈现的多种多样的亲属关系表现形式,都是由这个最简单、最基本的"亲属原子结构"演变和演化而来的。

但这还不够,因为它作为一个社会关系网络,哪怕是最原始的社会关系,都应该具有社会关系的特点。所以,上述基本结构,是由三种类型内在关系的相互交错地运作所保障的。这三种类型的内在关系,就是:(甲)血缘关系(a relation of consanguinity);(乙)亲缘关系(a relation of affinity);(丙)继嗣关系(a relation of filiation)。

这三种内在关系贯穿于一切亲属关系中,但由这些关系所连接的各项,可依据亲属原子结构各项的不同距离,而发生一系列新的复杂变化。

由于这是社会关系,哪怕是最初的社会关系,它又自然必须附带包含另一类型的两大系列的亲属关系:第一个系列是由不同的称呼语词所表达的亲属关系语词系统(terminological system);第二个系列是由亲属的相互态度所构成的亲属关系态度系统(the system of attitudes)。

显然,列维-施特劳斯并不把亲属单纯归结为经验所观察到的那些有形的人际关系及其现象,而是包括语言使用领域和人们思想情感及人际态度中的相互关系。

首先,靠人与人之间的两性交换所形成的亲属关系,不只是靠生理学意义上的关系来维持,而且要靠语言的反复使用加以巩固。这是社会关系的一个特别重要的特点,即语言附着在亲属关系中,作为一种自然关系以外的社会现象出现在亲属关系网络中。

社会关系不同于自然关系的特点,就是引进了语言及其使用所关联起来的新型社会关系。列维-施特劳斯和其他结构主义社会人类学家一样,把语言当成社会和文化的基础因素,特别是把语言中所呈现的固定结构,当成社会和文化基本结构的原型,变成亲属关系得以巩固并能够世代相传继承下来的保证。

在列维-施特劳斯所指出的亲属关系第一系列中,亲属间的相互语词称呼,构成为实际的亲属关系的重要组成部分。所有使用亲属关系语词称呼的个体或群体,由于语词所表达和指谓的特定关系,都在他们的行动中感受到他们之间受到了语词规定的约束。列维-施特劳斯指出:"亲属语词不仅是某种社会学的存在,而且也是说话的因素"①。使用这些语词就意味着"做"这些语词所规定的关系规则。使用这些亲属关系语词的时候,就隐含着实行由亲属关系所要求的"尊敬""亲近""权力"或"义务",也意味着表示"亲情""敌对"的包含复杂情感的各种社会态度。这些隐含在语词意义网络中的亲属间不同态度的因素,包含着比语词称呼关系更重要的心理、情感和社会关系方面的力量。它们在保障亲属关系的维持和运作方面,起着更为重要的作用,使亲属群体具有一定的凝聚力、稳固性和均衡性。

列维-施特劳斯还指出,为了分析亲属间态度系统在亲属关系中所起的调节作用,还必须进一步区分两个不同层次的态度系列。第一层次是扩散开的、非结晶化和非制度化的态度(the diffuse, uncrystallized, and non-in-

---

① Lévi-Strauss, *Structural Anthropology* I, New York, 1977[1958], p.36.

stitutionlized attitudes），这是语词称呼系统在亲属间的心理层面的反应或变形。第二层次的态度系列总是伴随着或补充着第一层次的态度系列，构成了由各种禁忌所审核的结晶化和被规定了的（prescribed）制度以及由各种固定化了的仪式所表达的规则。这些第二层次的态度系列，远非单纯的亲属间语词称呼关系的直接反应，而是更为精致、更为深刻的亲属关系因素在社会生活层面上的沉淀，在克服和解决由语词称呼关系所建立的亲属关系网的各种矛盾方面，起着非常重要的调节作用。就此而言，态度系列与语词称呼系列相比，在亲属间起着更为重要的整合作用。

由此看来，亲属的基本原子结构的最原始和不可化约的性质，归根结底，是乱伦禁忌（tabou de l'inceste）的普遍作用的一个直接结果。列维-施特劳斯在强调其结构主义亲属观与英国人类学家马力诺夫斯基（Bronisław Kasper Malinowski，1884-1942）的结构功能论的区别的时候，一再指出：亲属的基本结构意味着，在人类社会中，亲属结构得以存在和维持下来的最基本条件，是男人间进行女人交换的可能性；为了保障男人间的女人交换，不能像功能派那样，只单纯地把亲属关系归结为一夫一妻的二元关系，只看到此亲属关系中的叔侄关系（avuncular relationship），只重视亲属关系网络中的继嗣关系，而是要发现和研究一个男人是怎样从不同血统的另一群男人那里获得女人的？也就是必须找到避免乱伦的新因素。列维-施特劳斯的亲属结构中的舅甥关系的出现以及乱伦禁忌的普遍性调节作用，正是为了保障亲属基本关系的存在和再生产，保障一个男人能从另一群男人所提供的女儿或姊妹中获取女人，保障男人间的女人交换得以一代一代地存在和维持下去，使整个社会关系也进行不断地再生产。

列维-施特劳斯指出："在任何社会中，沟通与交换是在三大层面上进行的：女人的交换、货物和服务的交换以及信息的交换与沟通"[1]。

女人的交换不同于其他交换的地方，就在于它必须严格地遵守乱伦禁忌的制约。乱伦禁忌规定了女人交换的范围及基本条件，也制定了违反禁忌时的各种处分和惩罚的规则及其具体程序。乱伦禁忌所管辖的范围就是

---

[1] Lévi-Strauss, *Structural Anthropology* I, New York, 1977[1958], p.296.

性的关系,更具体地说,就是男人之间的女人交换的一种社会规则。这一规定之所以重要,是因为它累积了人类世代相传的珍贵经验,它是通过血的教训所换来的最原初的道德规范的体现。

然而,乱伦禁忌的规定并不是万能的。也就是说,乱伦禁忌的有效性是很有限的。它的存在和执行,并不能保证社会生活中将可以杜绝一切滥交现象。在极其复杂的社会生活中,由于人类的性生活本身兼有自然和社会两大方面的因素,即具有本能和文化两大方面的功能,而且两者之间也经常相互渗透和相互影响。所以,在实际的社会两性关系中,自然和文化两方面的因素之间的界限是相当模糊的。在很多情况下,自然的性本能可以在文化的外衣的掩饰下,或明或暗地进行反禁忌的活动。而且,在某些情况下,这种反禁忌的活动本身,也可以补充文化和道德约束所造成的社会生活的紧张关系,可以疏通某些受压抑的本能,有利于社会生活的安定。

所以,乱伦禁忌的问题也包含非常复杂的因素。乱伦禁忌的复杂性正是表现了人类社会文化生活的复杂性。但归根究底,乱伦禁忌是人类社会所特有的最原始的性生活规则,是人类社会的亲属关系得以维持的重要协调环节,是人类不同于动物的最早出现的道德标记。

列维-施特劳斯研究亲属结构的真正目的,并不在于仅仅揭示亲属关系中的基本构成因素的内在关系网本身,而是要借此进一步去探索那些支配着亲属关系发生运作的心灵活动方式或模式,深入发现促使人类无意识地、长期稳定地遵循着亲属关系原则的内在因素。所以,列维-施特劳斯在研究亲属关系的过程中,始终没有忘记同时研究原始人的神话,并同时也在他们的神话中发现指导原始人实行亲属关系规则的思维模式。

神话创造及其传递,正是语言和整个人类文化活动中所隐藏的思想运作模式的一个表现。列维-施特劳斯指出:"亲属模式、婚姻规则以及某类亲属之间的类似规定性态度在地球某些地区的重复出现,使我们相信:在亲属和语言中,那些观察到的现象,都是最一般、然而是隐含的规则的结果"[1]。

---

[1]　Lévi-Strauss, *Histoire de lynx*, Paris, 1991, p.34.

除了两性关系以外,食品交换是人类文化中的又一个基本交换方式,所以,列维-施特劳斯指出:"烹调活动是天与地、生与死、自然与社会之间的中介"①。

在中国思想文化传统中,对于人类道德意识、情感及其规范的形成过程,也进行了长期的探讨,并在生命经验中总结了一系列非常丰富和深刻的内容,意识到人类社会必须首先重点解决两性关系的道德规范,并以此为基础创建社会道德伦理体系。

在中华神话传说时代流传的"伏羲女娲图",形象地表达古人对自然的洞识,同时也表现了他们尊道贵德的优秀品格。"伏羲女娲图"由三部分构成:

1. 上日下月,阴阳交感,万物滋生;

2. 蛇身缠绕,螺旋结构,生命遗传;

3. 人类男女,彰显规矩,尊道贵德。

对此,马宝善先生做了精辟说明:"阴阳对应交媾的过程即是生,统一的结果就是命。'对应统一'使这个宇宙间的万物滋生,生生不息。这其间人最'秀'而成为万物之灵。……以人为代表的'万物',只有在天地定位的这个'时空'之内才能沿着固有的生命遗传必然规律生存、发展。……伏羲女娲图将伏羲推向了人类对自然之洞识的顶峰。……人既有善的理念,也有恶的动机,因此,对人的'修理'就成为必需。故中华传统文化思想强调'没有规矩,就没有方圆'。否则,人与人类社会与动物及动物世界就没有区别了"②。

与《黄帝内经》的探讨相平行,大量中国传统思想文化的重要代表人物,都持续不断强调人伦道德的重要性,并坚持从不同角度,特别是从天人合一的视野,对道德伦理的本体论、认识论及价值论,进行持续不断的探索,显示了中华民族传统伦理道德的强大生命力量。

随着社会的发展,中国传统道德观念系统的主要内容,从原始时代以天

① Lévi-Strauss, *Mythologiques* I, Le cru et le cuit, Paris, 1964, p.339.

② 马宝善:《伏羲对自然的洞识》,《中国易经哲学研究》2019 年 9 月。

然的两性阴阳关系的和谐规则和禁忌系统为主轴,转变成以维护统治秩序为中心的道德伦理系统,尤其突出以男子夫权中心主义为基础的社会统治秩序的道德规范。女子成为中国古代社会制度及其伦理道德规范体系的最大牺牲者。"三从四德"①和"三纲五常"成为了中国传统道德伦理规范体系的纲领性原则。

这就表明,伦理道德的发展,总是随着人类社会的发展而变化,正是由于中国原始社会逐渐转变成为新的社会制度,才使原初以调整两性关系为主的道德伦理体系,转变成"三纲五常"的道德伦理体系。值得注意的是,道德的形成及其贯彻,不是单靠道德规范本身,而是靠规范背后的道德思想及其道德情感的无形力量。道德是应人类生命的社会生活的需要而产生,其形成基础首先是万物之灵具有"天地之心"。

在中国传统道德形成和不断巩固发展过程中,推动创建和维持这些伦理道德制度和规范的实质性精神力量,不管是原始社会也好,还是后来的新社会,都始终是从对天地父母至诚的忠心出发,以实现自然和社会的稳定和谐秩序为基本目标,其理想的核心价值,一直是创建一个与宇宙自然和谐的善的社会。

万物之灵充分意识到,人生在世势必面临人与人之间的复杂关系。当人逐渐脱离自然而过渡到社会群体生活的时候,一方面尚保留动物的本性,使人与人之间在寻求各自生存利益的时候,难免发生彼此间的矛盾,在社会生活中发生冲突;另一方面,人的理性和智性,又使人与人之间的关系,变得比自然界生命之间的矛盾更为复杂。

人心与天地之心合而为一,但又并非所有的个体的人心,都是现实的"天地之心",因为每个具体的个体的人,受到其个体生命的限制,有可能因其缺乏"诚",而背离"天地之心"。所以,王阳明说,"心一也。未杂于人,谓之道心;杂以人,伪谓之人心,人心之得其正者,即道心。道心之矢其正者,即人心"②。

---

① 《礼仪·丧服·子夏传》,《周礼·天官·九嫔》。
② 王阳明:《传习录·徐爱引言》。

所以，人有理性和理智，固然使人脱离了自然，成为有可能创造文化的理性之人，以理性为指导，形成主动自觉遵守和谐共存发展的善的理念，但理性和理智也有可能使一些尚未彻底清除动物本性的人，利用自己的理性，只是为个人的生存利益服务，从而使这些内心产生私欲并一心只为自身利益而活的人们，利用理性和理智的智慧，为他们的私欲的膨胀和无限实现服务，从而会给自然和社会带来比没有理性的动物更加严重的危害。

因此，中国传统思想文化的优秀代表人物，首先试图充分发挥人性中积极主动和自觉的精神力量，强调从内心培育和发扬"与人为善"的赤诚态度，首先认识和意识到自身提升人格价值的绝对必要性。

《礼记·檀弓》讲述了一个值得人深思的故事："齐大饥，黔敖为食于路，以待饥者食之。有饥者蒙袂辑屦贸贸然来。黔敖左奉食，右执饮，曰：嗟来食！扬其目而视之，曰：予唯不食嗟来之食，以至于斯也。从而谢焉，终不食而死。曾子闻之曰：微与，其嗟也可去，其谢也可食"①。

这个关于拒绝"嗟来之食"的故事，告诉我们：人有食欲，但不同于动物，饮食不是单纯为了满足食欲而已。对于人来说，饮食是为了活着，但人活在世界上，不是随便怎么活都行。人活着是有自己的理想、有价值追求的。为了追求和实现自己的理想，人要活着，当然要吃饭，但生活不是单纯为了吃饭。因此，为了追求和实现理想，必要的时候，可以不吃饭，甚至可以牺牲自己的生命。

万物之灵有生活理想，不是单纯为个人私欲而活，不是仅仅满足于个人性欲和食欲，而是把宇宙自然和社会的整体利益放在第一位，孔子称之为"义"。所以，孔子说："君子义以为上"②。

所以，孟子强调：万物之灵不能像动物那样，只为"利"而活；人必须首先为"义"而活；在利与义之间，发生冲突的时候，人宁愿死，也要选择"义"，"生，亦我所欲也；义，亦我所欲也，二者不可得兼，舍生而取义者也。生亦我所欲，所欲有甚于生者，故不为苟得也；死亦我所恶，所恶有甚于死者，故

---

① 《礼记·檀弓下》。
② 《论语·阳货》。

患有所不辟也。如使人之所欲莫甚于生,则凡可以得生者,何不用也? 使人之所恶莫甚于死者,则凡可以辟患者,何不为也? 由是则生而有不用也,由是则可以辟患而有不为也。是故所欲有甚于生者,所恶有甚于死者,非独贤者有是心也,人皆有之,贤者能勿丧耳。一箪食,一豆羹,得之则生,弗得则死。呼尔而与之,行道之人弗受;蹴尔而与之,乞人不屑也。万钟则不辨礼义而受之。万钟于我何加焉? 为宫室之美、妻妾之奉、所识穷乏者得我与? 乡为身死而不受,今为宫室之美为之;乡为身死而不受,今为妻妾之奉为之;乡为身死而不受,今为所识穷乏者得我而为之,是亦不可以已乎? 此之谓失其本心"①。

只有万物之灵才能"舍生而取义"。这就是人之所以有道德的精神基础。正如董仲舒所言"《春秋》之所治,人与我也。所以治人与我者,仁与义也。……仁之法,在爱人,不在爱我。义之法,在正我,不在正人。我不自正,虽能正人,弗予为义"②。唯有人,才能理解和认识生活的目的,把握生命的意义,有意识地控制自己的私欲和个人利益,主动自觉地以"正我"为先,然后才以仁义为原则,与他人一起,共同"正人"。因此,才有可能在人类社会中创建、制定和贯彻以仁义为基础的伦理道德。

正是从这些思想原则出发,孔子从儒家思想立场出发,明确提出"君君、臣臣、父父、子子"的宗法等级关系原则以及仁、义、礼、智、信的基本观念。

所以,孟子指出,"人之有道也,饱食、暖衣、逸居而无教,则近于禽兽。圣人有忧之,使契为司徒,教以人伦:父子有亲,君臣有义,夫妇有别,长幼有序,朋友有信。放勋曰:'劳之来之,匡之直之,辅之翼之,使自得之,又从而振德之'"③。

由此可见,中国传统道德伦理体系的建构,从战国至秦汉开始,就已经把重点放在以男性父权中心主义为主轴的和谐社会秩序之上。在相当长时间内,以"父子有亲,君臣有义,夫妇有别,长幼有序,朋友有信"为主要内容

---

① 《孟子·告子上》。
② 董仲舒:《春秋繁露·仁义法》。
③ 《孟子·滕文公》。

的"五伦",又进一步变成"君为臣纲,父为子纲,夫为妇纲"的"三纲五常"。

班固在其主编的《白虎通义》中系统论述"三纲六纪"的本来意义:"三纲者何谓也?谓君臣、父子、夫妇也。六纪者,谓诸父、兄弟、族人、诸舅、师长、朋友也。故君为臣纲,夫为妻纲。又曰:'敬诸父兄,六纪道行,诸舅有义,族人有序,昆弟有亲,师长有尊,朋友有旧'。何谓纲纪?纲者,张也;纪者,理也。大者为纲,小者为纪,所以张理上下,整齐人道也。人皆怀五常之性,有亲爱之心,是以纲纪为化,若罗纲之有纪纲而万目张也。《诗》云:'亹亹我王,纲纪四方'"①。

"三纲五常"不是凭空建构,也不是纯粹人为的规则,而是"张理上下,整齐人道"而已,而且,它所依据的,恰恰就是"一阴一阳之谓道":"君臣,父子,夫妇,六人也,所以称三纲何?一阴一阳谓之道。阳得阴而成,阴得阳而序,刚柔相配,故六人为三纲"②;"三纲法天、地、人,六纪法六合。君臣法天,取象日月屈信归功天也。父子法地,取象五行转相生也。夫妇法人,取象人合阴阳有施化端也。六纪者为三纲之纪者也。师长君臣之纪也,以其皆成己也;诸父兄弟父子之纪也,以其有亲恩连也;诸舅朋友夫妇之纪也,以其皆有同志为纪助也"③。

如果说,人伦纲纪本来源自天地之道,尊崇"一阴一阳谓之道",那么,同样地,制定人性情欲的规矩,也是源自阴阳之道,旨在敦促人性情欲服从天理,尊崇道德。

"性情者,何谓也?性者,阳之施;情者,阴之化也。人禀阴阳气而生,故内怀五性六情。情者,静也,性者,生也,此人所禀六气以生者也。故《钩命决》曰:情生于阴,欲以时念也;性生于阳,以就理也。阳气者仁,阴气者贪,故情有利欲,性有仁也";"五性者何?谓仁、义、礼、智、信。仁者,不忍也,施生爱人也;义者,宜也,断决得中也;礼者,履也,履道成文也;智者,知也,独见前闻,不惑于事,见微者也;信者,诚也,专一不移也。故人生而应八卦之体,得五气以为常,仁、义、礼、智、信是也。六情者,何谓也?喜、怒、

---

① 《白虎通义·三纲六纪》。
② 《白虎通义·三纲六纪》。
③ 《白虎通义·三纲六纪》。

哀、乐、爱、恶谓六情,所以扶成五性。性所以五,情所以六者何? 人本含六律五行气而生,故内有五藏六府,此情性之所由出入也。《乐动声仪》曰:"官有六府,人有五藏"①。

为什么要制定"三纲五常"? 董仲舒说:"治天下之端,在审辨大;辨大之端,在深察名号。名者,大理之首章也,录其首章之意,以窥其中之事,则是非可知,逆顺自着,其几通于天地矣。是非之正,取之逆顺;逆顺之正,取之名号;名号之正,取之天地;天地为名号之大义也。古之圣人,謞而效天地,谓之号,鸣而施命,谓之名。名之为言鸣与命也,号之为言謞而效也,謞而效天地者为号,鸣而命者为名,名号异声而同本,皆鸣号而达天意者也。……是故事各顺于名,名各顺于天,天人之际,合而为一。同而通理,动而相益,顺而相受,谓之德道。诗曰:维号斯言,有伦有迹。此之谓也"②。也就是说,为了建构一个和谐的社会,必须首先着眼于"大事",不要目光短浅,只看到眼前私利,因此,就必须坚持"大理",辨明是非,依据天地之道,行大义,即达到"事各顺于名,名各顺于天,天人之际,合而为一。同而通理,动而相益,顺而相受,谓之德道"。这就是为什么人类社会必须各正性命,人伦之间必须"三纲五纪"。

人有理性,有自知之明,但人又有私欲,"仁贪之气两在于身",所以,必须依据天理而立德,并对民进行道德教育,使他们懂得"天有阴阳禁,身有情欲梏,与天道一也。……天所禁,而身禁之",为人之道,要求在"贪"和"仁"之间进行"诚"的选择,使百姓"教之然后善":"吾以心之名得人之诚,人之诚有贪有仁,仁贪之气两在于身。身之名取诸天,天两,有阴阳之施,身亦两,有贪仁之性;天有阴阳禁,身有情欲梏,与天道一也。是以阴之行不得干春夏,而月之魄常厌于日光,占全占伤。天之禁阴如此,安得不损其欲而辍其情以应天? 天所禁,而身禁之,故曰身犹天也,禁天所禁,非禁天也。……故性比于禾,善比于米;米出禾中,而禾未可全为米也;善出性中,而性未可全为善也。善与米,人之所继天而成于外,非在天所为之内也。天

---

① 《白虎通义·性情》。
② 董仲舒:《春秋繁露·深察名号》。

之所为,有所至而止,止之内谓之天性,止之外谓人事,事在性外,而性不得不成德";"今万民之性,有其质而未能觉,譬如瞑者待觉,教之然后善。当其未觉,可谓有善质,而未可谓善,与目之瞑而觉,一概之比也。静心徐察之,其言可见矣。……身之有性情也,若天之有阴阳也,言人之质而无其情,犹言天之阳而无其阴也,穷论者无时受也。名性不以上,不以下,以其中名之。性如茧、如卵,卵待覆而成雏,茧待缲而为丝,性待教而为善,此之谓真天。天生民性有善质而未能善,于是为之立王以善之,此天意也。民受未能善之性于天,而退受成性之教于王,王承天意以成民之性为任者也;……今万民之性,待外教然后能善,善当与教,不当与性,与性则多累而不精,自成功而无贤圣,此世长者之所误出也,非春秋为辞之术也。……性有善端,动之爱父母,善于禽兽,则谓之善,此孟子之善。循三纲五纪,通八端之理,忠信而博爱,敦厚而好礼,乃可谓善,此圣人之善也。……由是观之,圣人之所谓善,未易当也,非善于禽兽则谓之善也,使动其端善于禽兽则可谓之善,善奚为弗见也?夫善于禽兽之未得为善也,犹知于草木而不得名知,万民之性善于禽兽而不得名善,知之名乃取之圣。……孟子下质于禽兽之所为,故曰性已善;吾上质于圣人之所为,故谓性未善,善过性,圣人过善。春秋大元,故谨于正名,名非所始,如之何谓未善已善也"①。

朱熹曾经对善恶观念进行辩证的分析,认为"盖气之流行,性为之主,以其气之或纯或驳而善恶分焉,故非性中本有二物相对也"②;"善根,无对之善也;众善者,有对之善也。无对者以心言,有对者以事言"③。这也就是说,作为天地之心,本来就是善的,并没有善恶对立,但禀气之异,才有善有恶,成为人世间的"有对之善",也在实际生活中形成善恶之别。在此基础上,朱熹主张"存天理,去人欲",实行道德教育。

有了理智的人,可以主动地使用自己的理智,做出自己的道德行为。因此,如何凭借天理,在不同的社会条件下,节制自己的人欲,实行真正的天理,全靠人心的判断和决心。"人自有生而有血气之身,则不能无气质之偏

---

① 董仲舒:《春秋繁露·深察名号》。
② 《朱子文集·卷四十二·答胡广仲》。
③ 《朱子文集·卷六十七·明道论性说》。

以拘之于前,而又有物欲之私以蔽之于后"①,"人主之心正,则天下之事无一不出于正"②。所以,"人心便是饥而思食、寒而思衣底心。饥而思食后思量当食与不当食,寒而思衣后思量当着不当着,这便是道心。……这两句只是个公与私,只是一个天理,一个私欲"③。

因此,做人做事,必须"思量""当与不当",尽力达到"心与理一"的思想境界,必须坚持"公"的原则,遵照天理,去私欲,尽力成为"圣人","惟圣尽伦,惟王尽制,故非常人之所及。然立心之本,当以尽者为法,而不当以不尽者为准"④,这就是"知其义理之所在而致涵养践履之功"⑤。

显然,中国传统社会中形成的"三纲五常"道德规范体系,其指导思想基础,乃是"天人合一"总原则指导下的和谐共处原则,强调一方面"各正性命","父子有亲,君臣有义,夫妇有别,长幼有序,朋友有信";另一方面"养心正志",明人伦,求圣贤,修身养性,齐家治国平天下,达到实现自然与社会整体的和谐兴旺,至善天下,生生不息,更新不已。

三、教育树人,修心铸魂,为学养心,以直求知

伦理道德固然是人类个人生命和社会生命维系平稳发展的重要精神纽带,但伦理道德并非万能,它也不可能单纯孤立地进行;同时,伦理道德思想和其他重要的知识及其实践智慧,都不能单靠本能和自发性,而是要经历人的思想意识的反思和自觉性,不断地意识到自身生命的有限性和欠缺性,意识到全面掌握和实行道德伦理以及正确的世界观,都需要自身的反思性、主动性和自觉性,需要接受教育和自我教育,经受各种生活的磨炼,经历多次反复实践及其总结,才能牢固地生根于自身的灵魂深处,并自觉地贯彻到社会实践中。因此,教育是人类心智进行自我反思的重要表现,只有赋有心智的人类生命,才能够开展和进行教育活动。

---

① 《朱子文集·卷十五·经筵讲义》。
② 《朱子文集·卷十一·戊申封事》。
③ 《朱子语类·卷七十八》。
④ 《朱子文集·卷三十六·答陈同甫》。
⑤ 《朱子文集·卷二十四·答吴晦叔》。

伦理道德的真正力量,源自人本身对天地人文的全面认识与贯彻。道德伦理必须以更广泛的人文教育和科学知识作为基础,在受教育和实践中,锻造强烈而敏感的时间意识和生命意识,使伦理道德成为天地人和谐统一的思想和行为的实际的普遍规范,与最普遍和最广泛的人文教育和科学教育结合起来,全面发挥伦理道德的内在力量,随时以时代的精神,培育成为德智双全的社会骨干和爱国栋梁。

理论的创造和历史的实践乃是进行伦理人文和科学全面教育的出发点。在这方面,中华民族数千年的发展史及其兴衰过程,为我们提供了丰富的经验和智慧,鼓舞我们前仆后继地加强伦理人文教育工作,启蒙发智,尊师敬学,并把教育活动不仅限于学校,还进一步在个人之间、社会群体以及各个家庭中普遍展开,而且,教育的方式实现多样化,特别包括批评与自我批评。

唐朝韩愈说得对:"人非生而知之者,孰能无惑?惑而不从师,其为惑也,终不解矣。……是故无贵无贱,无长无少,道之所存,师之所存也"①。启蒙发智是人生一世始终不断进行的过程,需要以思想意识的反思性为基础,不断自觉接受启发,合理利导,由浅入深,循序渐进,自觉地坚定信念,既扩大知识,又学会守持正固,需待有方,谨慎戒备,善于拿捏款曲停待,顺其理而待其时,看准时机,谋求发展。

在西方各国,"教育",不管是自我教育还是学校教育和社会教育,都源自拉丁文 ēducātiō,其本意原是"培育""养育""教导"和"教养"的意思,强调人需要学习,需要通过阅读、听讲、研究、实践等方式,进行自我教育和接受教育,增强道德意识,获得知识或技能,包括训练和提升理智、道德、心灵、体质方面的功能,旨在训练和培育人性,增强生活本领、遵循道德伦理原则,掌握人文精神和科学知识,使人的精神和体质,越来越超越自然生物的原始本能,把思想意识本身也通过教育而日益提升和优化。

马克思为了鼓励自己的女儿燕妮,引用了古罗马人文主义奠基人之一、

---

① 韩愈:《师说》,见《韩昌黎文集》第一卷,马其昶校注,马茂元整理,上海古籍出版社1986年版,第47页。

拉丁诗人泰伦提乌斯(Publius Terentius Afer, 190—159 B.C.)在他的著名戏剧《自残者》中说的一句话:"我是人,因此,凡是人类的一切,对我并不陌生"("Je suis homme et rien de ce qui est humain ne m'est étranger; Homo sum, humani nihil a me alienum puto", or "I am human; and I think nothing human is alien to me")。马克思的用意,是希望自己的孩子,永远虚心学习,接受教育,堂堂正正做人,把自己锻炼和教育成真正的人;也就是说,人是万物之灵,具有思想意识,但思想意识本身,也需要通过自觉的反思和总结经验而不断优化,使自己赋有完美的人性,无愧于人。

同样地,列宁特别强调:革命的思想,正确的世界观和人生观,是不能单靠自发力量形成的,而是要靠教育,靠外来的"灌输"而不断总结经验教训。

在德国哲学人类学家格伦看来,人在本质上是行动着的存在物(Der Mensch ist das handelnde Wesen);每个人总是有自己的看法,随时根据自己的生活环境而成为不确定和可变的本质存在(das stellungnehmende Wesen)。人的行为,实际上就是人的观点的外部表现和实施。人的不确定性及其"未完结的存在状态"(das Unfertigsein),就是因为人随时都必须同时地取决于其生活环境、取决于其本性以及取决于其身体条件。所以,人的行为归根到底是一个文化范畴。人的行为总体表现了人对自己、社会及自然的看法和态度,是深受人的文化背景影响。从这个意义上说,"人是教育的存在体"(ein Wesen der Zucht),而所谓教育,又包括自我教育(Selbstzucht)、教育(Erziehung)和培育(Züchtung)①。

教育的重要性,使古希腊的柏拉图在雅典创建了"学院"(Academy),培育人才;而在中国,孔子早在春秋战国时代就创办私塾,招收和培养学子,造就人才和发展思想文化事业。因此,亚里士多德说,对人来说,是否受教育是生死攸关的决定性大事②。

---

① Gehlen, A. *Der Mensch, seine Natur und seine Stellung in der Welt*. Junker und Dünnhaupt, Berlin 1940; 3. Auflage. 1944; 4. Auflage. Athenäum-Verlag, Bonn 1950; 16. Auflage. AULA-Verlag, Wiebelsheim 2014.

② Diogenes Laertius, *Lives of Eminent Philosophers*, trans. R. D. Hicks (1942), Vol. 1, book 5, section 19, p. 463.

瑞士教育学家兼心理学家皮亚杰(Jean Piaget,1896-1980)提出了道德推理的发展理论,认为儿童的道德发展,最初对道德的天真理解,是基于行为及其后果,以后逐渐发展到更多考虑行为的目的①。后来,皮亚杰的道德发展观点被美国心理学家兼教育学家劳伦斯·柯尔伯格(Lawrence Kohlberg, 1927—1987)精心阐述成为"道德发展阶段理论",强调道德判断作为道德行为的基础,在人类意识发展中,可以区分出 6 个发展阶段,面对复杂的伦理行为中遭遇"伦理困境"(ethical dilemmas 也称为 ethical paradoxes 或 moral dilemmas)的时候,每一个阶段都比前一个阶段的回应更为适当。在此基础上,柯尔贝尔格确定道德发展的过程主要是围绕对"正义"的看法,并且这一发展将持续终生②。

当代法国心理学家兼精神分析学家拉康(Jaques Lacan, 1901-1981)认为,如果儿童自己不能进行反思,如果儿童不接受教育,他们的思想意识会永远停留在"镜像阶段"。面对镜前的自己,儿童经过反复实验,终于明白镜中的人像,就是自己的反面;人只有反复实践,并在实践中不断提升自我认识和对外在世界的认识,才有可能识别人的复杂性,不但能够通过镜子的反射,而且也能通过思想意识的反思,识别出自己,并识别他人与他物。

实际上,人的思想意识和心智,是极其复杂的。一方面,思想意识本身对于不同的人来说,具有不同的特点,不可千篇一律地加以对待;另一方面,思想意识所遭遇的生活环境也是复杂多变的。因此,自觉的人,面临不同环境,对待他人,究竟应该如何立足于伦理原则待人处世? 这不是轻而易举的事情。因此,即使是万物之灵赋有思想意识和心智,具有道德意识和伦理行为基础,但在社会生活中恰当地把握伦理原则为人做事,都必须不断学习和接受长期的教育。

苏轼对"文"与"天"、"文"与"人"关系的思考,蕴涵着浓厚的"天人合

---

① Pieget, J. *The origin of intelligence in the child*. New Fetter Lane, New York: Routledge & Kegan Paul.1953.

② Kohlberg, L. (1982), "Moral development" in J. M. Broughton & D.J. Freeman-Moir (Eds.), *The Cognitive Developmental Psychology of James Mark Baldwin: Current Theory and Research in Genetic Epistemology*, Norwood, NJ: Ablex Publishing Corp.

一"哲学理念和"人文化成"的精神意蕴,他强调人的意识、精神、思想具有"与天地参"的珍贵品质,凸显人文思想对人心的"参赞化育"作用,主张德育德行与人文教育的紧密结合,渗透到人的一切生活过程,自觉造就社会栋梁,确保生命精华前仆后继永世流传。

苏轼《上神宗皇帝书》指出:"国家之所以存亡者,在道德之浅深,不在乎强与弱,历数之所以长短者,在风俗之厚薄,不在乎富与贫。道德诚深,风俗诚厚,虽贫且弱,不害于长而存。道德诚浅,风俗诚薄,虽强且富,不救于短而亡。"①"道德""风俗"都是人文精神范畴,又饱含理论与实践相结合的精神,其深厚浅薄,直接关系人民精神素质和国家兴亡;物质方面"虽强且富"而不讲道德,不重视人文教育,难免灭亡厄运,说明意识形态的人文思想远比国库充盈的物质基础更重要。苏轼《策别安万民》共六篇,开篇即言"安万民者,其别有六。一曰敦教化"②,提出通过人文教育让百姓"知信""知义",并以三代为例,说明人文教化直接关系社稷安危,所谓"圣人之于天下,所恃以为牢固不拔者,在乎天下之民可与为善,而不可与为恶也"③;政权稳定的根本在于人文教育,只有这样,即使国家处于危难,百姓也能知勇知耻、是非分明,充分显现意识形态与社会教化的巨大力量。苏轼《孟子论》谓"孝悌足而王道备""《诗》之为教也,使人歌舞佚乐,无所不至,要在于不失正焉而已矣"④,指出礼义廉耻伦理精神对民众匡正行为的教化意义;其《礼以养人为本论》也说"礼之大意,存乎明天下之分,严君臣、笃父子、形孝悌而显仁义也"⑤,继承《汉书·礼乐志》的精神,通过人文教化,

① 苏轼:《上神宗皇帝书》,见孔凡礼点校:《苏轼文集》卷25,中华书局2004年版,第2册,第737页。
② 苏轼:《策别安万民一》,见孔凡礼点校:《苏轼文集》卷8,中华书局2004年版,第1册,第253页。
③ 苏轼:《策别安万民一》,见孔凡礼点校:《苏轼文集》卷8,中华书局2004年版,第1册,第253—254页。
④ 苏轼:《孟子论》,见孔凡礼点校:《苏轼文集》卷3,中华书局2004年版,第1册,第96页。
⑤ 苏轼:《礼以养人为本论》,见孔凡礼点校:《苏轼文集》卷2,中华书局2004年版,第1册,第49页。

"象天地而制礼、乐,所以通神明,立人伦,正情性,节万事"①,实现社会有序、天下安定,实现国家长治久安的根本方法。

在苏轼生活的宋代,原本发展了丰实的经济基础,也有高度发展的文化,但统治者却道德沦丧,陶醉于灯红酒绿的奢侈腐化的生活,贪官污吏横行,社会正义未能实现,以致无力抵御外敌入侵而导致国家社稷毁于一旦。

作为万物之灵,心身合一的人赋有理智和心智,因而也具有反省功能。但这并不意味着每个人都自然地具有反省意识并时时进行反省。只有胸怀天地之德并认真负责地履行生生之德,才使人产生反省意识,自觉地进行反省,并在反省意识的引导下,时时进行自我教育和接受教育,力图使自己履行道德责任,自觉地发挥生命的价值。所以,人心中的道德意识以及与道德意识联系在一起的反省意识,都是需要人自身时时唤醒,并使之不折不扣地贯彻于生命实践。

人不同于动物的地方,就在于具有自我教育和接受教育的自觉性。仁义礼智信的道德信念及其实践,必须同时进行广泛和长期的教育过程。

第三节　知周万物,道济天下

为了积极主动发挥人心的创造精神,首先必须坚持不断扩大并锻炼人的良知良能,把良知良能当成生命本身的内在本性,为了关怀生命的目的,使人类生命有可能发挥理性的潜在功能,不断扩大对宇宙自然规律和对生命自身规律的认识,并立足于日益增进的知识,不断强化人类的积极主动的创造精神,真正发挥生命的创造性,通过发挥生命的创造性及其创新活动,实现生命本身价值的不断提升和增强。

人类生命要充分发挥自身的积极主动的创造精神,首先必须正确地认识自己和认识世界。认识对于人来说,是生命的第一需要,也是生命的最大快乐。万物之灵以其自身的固有理性力量,可以意识到:人生就是"奋斗不止"和"创新不已"。天地父母为我们贡献宝贵的生命,已经赋予我们优秀

---

① 班固:《汉书·礼乐志》。

的天性,但活在世界上,还要靠自身的自觉努力,"至诚为能尽其性,知天地之化育"①。生命不能满足于自然状态,天地父母为生命先天提供的身心,只能成为人生在世的起点。生命一旦诞生,时时必须面对的,就是在原有生活环境中,各种日新月异的复杂变易的世界。因此,发挥自身生命的内在潜力,尊道贵德,合理待人待物,并尽性尽心实现自我更新和自我创新,为周围社会和自然的所有生命承担自己的道德责任,即发挥自己作为生命整体一份子的责任,为周围一切生命的优化贡献自己的生命,就是生命的责无旁贷的义务。

人类所要认知的内外事物,是无穷无尽的,因为宇宙自然本身是生生不已的生命体,只要宇宙自然生命体存在,它们的变易就不会停顿。因此,宇宙自然生命是一个不可穷竭的变易活动,不是人可以控制和限制的。而且,人的经验是有限的,人的经验永远只属于宇宙自然生命活动的一小部分,有待于人类生命不断提升和充实自己,朝向内外进行超越,克服自己的有限性,充实自己的经验,无止境地发掘生命的潜力。既然宇宙自然生命的发展是无穷的,甚至是难以预测的,那么,人类生命的认知活动,也是需要不断发展。所谓"物之生也,若骤若驰,无动而不变,无时而不移"②,"吾生也有涯,而知也无涯"③,就是告诉我们,生命存在之日,就是宇宙自然生命变动发展之时,也便是我们不断学习之时。

人类知识的发展证明,自然界不是不可知,而是知之不尽;自然越被认知,就越有待发现,越需要寻求新的认知。认知与被认知之间的这种"紧张"或"张力",从本质上表现了宇宙自然生命与人类认识活动的根本关系。为此,作为宇宙自然生命整体一部分的人类生命,必须不断认识自己和外在事物,进行无止境的认知探索活动。

所以,不断进行自觉的认识,是万物之灵的首要特征,它不只是仅属于个人的学习问题,并不是仅仅为了满足个人"好奇",并不只限于扩充个人能力而已,而是应该从生命整体的视野,把认识活动当成向生命整体负责的

---

① 王阳明:《传习录·徐爱引言》。
② 《庄子·秋水》。
③ 《庄子·内篇·养生主第三》。

尽心表现,"尽人事,知天命",是生命实现自身自我更新责任的重要表现。

被称为"圣人"的孔子,"十有五而志于学,三十而立,四十而不惑,五十而知天命,六十而耳顺,七十而从心所欲,不逾矩"①,强调"学而时习之,不亦说乎……人不知而不愠,不亦君子乎?""敏而好学,不耻下问"②,指的就是把时时学习,时时提升知识,当成发自内心的道德需求,当成生命的第一需要,必须一生坚持不懈,谦虚谨慎,勤学好问。在孔子的心里,"好学"当然不是属于个人的事情,而是"尽人事,知天命",穷神知化,尽善尽美地实施"仁"的目标,进而不止,死而后已。

孟子曰"人之所不学而能者,其良能也;所不虑而知者,其良知也"③。孟子还明确把人类认知活动及其能力,当成与生俱来的仁义礼智的人性的"善端":"仁义礼智皆根于心",良知就是心的本体,也是"我"的主宰,一切意识和德性都源于此。显然,孟子还明确认为,只有具备道德意识的人,才有可能把认识活动与善的道德行为结合在一起。

所以,北宋张载也认为"诚明所知,乃天德良知"④,良知是先天为善的"德性之知"。而到了王阳明那里,良知更成为生命哲学的核心。王阳明认为,良知"为人人之所同具也","不假外求","见父自然知孝,见兄自然知弟"⑤,"良知者,心之本体","心之虚灵明觉即所谓本然之良知"⑥;良知亦是"天理之昭明灵觉处,故良知即是天理"⑦;"良知只是个是非之心,是非只是个好恶"⑧,又说"良知是造化的精灵","天地无人的良知,亦不可为天地矣"⑨。他肯定良知为天地之源和万物变化的主宰。

由此可见,在中国传统文化中,人的认识活动,都是天道人道的基本要求,是人性求善的重要表现,其最终目标,就是寻求天地人三道的和谐统一,

---

① 《论语·为政》。
② 《论语·公冶长》。
③ 《孟子·尽心上》。
④ 张载:《正蒙·诚明》。
⑤ 王阳明:《答顾东桥书》。
⑥ 王阳明:《答顾东桥书》。
⑦ 王阳明:《答欧阳崇一书》。
⑧ 王阳明:《传习录·下》。
⑨ 王阳明:《传习录·下》。

使全人类共同遵循"共同理性",实现基于全人类共同利益和共同幸福的人类命运共同体。

一、超越本能,学无止境,具备万物,横绝太空

一切生命都赋有自我组织和自我认识的能力,但唯有人具有自觉主动的积极创新精神,靠自身的积极反思,意识到为人之首要,就是认识自己,认识世界,把认知和不停地学习,当成自己的责任,当成生命的第一需要,当成生活的最大快乐,使人的生命具有不断更新其创造活动的智慧和能力,成为宇宙自然生命整体的"智囊""健康总智库"和统帅宇宙自然生命的发展命运的"最高指挥部",成为宇宙自然生命整体不断更新发展的"创新精神总源泉",也成为万物生命和谐发展的"总调度中心"。

作为"万物之灵",人的生活,不同于其他所有生命的地方,就是高度自觉地意识到自身生活的伟大意义和无上价值,即必须对整个宇宙自然生命整体负起道德伦理责任,以自身生命的不停顿地创造活动,主动认识和把握宇宙自然生命的生成发展规律,无时无刻不紧密保持与宇宙自然生命整体的有机联系,时刻关切宇宙自然生命的命运及其遭遇,全面实现与宇宙自然生命的相互沟通,对之既有所感受,又有所施为,既加以积极认识,又要从优化的角度进行改造,以动静结合的灵活态度,采取创新方式,尽量变被动为主动,善于运用对宇宙自然生命规律的认识,灵活主动地促进宇宙自然生命整体,朝向越来越和谐的关系网络总体发展。

因此,人类生命具有特殊的卓越能力,充分发挥人心的功能,展现人心的理性能力,全方位组织生命的感觉、知觉情感、意志、想象力和思维能力,自觉地坚持学习和提升自身对生命以及对整个世界的知识,超越本有的认识界限,克服生命本身含有的本能欲望并合理节制生命固有的自然情感,旨在扩充人类生命对自身及周在世界的认识,提升自身的认识能力,包括不断自觉训练和培育自身的逻辑分析能力,加强生命对面临的一切问题的辨识能力、判断能力、认识能力、解决能力,提升生命自身的计划性、灵活性和沟通能力,并为了实现与生命周在世界的沟通而增强语言能力,增强生命自身的所有沟通功能,在实际行动中实施天人合一和知行合一的策略,使生命不

断发展成为极其有效的全身心协调一致的为人处世的智慧基地和创新中心。

认识自己和认识世界,是人在宇宙的地位所决定的。作为"万物之灵"和"天地之心",人无疑是宇宙中占据重要地位的生命体。人在宇宙中的重要而特殊的地位,迫使人必须充分认识自己的能力及其意义,必须意识到自己的崇高地位与自身的有限性之间的矛盾,也必须充分意识到自身的不足和欠缺与身负的崇高责任之间的矛盾,由此意识到自身进行自觉的无止境的认识活动的必要性,意识到自身终身虚心学习的必要性。

其实,认识活动和认识能力,并非人类生命所独有。所有的生命都有认识能力,它们也在不停地进行认识活动。认识活动是所有生命的一个基本活动。一个无机生命,例如一块石头,它对自身的处境,对周围的一切,并非无所感受,无动于衷。它会对自身的位置及其与其他无机生命和有机生命的关系,有所"感受",但这种"感受"乃是广义的"感应",它们由于不可避免地受自然界的客观规律的控制,产生自动反应(诸如热胀冷缩或由于自己的位置而形成物理学和力学方面的万有引力反应等),对周围事物给予的刺激作出了本能的回应,并在此基础上进行其自身生命的自我调整,以应变未来各种可能性。

当代生命科学的发展也通过实验和证实,强调"自我认识和认识周围环境是生命的一个特征"①。与此同时,任何生命在其对外和对内的认识过程中,也可以进行与认识活动相关联的"自我参照"(self-reference)和"自我调整"(self-regulation)。所有这些,都是生命所自然形成的本能的反应现象,在整个宇宙自然界比比皆是。

生命本是物质、能量和信息的统一体,源自原初的"基因",来自天地父母所给予的 DNA 遗传因子,而人体生殖细胞 DNA 的重量,虽然只有 6×10^{-12} 克,但它是一本微型生命百科全书,包含了生命发育、成长一直到死亡的全部信息,也包含开天辟地以来一切生命的基本奥秘。有了遗传基因,所

---

① Humberto Maturana and Francisco Varela, *Autopoiesis and Cognition*: *the Realization of the Living*, [1973]1980, pp.78-89.

有的生命都天生赋有关于生命的知识基础,也有辨认生命的天生能力。

当然,只有万物之灵,具备得天独厚的良知良能,一方面,在其心身合一的精巧生命结构中浓缩了宇宙自然生命的精华;另一方面,也由于人体生命的优越性,使之具有别的生命所缺乏的"人心",有可能开展积极主动的有目的、有方向、有计划和有谋略的认识活动,并因此把其认识活动实施成为"天人合一""知行合一""真善美合一"的自觉行为,使人的认识活动,不仅限于提高和扩大自己的知识,而且也是为宇宙自然生命整体的和谐发展贡献力量。

人类认识活动虽然复制了一般无机生命和有机生命的认识活动,虽然也包含了无机生命和有机生命的认识活动的基本形态,例如包含了最基本的感应感知活动,但人类认识活动完全不同于其他生命体的认识活动。

现代生命科学已经揭示,各种信息从感官进入大脑后,就落入无头无尾错综复杂的迷宫中。人的认识过程包括感知、学习和记忆、语言和思维等神经系统的高级功能,还包括直觉想象这样一些谁也说不清楚的创造性思维因素。如何从生物学的角度、神经科学(脑科学)的角度进行分析,是一个艰巨而长期的任务。

首先,人类感知不同于动物的本能性感知,人的感知不只是被动的,也不只是本能的,不会仅仅停留在原有感知水平上,而是可以形成一种超越本能的自觉活动,是不断超越原有知识水平的求真求善的无止境活动,是包含主动选择性和方向性的感知、有目的的感知,并在感知进行过程中,理性及其他认识能力也同时参与和扮演主导角色,可以包括人的理智对感知过程及其内容的改造活动。

所以,人不会满足于感知活动本身,也不会满足于感知的成果。人类感知是生命全方位认识活动的一部分。而且,人类感知不仅停留在个人感知活动范围内,而是会与他人及整个社会的感知及认识活动结合在一起,使感知活动扩大成为人类社会群体的有组织的认识活动的一部分,为人类生命整体积累经验奠定基础,使人类思想文化创造活动被称为持续不断的历史发展过程。

同时,即使是感知阶段的认识,对于人来说,也完全不同于一般生物的感知,因为人类感知是隶属于人类生命整体的认识和生命活动,就在人的感知阶段中,实际上已经同大脑神经系统对生命整体的全方位调控结合在一起,使人的感知密切地与全身的认识活动紧密协调,从而在人的感知认识阶段,就包含了整个认识机制的牵制和调控,一点也离不开知性和理性的协调。

所以,只有"万物之灵",才具有主动自觉的"自我认识""自我调整""自我参照"以及"自我组织"①;只有万物之灵,才有可能把良知良能当成生命自身的责任,并立志为之奋斗终身。

"万物之灵"和"天地之心"的称号,对人来说,首先并非自以为是的理由,更不是自己理所当然成为世界的"主人"的借口,而是相反,是人必须认识自己缺乏知识和能力有限,因而必须谦虚谨慎,虚怀若谷,以开放视野,持久地虚心学习,认真开展认识活动,不断掌握和扩大知识,自觉地进行总结经验,有生之年,毫不松懈,学习到老,认识不断,死而后已。

人是唯一靠其自身的自我认识和自我塑造来决定的生命体。人有意识,有心智能力,可以认识自己和认识世界,同时,也可以立足于自己的认识来决定自己的命运,选择自己的生活环境和存在方式。因此,人的自我理解和自我认识,对自己的存在和生命,会产生深刻的影响。

认识自己,首先就是认识自己的有限性,认识自己的能力和掌握的知识的有限性。克服自己的知识和能力的有限性,首先必须虚心,承认自己的知识有限,同时意识到自己需要接受教育,需要扩大眼界,提高认识能力,不断总结经验。所以,自古以来,不论是西方的哲人苏格拉底,还是中国的圣人孔子,都一再教导其子弟,必须从"认识自己无知"和"学而时习之,不亦乐乎"出发,把认识世界当成人生的第一要务,当成为人生在世安身立命的首要前提。

认识自己还意味着认识自己与他人的关系的性质及其重要性,认识自己在与他人关系中的地位和道德义务。当孔子说"有朋自远方来,不亦乐

① Baumeister, Roy F.; Tierney, John (2012). Willpower: Rediscovering the Greatest Human Strength; Ameriks, John; et al. (2007). "Measuring Self-Control Problems". *American Economic Review*. 97 (3), pp.966—972.

乎"和"三人行必有我师"的时候,孔子所强调的,正是对他人的虚心学习和诚恳待人的态度。有了这种待人态度,才能使我们由衷地承认自己的有限性和诚恳学习他人的必要性。

认识是无限的,因为需要我们认识的事物本来就是无限的。天生的知识极其有限,学到的知识也是极其有限;反过来,世界的复杂性以及世界的变易性,却是无限的、难以穷尽的。所以,认识自己和认识世界是长期的任务,是一生永远都要进行的重要活动。

作为"万物之灵"的中心,人心是最根本的。在整个认识活动中,人心扮演了决定性的角色。"心"成为认识活动的中心和指挥部,不但使人的认识可以从宇宙自然生命整体及其与人类生命相联系的视野来概括,而且,心也统辖整个认识活动的各个环节,既统一指挥人体各器官充分发挥它们的专业功效,也整合人体各认识器官的认识过程及其成果,使认识活动成为有计划、有步骤、有策略以及有方法的总体性实践活动。

具体地说,心可以补充人类感官的欠缺,加强感官的威力和功能,首先可以统一控制感官,通过眼睛、鼻子、耳朵、舌头、皮肤的感知,获得外界现象的信息,而且,由于人心的智慧,立足于经验可以进一步创造各种工具,尤其是靠人工智能创造出"机器人",作为感官的延伸物,使人的感官扩展到身外世界,又能由此收集内外感受,不断体会并调整全身内外关系的状况,做出适当的反应,既获得知识,又进行合理的行动。正因为这样,人的感官虽然有限,在很多方面不如动物敏锐,但在人心的指导下,人类感官在实际上远远超出动物感官,变成为富有主动性和创造性的认识器官,与理性配合而成为人类认识世界的重要基础。

考虑到人类认识活动的长期性、曲折性、阶段性、专业性、多学科性和总体性,人心更显示其在认识活动中的主导地位和决定性作用。

人类认识从本质上就是一种创新活动。人类认识不是单纯地模仿认识对象,也不是单纯地正确反映客观世界。人类认识活动,作为一种在"天地之心"指导下进行的总体性行为,乃是生命本身的自我超越和自我更新的本质所决定的,是生命的生生不息和更新不止相统一的最高表现。认识的根本目的,不是局限于追求一时一地的局部利益,不是生命一时实现其欲望的权宜之计的手段,而是人类生命履行其天地之心的道德责任,为了从生命整体全方位统合的高度,旨在实现宇宙自然生命整体与人类生命共同负有的责任,将生命共同体引向全面和谐的理想境界。

二、定心至诚,知行合一,应天改制,乐天知命

要真正认识自己和认识世界,必须首先树立终身积极学习的决心和诚心。在这里,再次体现了"人心至要"的基本道理。

要好好学习,认真进行认识活动,首先必须端正心态,虚怀若谷,采取开放态度,谨慎笃实,实事求是,持之以恒,使认识活动真正成为为人类生命谋福利的宏伟目标的一个重要过程。

真正的天地之心,就是天地万物的良知。人心若变质而失去其良心良知的根本特征,则所有认识活动就失去真正意义,生命也成为毫无方向的幽灵;或者,如同俗语所说,"行尸走肉",无所作为,或者,成为危害社会和自然的恶人,其认识活动也自然成为谋取个人私利的工具和手段。

人高于动物之处,在于自身可以主动立志,选定生命方向,并决心笃实践行。生命到底应该怎样度过? 立志是否仅为生命的某一刻就可以一次完成? 其实,立志本身也是一种认识过程,因为只有真正认识自己和认识世界,才能认识到自己的渺小,意识到为人之道的根本,就在于将个人的生命服从于生命整体利益,并在实现整体利益的基础上,提升自己的生命价值。所以,正确地立志,必须首先端正个人与整体的关系,对自己的价值有正确的估计,认识到自己在整个人类生命总体中的地位以及自己的责任。

生命的价值决定于自身是否能把握自己的良知,结合生长过程,不断加深对自身良知的认识,深知自己的"人心"包含着天地之心,负有责任为天地立命。在任何时候,在任何情况下,人心是最关键的。王阳明说得好:"人心是天渊,无所不赅"①,"人性皆善。中和是人人原有的。岂可谓无? 但常人之心既有所昏蔽,则其本体虽亦时时发现,终是暂明暂灭,非其全体

---

① 王阳明:《传习录·门人黄直录》。

大用矣。无所不中,然后谓之大本。无所不和,然后谓之达道。惟天下之至诚,然后能立天下之大本"①。进行修养的目的,就是"念念致真知,将此障碍窒塞一齐去尽"②。

生命之志是在生命的一生中,也就是在"知行合一"的整个反复过程中,不断立而又立,随着生命的生生不息和反复实践,探索生命之意义,反复自定、修订和加强自己的生活理想,并持续在知行合一的生活历程中加以贯彻。所以,生命之立志,决定于人心是否真正与天地同心同德,如同其自然生成时那样,与天地合一,血肉相连,全息连接,视生命整体之和谐为自身生命的基础。

做到立志定心,谈何容易。《易传》说:"君子以致命遂志","终日乾乾,反复道也",敦促有才德的君子,白天勤奋努力,夜晚勿忘戒惧反省,既奋进乐观,又要谨慎防凶,才有可能反复行道,坚持不舍,警示我们要竭尽全力,尽生命之所能,时时警觉内外各种危害生命之因素,精益求精,在"自强不息"的实际奋斗实践中,一再突破原有的界限,反复超越具体环境中的极限,将生命的潜力反复地挖掘和发挥出来。

生命坦途上究竟要遭遇什么灾难,会有什么阻力,只有靠努力践行,才能体验到"穷理尽性以至于命"道途上的种种问题。诚如邵雍所言:"所谓理者,穷之而后可知也。所谓性者,尽之而后可知也。所谓命者,至之而后可知也"③。

人生理想需要自己来决定和坚持。生命的目的,不是天生的,也不是外加的。生命的目的是生命在其自身生长中所决定的。但生命需要通过其生存过程,通过生命对自身和周围世界的认识,通过生命的生长和展现过程而萌生志向并不断修正志向,即通过把握生命的意义,自觉地理解生命之为生命,是为生命本身及其生命整体的生生不息而生,理解生命之实施,就是顺从和发挥天地人之道的创造精神。

这一切,不只是认识过程,而且是实践过程,即"知行合一"的过程。

---

① 王阳明:《传习录·门人陆澄录》。
② 王阳明:《传习录·门人黄直录》。
③ 邵雍:《观物内篇》。

"知行合一"本是一本体。知与行,从根本上是分不开的。首先,认识过程本来就是人类生命的一个活动,而且,人类的认识活动还是一种具有特别意义和特别性质的行为,与动物的认识活动有根本区别。如前所述,人类认识是在具有强烈自觉意识的心智指导下进行的,它是有目的、有计划、有方向和有实施策略的活动,是人实现"天地人三才"的共同和谐境界目标的一个组成部分。所以,人类认识活动并不停留在认识的第一阶段,而是始终与实现认识终极目标的行动相结合。

其实,孔子早就告诫弟子:"是以君子直言直行"①,"直道而行"②;认准了人生方向和理想,堂堂正正,无所畏惧,径直前行便是。面对各种困难和障碍,克服超越;遇到各种曲折,细心认真解决。要做到扎实稳健,认真负责,毫不马虎,经得起推敲,无愧于良心。

在不断解决诚心定心,立志实现良知良能的过程中,还要发挥作为社会动物和政治动物的人的知行合一的实践智慧,不断创建和改善良好的社会制度,包括一系列和谐幸福的社会生活所必需的政治、经济、思想文化的制度,依法治国,以德弘道。

王阳明说得好:"只念念要存天理,即是立志。能不忘乎此,久则自然心中凝聚。犹道家所谓结圣胎也。此天理之念常存。驯至于美大圣神,亦只从此一念存养扩充去耳"③。

生命从来都是充满矛盾、艰辛和风险。所以,朱熹在谈到人是"万物之灵"的时候说:"人之所以生,理与气合而已。天理固浩浩不穷,然非是气,则虽有是理而无所凑泊。故必二气交感,凝结生聚,然后是理有所附着。凡人之能言语动作,思虑营为,皆气也,而理存焉。故发而为孝弟忠信仁义礼智,皆理也。然而二气五行,交感万变,故人物之生,有精粗之不同。自一气而言之,则人物皆受是气而生;自精粗而言,则人得其气之正且通者,物得其气之偏且塞者。惟人得其正,故是理通而无所塞;物得其偏,故是理塞而无所知。……然就人之所禀而言,又有昏明清浊之异。故上知生知之资,是气

---

① 《大戴礼记·曾子制言中》。
② 王阳明:《论语·卫灵公》。
③ 王阳明:《传习录·门人陆澄录》。

清明纯粹,而无一毫昏浊,所以生知安行,不待学而能,如尧舜是也。其次则亚于生知,必学而后知,必行而后至。又其次者,资禀既偏,又有所蔽,须是痛加工夫,'人一己百,人十己千',然后方能及亚于生知者。及进而不已,则成功一也。孟子曰:'人之所以异于禽兽者几希'。人物之所以异,只是争这些子。若更不能存得,则与禽兽无以异矣!⋯⋯人若有向学之志,须是如此做工夫方得"①。

人是"天地之心",并不能保证人人都是有理性和有道德之人。人心如何,要在实际行动中见证出来。"人情机诈百出,御之以不疑,往往为所欺,觉则自入于逆、亿。夫逆诈,即诈也,亿不信,即非信也,为人欺,又非觉也:不逆,不亿而常先觉,其惟良知莹彻乎。⋯⋯君子学以为己:未尝虞人之欺己也,恒不自欺其良知而已。是故不欺则良知无所伪而诚,诚则明矣:自信则良知无所惑而明,明则诚矣。明、诚相生,是故良知常觉、常照。常觉、常照则如明镜之悬,而物之来者自不能遁其妍媸矣"②。

人的良知良能,真要付诸实施的时候,便分出高下精拙细粗之分,其中最关键的,是知行合一的践行中所下工夫的差异。

把认识过程的知行合一理解为"下工夫",乃是中国生命哲学在认识论方面作出的贡献。真正把认识过程当成知行合一的过程,当成自我约束、自我修身、自我教育和自我改造的实践过程,就是中国生命哲学的认识论的一个重要特征。

下工夫,是认识活动的关键,是坚持扬善去恶的修身养性过程,也是认识自己和认识世界相统一的过程;它既是知行合一的过程、认识与实践相统一的过程,也是作为认识主体的自我与认识对象之间进行对话的过程。在这个过程中,体现了人类认识活动的高度复杂性及其伦理性质:"心是动底物事,自然有善恶。且如恻隐是善也,见孺子入井而无恻隐之心,便是恶矣。离着善,便是恶。然心之本体未尝不善,又却不可说恶全不是心。若不是心,是甚么做出来?古人学问便要穷理、知至,直是下工夫消磨恶去,善自然

---

① 《朱子语类·卷第四·性理一》。
② 王阳明:《传习录·答欧阳崇一》。

渐次可复"①。格物致知的践行,要做得很精细,而且还要持之以恒,"但随事遇物,皆一一穷极",真做到这一点,就"自然分明"②。

中国传统典籍反复总结管理社会的丰富经验,致力于寻求创建和谐社会的方案,强调刚柔结合,文武之道,一张一弛,体现"万物之灵"知行合一的一贯作风。《左传》记载"宽以济猛,猛以济宽"③的经验,以道德教化为主,又不排斥严厉的刑法。孔子本人强调说"道之以政,齐之以刑,民免而无耻;道之以德,齐之以礼,有耻且格"④。与此同时,还要做大量的工作,尽可能避免各种差错,精神集中,重点突出,统筹兼顾,遵道隆礼正法,齐头并进,使各个阶层每个人,都能够发挥自己的才能,把社会治理好,实现认识活动的总目标。

要管理好社会,进行合理的统治,荀子看到了许多难处,需要学会并贯彻良知良能,进行全面教育,配合以道德教化和法制,尤其学会讲道理的讲话说服艺术,以道服人,以理服人,团结一致,治好社会生命体:"夫民易一以道而不可与共故,故明君临之以势,道之以道,申之以命,章之以论,禁之以刑。故其民之化道也如神,……名也者,所以期累实也。辞也者,兼异实之名以论·意也。辨说也者,不异实名以喻动静之道也。期命也者,辨说之用也。辨说也者,心之象道也。心也者,道之工宰也。道也者,治之经理也。心合于道,说合于心,辞合于说;正名而期,质请而喻;辨异而不过,推类而不悖;听则合文,辨则尽故。以正道而辨奸,犹引绳以持曲直,是故邪说不能乱,百家无所窜。有兼听之明,而无奋矜之容;有兼覆之厚,而无伐德之色。说行,则天下正;说不行,则白道而冥穷"⑤。

君子善于以正道来引导民众,用命令来告诫他们,用理论来晓谕他们,用刑法来禁止他们,这样的话,民众就融化于正道,就像被神仙支配了一样。各种约定、命名、辩论、解说,是名称使用方面最重要的修饰,也是帝王大业的起点。名称是用来互相约定从而联系实际事物的。心灵,是道的主宰。

---

① 《朱子语类卷第五·性理二》。
② 《朱子语类卷第十五·大学二》。
③ 《左传·昭公二十年》。
④ 《论语·为政》。
⑤ 《荀子·正名》。

道,是政治的永恒法则。心意符合于道,解说符合于心意,言语符合于解说。这样,听取意见时就能合于礼法,辩论起来就能彻底揭示其所以然。用正确的原则来辨别奸邪,就像拉出墨线来判别曲直一样,奸邪的学说就不能混淆视听,各家的谬论也无处躲藏。管理好社会,要同时听取各方意见的明智,而没有趾高气扬、骄傲自大的表情;有兼容并包的宽宏大量,而没有自夸美德的神色。自己的想法得到施行,那么天下就能治理好。

人类认识活动的一个重要特点,就是把认识活动与合理地管理社会结合起来。"天有其时,地有其财,人有其治。夫是之谓能参。舍其所以参而愿其所参,则惑矣"①。所以,荀子特别重视人的社会性和文化性,强调人的认识活动必须为建立美好的社会服务,要求人积极参与社会建设,以"礼"和"义"为原则,发挥人的群体生活的威力,不断增强人类社会的文化力量。"人何以能群? 曰分,分何以能行? 曰义。故义以分则和,和则一,一则多力,多力则强,强则胜物,故宫室可得而居也。故序四时,裁万物,兼利天下,无它故焉,得之分义也……故人生不能无群,群而无分则争,争则乱,乱则离,离则弱,弱则不能胜物,故宫室不可得而居也——不可少顷舍礼义之谓也"②。

认识自然和认识社会是一致的,改造自然与创建美好社会是一致的。"治之经,礼与刑,君子以修百姓宁。明德慎罚,国家既治,四海平"③。荀子主张用礼义道德和法制的力量,协调社会的和谐关系,以维持合理稳定的秩序。"人莫贵乎生,莫乐乎安;所以养生安乐者,莫大乎礼义。人知贵生乐安而弃礼义,辟之,是犹欲寿而殇颈也,愚莫大焉"④;"凡奸人之所以起者,以上之不贵义、不敬义也。夫义者,所以限禁人之为恶与奸者也。……夫义者,内节于人而外节于万物者也,上安于主而下调于民者也。内外上下节者,义之情也。然则凡为天下之要,义为本,而信次之。古者禹、汤本义务信而天下治;桀、纣弃义背信而天下乱。故为人上者,必将慎礼义、务忠信,然

---

① 《荀子·天论》。
② 《荀子·王制》。
③ 《荀子·成相》。
④ 《荀子·强国》。

后可。此君人者之大本也"①。

而且，荀子针对社会的复杂性，发扬孔子《周易·系辞下》所言"君子安而不忘危，存而不忘亡，治而不忘乱，是以身安而国家可保也"②，他在《哀公篇》中对鲁哀公说："君者，舟也；庶人者，水也。水则载舟，水则覆舟，君以此思危，则危将焉而不至矣"③。人无远虑，必有近忧；一个好的统治者，必须居安思危。

知行合一的良知良能，说到底，就是为了充分发挥人的生命的潜能，参与和促进天地之化育，推动万物生命无限循环的广生和新生，一方面不断开拓创新，穷通变易，最大限度运用人的"天地之德"和"天地之心"的主导作用，敢于不断突破和超越具体生命的极限，不断提升生命的内外境界，为生命的富有和日新贡献力量；另一方面，又不忘天地自然本体的宏伟生命之道至高无上性，把天的创生精神与地的顺成精神结合在一起，时时清醒地意识到人本身的有限性和局部性，以道德精神节制个体的私欲和利益，不断反省人在宇宙自然整体中的地位，绝对不做违背天命天道之事，避免夸大和膨胀人的主体性和个体性，使生命的创造精神永远表现在尊道贵德的大道上，实现"万物并育而不相害，道并行而不相悖；小德川流，大德敦化"④的生命整体和谐与天人相通的世界。

三、万物一体，共同理性，知周天下，通真以诚

人类心智赋予人以认识理性、掌握理性和使用理性的特殊能力。认识和掌握理性，乃是人类心智的最高成果，是保证人成为"天地之心"和"万物之灵"的重要条件。

什么是理性？理性，从根本上讲，就是天地人三道的总称，因而也是人性的核心；理性所表现的，是万物生命的"生""长""运""行"及其相关诸因素间相互牵引及其导致和谐之规律。从根本上说，理性本来是万物之间和

① 《荀子·强国》。
② 《周易·系辞下》。
③ 《荀子·哀公》。
④ 《中庸·第三十章》。

主客观之间和谐互动互参的基本规则。中国人常用"理"来表达"理性"的基本意义,并且以更为简易明白的"人心"概念,集中表达"理性"的关键和核心,旨在揭示理的存在及其实施,关键在于人心;而西方人的祖先古希腊人最初是用"逻各斯"(Logos)来表示宇宙万物的规律,并将"逻各斯"与"讲道理"联系在一起。但归根结底,理性的界定,不能单靠语言文字的抽象论述,而是还要结合实际的生命活动及其环境的状况。

从认识论角度来看,理性是人类通过意识并运用逻辑方法对事物进行本质性说明的一种能力,旨在界定某事某物的定义,揭示其合理性和真理性,以便对各种现存的或新出现的事物,诸如各种观念、信念、信息、行为方式、社会制度等进行其"正确性"、"合法性"和"正当性"的论证。人类历史的发展显示:社会越发展,人们越广泛使用"理性"去说明、论证和解决各种被认为值得加以贯彻的各种观念、思想观点、理论体系、意识形态、社会制度和创新成果等,使之越来越广泛应用于现代哲学、科学、语言、数学和艺术等领域,简直把它当成人类固有的"法宝",以便体现人类的高超智能及其进行归纳推理的科学方法。

为了普遍地推广理性的功能,现代社会更将古代形成的逻辑学变成更加精致严密的理性运用体系,专门研究人类使用理性进行推理和归纳的基本方法,指导人们运用形式严谨的方法系统,对自己的论述和观点进行论证。所以,逻辑学,作为一种关于运用理性的专门学问,在当代社会已经发展成为精细严谨的学问,用于培训人们进行理性推理、归纳、演绎等方法。

当代科学技术的迅猛发展,"理性"越来越显示其普遍性和广泛性,同时也越来越显示理性的模糊性、矛盾性、有限性。

西方人谈到"人",就认为人的最大特点是有理性。被称为西方理性主义开创者的苏格拉底,在提出"认识你自己"这个著名哲学论断的时候,强调指出:人不同于其他动物的地方,就在于人有"神圣的灵魂",它是"理性和智慧的所在地"[①];"认识你自己",就是"认识你的灵魂"[②]。理性的特征,

---

① Socrates, *Alcibiade*, I. 117E-118A.

② Socrates, *Alcibiade*, I. 130A-130C.

使人具有为至善而认识的需求。

柏拉图多次强调人的理性的重要性,他在《费德罗篇》和《国家篇》等较晚的著作中,把人的心理和精神,分为三大成分:"理性(或'理智')"(*nous*; *intellect*; *reason*)、"激情(或'情感')"(*thumos*; *passion*)和"欲望(或'爱欲')"(*epithumia*; *appetite*; *affection*),并把理性当成是驾驭情感和欲望的精神统治力量①。

柏拉图的学生亚里士多德发展了前人的理性学说,明确指出人是"理性的动物"②,并对理性进行了深入分析。亚里士多德的重要贡献,在于把理性从抽象的层面和单纯的理论性认识能力,扩大和提升到人的社会活动,特别是政治和道德行为领域,强调理性本身内含复杂的矛盾,必须在体现"至善"的人类实践中进行具体分析和运用。

本来,苏格拉底和柏拉图已经抽象地探讨了理性的性质,特别是柏拉图曾经试图结合城邦政治生活,说明理性的不同实践形态,将体现理性的"智慧""勇敢""节制""正义"的社会行动,列为理性的人的重要标准③。亚里士多德更全面深入发展了原有的理性观念。

第一,亚里士多德明确提出人的两种智慧:"理论智慧"和"实践智慧"。亚里士多德认为,人固然是理性动物,但人尤其是有理性的"社会动物"和"政治动物"④。人的理性特征,应该主要表现在人类的社会生活,特别是道德生活和政治生活领域。所以,对人来说,最高的追求是实现基于理性的幸福(eudaimonia),而不是像动物那样,仅仅满足于达到自身的欲望或利益。

第二,亚里士多德强调,理性本身还包含"非理性",而在人的实践中,理性中包含的"非理性",往往可能由于人的理性的局限性而发展到与理性本身相对抗的程度,因而对理性的真正实施发生决定性影响。而且,既是人类理性,也包含认知的理性(epistemonikon)和推算的理性(bouleuesthai),因

① Plato, *Phaedrus*; *The Republic*, Book IV.
② Aristotle, *Nicomachean Ethics*, Book 1.
③ Plato, *Repblic*. Trans. By F. M. Cornford, with introduction and notes. Pxford, 1947.
④ Aristotle, *The Politics*, Trans. And introduction by Lord. C., The Universityof Chicago Press; *Nicomachean Ethics*, Book 1. 1954.

此,在复杂的人类实践中,必然使理性本身包含许多可变性和可能性。所以,在社会实践领域,理性的应用,就需要包含"推算",也就是"算计",以便考虑如何应对行为变化的可能性,使理性针对不同情况进行"选择""斟酌""拿捏""谋略",这就是一种"计算"①,反复"掂量又掂量"以便决策。正是理性中含有的"计算"性质,使理性在实践中变成含有狡猾性质的实践理性。不同的人对自己的善的目的,可以有不同的谋略,缺乏节制的人和坏人,自以为正确的谋略,实际上有可能为他和社会带来"恶",而不是"善"。所以,在进行理性谋略时,关键在于把握什么是真正的"善"。

第三,亚里士多德强调,人性包含"感觉""理性""欲望",他称之为"人的灵魂的三个部分",他认为感觉原本不涉及道德行为,因为感觉是一种自然本能的反应,动物也有感觉,而在动物那里,无所谓道德②。欲望也是动物所共有的,但人的欲望可以受理性与非理性的调配及控制。至于人的理性,是一种可以进行思想(dianoia)的功能,当面临道德行为的实施的时候,思想就进行肯定或否定的判断,以便达到选择的目的。人的伦理行为是一种由理性和欲望构成的实践。当人进行选择的时候,或者是"有欲望的理性",或者是"有思想的欲望",作为选择的决定者③。这样一来,人类实践中的理性就可能变成非常复杂的变动状态,隐含着导向与"善"相对立的可能性。

第四,理性具有五种形态:(1)技艺(techne);(2)知识(episteme);(3)实践智慧(phronesis);(4)智慧(sophia);(5)理性(nous)。理性的这五种形态,也是理性获得真理的方式④。但在实施中,许多事件的性质,不仅取决于哪一种理性占上风,而且,还取决于行动过程中的具体施动者的理性状况。例如,"技艺"是理性的一种,但"技艺"因地因人因时而变,其实施效果带有非常大的差异性。所以,理性在实际生活中究竟会达到什么样的结果,最重要的是决定于实践中的主体的品质。只有好品质的人,才能以善为目

① Aristotle, *Ethics Nicomachea*, 1138b35-1139.

② Aristotle, *Ethics Nicomachea*, 1139a18-1139a21.

③ Aristotle, *Ethics Nicomachea*, 1139a31-1139b6.

④ Aristotle, *Ethics Nicomachea*, 1139b25-1140b35.

的。具有好品质的人,才是具有真正实践智慧的人①。

在古希腊,西方哲学关于理性的探索,为后来整个西方哲学的发展奠定基础。值得注意的是,到了近代社会,由于西方资本主义社会的产生和发展,原有的理性概念,越来越成为"思想的主体"和"行为的主体"的基本功能,也就是成为以个人为中心的思想者和行动者实现各种活动(包括认识、社会、政治和文化等)的主导力量,也成为各种"主体"实现以其主体为中心的各种目标或利益的手段。在这里,我们可以看到:追求什么样的价值,决定了"理性"本身的性质及其后果。在现代社会变成资本主义社会并把"个人自由"列为至高无上地位的条件下,各种以个人利益为中心的"主体"所实施的"理性",就有可能导致对于"理性"本身的原本性质的破坏。

西方近代哲学的开创者笛卡尔宣称"我思故我在",乃是一切思想和真理的起点。也就是说,首先是"我思",才有一切真理。理性更多地与个人主体性相关,而西方资本主义社会对私有财产的盲目追求及其个人至上的道德价值观,为人类理性的前景埋下了许多难以预测的危机。

与笛卡尔的理性主义不同,英国的培根(Farncis Bacon,1561-1626)等人更重视"经验"在培育和掌握理性中的关键作用。培根等人认为,经验是经由生命本身在场体验而积累和总结的,它一旦获得,就成为生命内在灵魂的一部分。因此,唯有经验,才有可能活灵活现地把握理性的本质:真正体验到那些被人们抽象地传颂的"理性"的内在意义,并使之成为生命内在灵魂的一个组成部分。

所以,不要把理性与经验对立起来,理性包含了经验。没有经验,人类理性难以得到充实,更难以被熟练地把握和应用。理性不是抽象的,也不是停留在一般的逻辑层面,理性必须在亲身的生命实践中加以充实和提高;而只有经验,才是通向生命内在灵魂具体把握理性的必要途径。

知识就是有理性的人对于世界的规律性认识。在西方文化史、知识史和哲学史上,对于知识的重视虽然从古希腊时代就开始,但是,只有到了

———————————

① Aristotle, *Ethics Nicomachea*, 1144b33-1145a6.

16—17世纪的资本主义时期,才将知识问题列为社会和人类生活的中心地位,并由此而引起西方哲学的"认识论的转折"。在此以前,西方哲学和人们的基本思考模式是"本体论式"。也就是说,一直到资本主义社会产生以前,人们思考各种事物的出发点和关怀的中心,是客观对象的"不动的"本体论本质,不管这种本体论本质是否存在于经验世界中,也不管它们是否经过科学实验的检验和论证。但是,从近代资本主义社会开始,人们只崇尚来自经验、经过理性推理和加工而又经过经验验证的科学知识,并把科学知识看作是维持个人正当的生活、维护社会法制秩序和征服自然的必要条件。

由笛卡尔、斯宾诺莎和培根等人在哲学上所完成的认识论的转折,对于西方社会和文化的发展,特别是对于资本主义现代性的产生和发展,对于理性的发展,具有决定性的意义。

实际上,人的理性同知识之间具有双重的循环关系。这就是说,由于人是理性的生存物,人有可能通过自身的独立自主性和自觉性,运用自己的理性,实现对于世界的规律性认识,总结出关于世界的各种各样的知识;反过来,由于知识是理性的产物,是理性的理论系统性表现,掌握知识越多,就越能提升个人的理性能力,越能推动人类理性的发展。显然,知识和理性是相辅相成的,是相互推动和互为条件的。启蒙运动在提出人性解放和个人自由口号的过程中,在批判和摧毁旧社会和旧文化的专制权威的过程中,始终都强调知识的重要性,尽全力推动知识的推广和发展。由启蒙运动所开创的现代性,最终落实到人类不断发展知识和应用知识、并使之为人类造福这一根本目标上。

康德哲学是在总结此前理性主义和经验主义研究成果基础上形成的。康德的伟大就在于:它不但享受了历史时代所赋予的优越条件,而且还没有辜负时代给予他的寄望,以批判的精神,创造性地发展了在他以前的启蒙哲学的水平,进一步对人类创造活动的三种基本模式:知识、道德和审美活动,进行冷静的分析和探讨。

康德的批判的先验哲学的立足点,就是对知识的批判分析。他在《纯粹理性批判》的开端,首先开展对纯粹知识与经验知识的区别考察。康德强调:"我们的一切知识都以经验开始"①。接着,康德指出:"虽然我们的一切知识都以经验开始,但是并不能说一切知识都来自经验。因为很可能,即使我们的经验知识,也是由我们得自印象的与我们认识能力(感觉能力只作为诱因)自身所供给的二者构成的"②。由此,康德提出了"经验知识"和"先天知识"两种知识,并认为,先天知识独立于经验,甚至独立于一切感官的印象,这种知识是"先天的"(a priori),而经验知识是后天的,来自于经验;先天知识由于不包含经验,康德称之为"纯粹知识"。

在康德那里,批判,作为紧密地联系着各种科学考察过程的方法,并不仅仅提供认识系统或各种理论体系而已,而且也是理性的某种一般能力,通过它,人的知识才有可能从源自经验而提升到超越经验的高度。康德把批判主义同各种教条主义和独断论(dogmatismus)相对比,既不愿意陷入各种各样不负责任的怀疑论,也不陷入简单专横的独断论。为此,康德首先将人的能力区分为感性、理智和理性三大层面,并将它们各自严格限定在不同的范围内。批判的目的是确定研究的范围,明确把握研究人类感性、理智和理性三大能力本身所能达到的最大限度及其基本条件和它们的客观有效性。

因此,"批判"并非单纯属于理性的认知活动,而是全面考查分析人的感性、理智和理性三大方面的性质、功能、界限及其相互关系。在此基础上,明确人在认知、伦理和追求美的三大活动领域中的基本原则,由此也同时理解人"能做什么""应该做什么"以及"期望什么";理解"人"在自然界中作为"目的自身"的最高尊严地位。

康德的首要贡献,正是在于指明了理性和认识的界限,指出人类理性的不同层次及其范围,并强调:人类理性从来都不限于对知识的追求和探索。正如康德所说:"人类理性并不是单纯为扩大知识范围与追求各种知识的毫无根据的欲望所推动,而是一种内里的需要驱使着人类理性,使它迫切地

---

① 康德:《纯粹理性批判》,见《十八世纪末——十九世纪初德国哲学》,北京大学哲学系、外国哲学教研室编译,商务印书馆1964年版,第1页。
② 康德:《纯粹理性批判》,见《十八世纪末——十九世纪初德国哲学》,北京大学哲学系、外国哲学教研室编译,商务印书馆1964年版,第1页。

提出一些问题来,这些问题不能根据理性的一切经验运用或由这引申出来的原则加以回答。所以,一切人,只要他们理性发展到能够玄想的时候,就永远会有并且将永远继续有某种形而上学"①。康德肯定了人类理性有可能超越认知活动而寻求更高的精神境界。

那么,形而上学作为纯粹理性的思维活动,它的任务是什么呢? 康德回答说:"纯粹理性自身的无可回避的任务,就是神、不朽和自由"(Die unvermeidlichen Aufgaben der reinen Vernunft selbst sind Gott, Freiheit und Unsterblichkeit)②。显然,这一探讨是超出经验的范围,是在超时空和无限的广阔层面上开展各种探索。换句话说,神、自由和不朽的问题,不是认识或知识问题,是无法进行论证和确证的;但就连理性本身,也无法否认它们作为观念(Idee)的存在的可能性。既然不是认识问题,它就与知识无关,是纯粹信仰的问题,但我们又不能因为它与知识无关就轻易否定和反对它。既然理性的思想活动势必扩及经验以外的神、自由和不朽的问题,理性就必须认真地探讨它们的可能性及其性质。凡是经验无法、也不可能验证的问题,就是一种信仰问题。对于这个问题,康德说:"我必须扬弃知识,以便为信仰保留地盘"(Ich musste das Wissen aufheben, um zum Glauben Platz zu bekommen)③。

所以,康德哲学在对人的理性进行批判分析的过程中,在完成了对人的认识能力和条件的探究之后,势必探讨科学知识之外的形而上学何以可能的问题,也就是探讨知识之外具有"永恒不动"性质的本体论问题。这一部分,就是康德《纯粹理性批判》的先验逻辑的先验辩证论所主要探讨的问题,康德称之为"先验的幻相",是"先验的辩证论"的组成部分,也称之为"先验的逻辑"④。

---

① 康德:《纯粹理性批判》,见《十八世纪末——十九世纪初德国哲学》,北京大学哲学系、外国哲学教研室编译,商务印书馆 1964 年版,第 46 页。

② *Kritik der reinen Vernunft*, 2. Auflage, 7.

③ Immanuel Kant: *Kritik der reinen Vernunft*, Ausgabe der Preußischen Akademie der Wissenschaften, Berlin, AA III, p.18.

④ 康德:《纯粹理性批判》,见《十八世纪末——十九世纪初德国哲学》,北京大学哲学系、外国哲学教研室编译,商务印书馆 1964 年版,第 58 页。

凡是取消了经验的界限，甚至命令我们实际上越过经验界限的原则，都是超验的原则，它们同前面所说的"先验的原则"根本不同。为此，康德警告我们"先验的和超验的这两个术语，不能交换使用"；先验的原则，就其在经验范围内有效而言，康德称之为"内在的"（immanente），而超验的原则，就其超越经验和越出经验之外而言，康德称之为"超验的"。

显然，对于康德来说，理性不同于知性（或"理智"），知性是被当作规则的能力，只限于与范畴打交道，使用知性范畴去整理感性直观提供的经验知识；而理性被称为"原则的能力"，这些原则都不是从感性和知性而来的，虽然它也可以应用于感性和知性上面，但它也可以应用于感性和知性之外。所以，"可以把知性当作是利用规则得到现象的统一性的能力，把理性当作是在原则之下得到知性的规则的统一性的能力。因此，理性从来并不直接应用到经验或任何对象上面，而只是应用到知性上面，为的是利用概念给知性的杂多的知识以一种先天的统一性，这种统一性可以叫做理性的统一性，但跟知性所能成就的任何统一性在种类上是十分不同的"①。

康德反对在感性与悟性（知性）的结合之外进行认识活动，因为在他看来，超越了感性和悟性的范围，人类理性就面对感性和悟性所无法整理和解决的对象，它们是经验范围之外的无限和无形的本体世界的问题，诸如：（1）"宇宙在时空方面的有限性和无限性的问题"，（2）"整体是否由不可分割的最简单因素（原子）所构成的问题"，（3）"自由意志与普遍因果性的关系"，（4）"一个'绝对必然的存在'（神）是否存在的问题"。康德认为，这四个经验之外和现象之外的问题，也就是"超验"的问题，不是认识活动的对象，不是知识论研究的范围。如果纯粹理性一定要追问这些超验的问题，将会陷入"二律背反"（Antinomie），陷入矛盾（Widersprüche）。

康德发现了理性本身隐含的内在矛盾，认为理性的应用可能会导致各种矛盾，甚至导致无法证实的对象，会使我们产生各种"幻相"，使人类陷入

① 康德：《纯粹理性批判》，见《十八世纪末——十九世纪初德国哲学》，北京大学哲学系、外国哲学教研室编译，商务印书馆 1964 年版，第 61—62 页。

没完没了的无益的虚幻性的论证之中①。

康德在这里一方面限制了理性本身的范围,同时也限制认识活动,试图将认识活动局限于经验现象范围内,从而也把认识限制在现象界;另一方面也试图由此扭转传统形而上学的知识论的不合理性,揭露传统形而上学对经验现象以外的本体的认识企图的不合理性。由此可见,康德明显地把世界分成可认识的"现象"和不可认识的"物自体"两部分,为此,在哲学史上,人们把康德当成"二元论者"。

对于康德来说,现象世界就是我们通过感性和悟性所决定并可以被把握的外在世界;我们的感性和悟性是无法认识现象之外的物自体,因为我们的感性和悟性能力都不能超验地应用于物自体。换句话说,物自体处在属于它本身的彼岸世界,这个彼岸的物自体世界,显然一方面自外于现象界,另一方面也对立于经验世界。

康德在完成对感性、知性和理性能力的全面批判基础上,特别是在完成对认识能力的可能性、有效性、有限性的批判考察之后,便着手考察人在其伦理道德的行为中所隐含的实践理性的准则,最后,探讨人性尊严在纯粹理性和实践理性相结合的最高条件下,在认识与实践之外的独特领域内的崇高无比的审美判断中,阐明人对于美的无目的性的鉴赏同自然本身的合目的性的运作的和谐一致性,由此揭示:感觉世界或自然世界的理性目的是与人类理性的目的相一致的,同时也表明:人类的心灵与意志自由,同自然的和谐秩序也是相互适应的。

在道德伦理行为中,人遵循理性的更高的要求和律则。康德认为,道德原则是"既定的事实",但它不是属于"经验的事实",而是属于"理性的事实",这种事实从一开始就"具有立法的性质",因此,它们是无须证明的。

所以,在谈到人的自律性的时候,康德把人放置在感性经验世界和理智世界的范围内加以考察;同时,康德还根据人在世界中的地位、人对其所面对的世界的认识,以及人应用所掌握的两种世界规律的程度,深入探讨人的

---

① Immanuel Kant: *Kritik der reinen Vernunft*, Ausgabe der Preußischen Akademie der Wissenschaften, Berlin 1900 ff., AA III, pp.281-382.

本质及其在实际世界中的自律地位。康德认为，由于人一方面隶属于感性经验世界，另一方面又属于理智世界，所以，人只有充分掌握和顺从这两个世界的规律和律则，才能实现自身的自由行动，才能达到真正的自律。康德对人的上述二重性的分析，发展了启蒙哲学对人的理性的基本观点，一方面肯定了理性的重要性，另一方面又具体地分析了理性本身的限制，指明理性在不同领域内的不同功用，揭示了理性的内在矛盾性及其对于人类行动所造成的悖论效果。

康德总结启蒙思想的核心观念，指出："人实际上在其自身中发现一种将其自身同其他一切事物区分开来的一种能力，这就是理性。……一个理性的生存者必须把自己看作是一种理智，不只是隶属于感性世界，而更是隶属于理智世界。因此，人可以从两个角度来看其自身，同时，也可以由此而类推获知，他的一切能力的运作规则以及他所有行动规则：第一，就他隶属于感性世界而言，人自身是服从于自然的法规（他律）；第二，就其隶属于理智世界而言，人是生活在独立于自然的规则之中，而这些规则并不是立足于经验，而是仅仅立足于理性"。

康德认为，人之所以有道德上的自律，是因为人不同于一般的生命体，他是具有合目的性的"目的自身"。康德试图由此论证人的至高无上的尊严和他的不可让与的最高价值。康德指出：作为具有"纯粹意志"的理性的人，无需任何外在的条件或强制性的因素，就可以实现自己向自己发出普遍有效的命令，很自然地遵循着"实践理性"的原则。康德认为，这才是真正的自由。康德说："自律是人性和一切有理性的事物的尊严的基础"，对这种尊严的尊重，要求不把人看作只是一种工具或手段，而是永远同时地是目的本身。

总之，在西方现代性时期，一切有关"人"的论述，不管是科学论述，哲学论述，还是政治论述，都是以"理性"为核心概念，以便建构有利于巩固新的法制统治的中心目的。"理性"及其三大标志"科学""法制"和"道德"，成为判断真理、正义和善恶的唯一标准。

但是，现代性从一开始就充满了悖论。英国作家狄更斯最早揭示了现代性的悖论。针对现代社会，他说："这是最好的时代，也是最坏的年月；这是充满智慧的时代,也是愚蠢的时代;这是信仰的时代,又是不可信的时代;这是革命的时期,也是黑暗的时期;这是充满希望的春天,又是绝望的冬季;我们什么都有,但我们又一无所有;我们都直奔天堂,我们又走向别的地方"①。

康德一生完成了对于人自身的认识能力、道德行动能力以及审美能力的全面考察,回答了他自己所提出的有关人的三大问题:人究竟能够认识什么? 人究竟应该做什么? 人究竟期望什么? 这三大问题,分别探索了与人的命运密切相关的真、善、美的问题,实际上又关系到人本身的本性及其与周在世界的合理关系;既关系到"在我们头顶上旋转的星球",也关系到"我们的内心世界"。由此可见,康德的哲学,全面探讨了启蒙时代所提出的寻求人的、物质世界的和精神世界的真理的基本任务;康德的哲学试图探索人本身以及与人相关的一切。正如康德在他的《实践理性批判》的结束语中所说:"有两大事物,我们越经常、越执着地思考它们,我们心中就越充满永远更新并有增无已的赞叹和敬畏:我们头顶上的灿烂星空和我们心中的道德法则"。

不仅如此,康德的卓越贡献还在于提出了批判方法和手段,将"批判"升格为人类思想、行动和审美的基础活动,这就将人引入时刻清醒的反思和审慎的境地,避免盲目和独断地使用理性,反复地进行反省和斟酌拿捏,对自身一再地发出警示,不但不再漫无边际地、自不量力地提出问题和任务,而且还考量自身的可能的思路和可能的行动方式及其严重后果。康德由此改变了哲学思维的风格和态度,倡导批判分析的精神,更审慎地将自身的反思和行动,建立在自己对自身"有可能受限制"的清醒估计的基础上。

启蒙运动所提出的人性解放和个人自由的口号,只有在不断充实和发展人类知识的条件下才能真正实现。掌握和运用知识,便成为人性解放并

① Charles Dickens, *It was the best of times, it was the worst of times, it was the age of wisdom, it was the age of foolishness, it was the epoch of belief, it was the epoch of incredulity, it was the season of Light, it was the season of Darkness, it was the spring of hope, it was the winter of despair, we had everything before us, we had nothing before us, we were all going direct to Heaven, we were all going direct the other way.* In Dickens, Charles., *A Tale of Two Cities* (Revised ed.). London: Penguin Books Ltd. 2003, p.2.

达到个人独立自主性和高度自觉性的必要条件和最关键的中介手段。康德总结了启蒙运动思想家的理论研究成果,强调人的自律性,必须同对于"感性经验世界"的客观规律和对于"理智世界"的律则的充分认识密切地联系在一起。

但是,从另一方面来看,康德的思想又表现出它的时代局限性。最大的局限性,恰恰源自康德及其同时代人对理性的有限认识。什么是理性? 理性的意义在什么条件下具有积极的性质? 又在什么条件下具有消极的性质? 理性本身所包含的矛盾,又是怎样体现在世界的本体中?

康德在进行对于理性的批判的时候,虽然极为严谨,但又过于形式化,甚至达到僵化的程度。康德对于理性批判的僵化,使他未能充分意识到理性本身与非理性之间的交错性及其相互转化的可能性。

同时,康德在分析经验的时候,也只限于对感性行为外在活动的观察范围,只相信科学实验所达到的范围,并没有估计到经验本身所蕴含的反思性及其与理性之间相互转化的可能性。实际上,在人类的一切经验行为中,往往或多或少地掺杂了理性的因素,而且,这些理性因素作为生命的创造物,一旦成为客观的存在,又有可能获得其自身的独立生命,会对人类生命进行反作用;同时,还要考虑到,在理性活动中,也同样存在经验的成分。康德在《纯粹理性批判》所完成的,恰恰割裂了理性与经验的联系,使两者僵化地各自停留在自己的功效领域中,没有深入细致地分析人类最复杂的认识活动以及人类其他社会、文化和思想活动中的内涵,难以把握和揭示这些活动中理性与非理性各个因素的交错关系。

西方马克思主义的最早代表人物霍尔克海默(Max Horkheimer, 1895-1973)和阿多诺(Theodor W. Adorno, 1903-1969)为此批判了理性的异化,在一定程度上揭示了西方逐渐"理性工具化"和"理性功利化"的倾向①。

但是,西方社会的发展并未从历史的教训中清醒过来。从 20 世纪初至

①　Max Horkheimer und Theodor W. Adorno, *Dialektik der Aufklärung*, S. Fischer, Frankfurt 1969, Nachdruck als Taschenbuch 1988.

今,这些"理性工具化"和"理性功利化"的倾向,更是变本加厉,以致在当代社会科学技术盲目膨胀的过程中,进一步将人本身的智慧扭曲成为政治权力和少数垄断集团的工具。

所以,人的理智可以有助于人类社会的合理进化,但与此同时,理智本身也可以盲目地自我膨胀,甚至可以成为极其狡猾奸诈的破坏力量。须知,人的思想本身就是一种具有主动自觉实现的创造过程。思想就是一种生命,而且是一种最复杂和最有神算谋略的灵活精灵的生命力量;它可以自我生产,可以自我增值;思想可以创造新思想,可以使思想本身越来越增值甚至自行膨胀。思想,可以思想一个对象、一个事物、一个符号、一张图片、一个形象、一种感情等。因此,思想的过程,如果没有规矩,没有合理的标准,没有正确的目标,就可以使思想变成盲目的创造活动,甚至变成破坏人类社会的可怕力量。思想虽然是"软实力",但它一旦与周围的物质力量,或者与相关的人或相关的人类群体相结合,就会转化成一个强大的现实力量。正如马克思所说,"理论一经掌握群众,也会变成物质力量"①。

作为万物之灵,人集中了动物的所有特性,却又高于动物而具有思想创造能力,这就使人有可能成为宇宙自然生命整体的灵魂和指导者,但也有可能成为宇宙间最有破坏力的潜在"负能量"。当代社会科学技术的发展证明了人的智慧的无限潜力,同时也展现了人的智慧的潜在危害。更值得警惕的是,由人所创造的先进科学技术,还可以模仿和复制人的智慧,使自己变成其自身的主体,反过来对人发生影响。

自现代社会发展以来,显示当代科学技术作为人的产品和智慧成果,实际上"分享"了人的智慧力量,可以在制成产品之后,转变成具有独立活动的"人造主体"。人的思想是一种非常奇特灵活的精神力量,是一种不可见的生命。既然是"不可见的生命",思想可以在人们不自觉的情况下,发生意想不到的恶劣后果,对社会发展产生难以估计的破坏性力量,形成今后对全球和谐的人类命运共同体的巨大威胁。

所以,王阳明说,"天下之大乱,由虚文胜而实行衰也"。意思是说,各

① 《马克思恩格斯选集》第1卷,人民出版社2012年版,第9页。

种虚张声势和花言巧语的伪善言论,代表那些虚妄的思想观点,推广各种不负责任的言论和鼓励不正当的行为,才导致天下大乱。不要小看错误思想的危害性,也不要轻视各种人为的妖言惑众的危害性。

王阳明还说,"自伏羲昼卦,至于文王周公。其间言易,如连山归藏之属。纷纷籍籍,不知其几。易道大乱。孔子以天下好文之风日盛,知其说之将无纪极,于是取文王周公之说而赞之。以为惟此为得其宗。于是纷纷之说尽废。而天下之言易者始一。书诗礼乐春秋皆然。书自典谟以后,诗自二南以降,如九丘八索,一切淫哇逸荡之词,盖不知其几千百篇。礼乐之名物度数,至是亦不可胜穷。孔子皆删削而述正之,然后其说始废"①。思想言论,一旦合正道,如伏羲和孔子所说的那样,只要简单易懂,说出道理,就可以平定天下;相反,一旦淫哇逸荡之词、纷纷之说铺天盖地而来,就可以造成人心混乱、社会动荡不安。

人的思想和言论以及人的知识,尽管可以遵循逻辑,进行理性的推理和归纳,由此及彼,不断推演发展,有助于人类社会走向幸福生活,建设一个和平共荣的人类命运共同体。但人不是"神仙",具体的个人或群体,不会是完满的;只要人心中的私心脱离德性,只顾私欲和私利,就可能走向歪路,再说什么理性,也都是假借"理性"之名,滥用理性之"计算能力"和"诡异计谋",盗用"逻辑"之推演游戏,就势必无益于社会生命整体的根本利益。正如王阳明所指:"天下所以不治,只因文盛实衰。入出己见。新奇相高,以眩俗取誉。徒以乱天下之聪明,涂天下之耳目。使天下靡然争务修饰文词,以求知于世。而不复知有敦本尚实,反朴还淳之行"②。

总之,人心含有共同理性,说到底,就是全球人心向善,有善意通过平等对话的诚心沟通,求同存异,齐心共求和谐共处,共赢共享,有助于建设和发展一种符合全人类共同利益并为全人类谋福利的人类命运共同体。但又正因为人心含有理性、理智和欲望,使人心变得更加变易难测,有时更加诡异叵测,人类也面临潜伏的危机。因此,无论在任何时候,发扬人心的正能量,

———————————

① 王阳明:《传习录·徐爱引言》。
② 王阳明:《传习录·徐爱引言》。

抵制和不断批判人心中的私欲和非理性因素,是万物之灵不可推卸的责任。

衡量一个人的心及其道德品质的标准,就是把宇宙自然生命整体的利益及其"生生之德"置于至高无上的地位。与此同时,理性本身也是需要从宇宙自然生命整体的"天地之心"的高度,加以监督、控制和协调。在这方面,除了不断加强德性教育和道德监督,还要不断建设符合生命整体利益的强有力的社会制度和全球新秩序,以真正符合理性的有效社会制度的物质性力量驾驭整个社会的发展方向,其中,最重要的是由基于全球共同可以接受的"共同理性",设计尽可能完善的社会政治、经济、文化和教育制度,作为既有理性科学理论根据、又有运行实效功能的共同理性力量,对恶的势力给予遏制、震慑和管控,建设一个以共同理性为基础的全球伦理法治系统,与整个社会的科学和思想文化力量相结合,共同建设一个日益和谐幸福的人类命运共同体。

第 五 章

营卫之道

所谓"营卫",就是对生命的维护、保养、强化和保健;而为了保养生命,当然首先要强化体质。一方面确保体内永远保持各器官坚实稳固,机制正常,运行自如,交通互联顺畅,保持生命的旺盛精力,健康长寿;另一方面不断加强防卫力度,在任何时候都具有抵御外来邪恶力量侵扰的防卫能力,使身体在生生不息过程中立于不败之地。

换句话说,营卫之道,就是增强体质、养生、摄生和保健卫生的基本原则,其目的在于维护和强化生命,以便充分发挥生命的意义和价值,对内不断提升生命的内在潜力,稳固生命基本要素"精""气""神"的功能及其与宇宙自然生命的和谐互通关系,保障生命生生不息,更新不止,世代传承,不断优化,以达宇宙自然生命整体的繁荣昌盛,日新月异;对外则强化生命自卫能力,巩固生命外围防线,警觉周遭邪恶力量入侵身体而破坏生命正常运行和成长,防范内病外患于未然。在这个意义上说,营卫之道也是保家卫国和健身强国之道。所以,营卫之道乃是生命观的一个重要部分,同整个生命观一起,成为生命自强不息、创新不已的思想基础和实践原则。

第一节　营卫养生,生命要务

人命关天,人民的生命至高无上。这是中华优秀传统文化一贯遵循的最高原则。正是在这个总原则的指导下,中国传统文化把维护强化生命和提升生命价值当成最重要的任务,因而构成中华优秀传统文化持续探讨的主轴和中心内容。在中华民族传统文化中形成和发展的营卫之道,集中和总结中国传统生命智慧的精华,体现了中华民族思想文化维护生命尊严和置人民生命于至高无上地位的历史传统。

生命不是任何个人或任何力量可以随意处置摆布的;生命也不是一旦产生,就以其初生状态而固定在一个地方,或固定成一种存在方式,无所作为,听天由命,自生自灭的。生命既然是生生变易的更新过程,它就同样是生命自身的不断强化维护和保健养生过程。显然,生命并非生成以后才需要维护,也不是成长以后才需要养生;实际上,生命的"生"和成长过程本身,就是维护生命和更新生命的有机和谐运行的过程。生命之营卫,强化维护生命,就是生命自身生生不息和创新不止的过程的一个组成部分。生命的生成发展过程,从本源、经生长中生生不息的曲折流通变易更新,运载道义伦理精神,千辛万苦,亲历生命道途的"通与堵""畅与阻""乐与苦""正与反""善与恶""利与害""健康与生病""顺利与历险"的种种反复磨炼,始终坚持刚贞精神,临危不惧,夕惕若厉,固守正道,终日乾乾,应化无穷,持之以恒,德普天下,运行不止,营卫不断。

维护生命健康长寿,历来一直是人类努力追求的目标。影响生命健康和生命成长的因素极其复杂,既有先天遗传基因,也有外在自然社会环境、人类认识特别是医学水平的限制以及个人营养状况的影响等,但作为"万物之灵"的人类本身,能否积极主动发挥主观创造精神,探索生命之道,研究保健养生方法,实行一种科学的营卫之道,也是一个非常重要的因素。

作为万物之灵,人类确实需要时时关注生命,养之护之固之强之,时时加以补给营养,特别要注意使生命依自然界四时的气候环境的变化而加以适当调整,根据天地阴阳变化和五行生克的基本规律,使身体与整个自然界和谐一致,紧密配合。一方面灵活巧妙地从自然界吸取五谷养料,吸纳阳光提供的正气,充实生命精气,疏通全身血液循环,加强身体筋骨和各器官的运作机制,使全身各器官和各部位顺畅沟通,连接成运作自如和应变灵活的强盛的生命体;另一方面还要时时增强全身抵抗力和免疫力,警觉外来邪气入侵伤害身体,加强和提高生命的防卫能力,使身体的外围周边,就像建造坚固的护身长城那样,可以随时抵御外恶的侵袭。只有营卫不断,生命才可以时时精力充沛,体质坚强,与天地融合,与人群和睦,健康成长,延年益寿,生生不息,创新不止。

维护生命,强化身体,健全体质,防止危害生命的各种疾病和风险,必须确立一整套符合生命之道的方法和策略。正因为这样,中国优秀传统生命哲学和医学,总结了先民医学经验和生命智慧,设计和总结了一整套行之有效的营卫之道。

营卫之道的核心,就是立足于天地人之道而集中维护和增强生命的精气血脉,因为它们都是用来奉养生命以维持正常人体生理机能的物质和能量基础。经脉是气血运行的通道,让气血运行于生命机体内外,濡润筋骨,滑利关节;通过经脉运行的精血,运行于外围的卫气,得以温煦肌肉,充养皮肤,滋润腠理,主导汗孔的开阖,而人的意志,能够统驭精神,收摄魂魄,适应气候寒温的变化,调节情绪。因此,血脉通调和顺,则气血畅行,流于周身,营养肌体,强劲筋骨,滑利关节。所以,卫气的功能正常,就能使肌肉滑润,皮肤柔和润泽,腠理致密,而且,志意专注,精神集中,思维敏捷,魂魄安定,不会产生懊悔愤怒的心神不安的精神状态,五脏就不会遭受邪气的侵扰。

为了维持五脏六腑的健康和正常运行,显然,要特别注意气候和饮食的冷热变化。只有确保身体对气候变化能够做出灵活的巧妙反应,在饮食方面掌握好冷热的分寸,六腑就能正常地消化食物,供给营养,保持经脉的通畅,使风病、痹病等无从产生,整个经脉通利,肢体关节灵活,使生命永远生气勃勃和精力旺盛,通过营卫内外两方面,扶持和推动生命的全面发展。

显然,五脏是人体储存精神血气和魂魄的器官,六腑是消化食物和饮水并传输由此所得的津液器官。这些人体功能,本来都是先天所赋,与人的愚笨、聪明、贤能、浅薄无关。但为什么有人能享尽天年,不受邪气侵扰,老而不衰,即便是风雨、骤寒暴暑,也不能伤害他;而另一些人虽然足不出户,也没有受到忧伤和惊恐的刺激,也还是免不了生病。问题的关键,恰恰就在于能否主动发挥和运用正确的营卫之道,让五脏六腑贯通顺畅,使之与宇宙自然生命整体相互协调。

《黄帝内经·灵枢·营卫生会》中,有一段黄帝与岐伯关于营卫的对话,值得注意。黄帝问岐伯,人为什么需要吸取天地之气? 又为什么要遵循阴阳五行之道? 什么是"营气"? 什么是"卫气"? 营卫两气是怎么运行而会合保护身体? 岐伯回答说:"人受气于谷,谷入于胃,以传与肺,五脏六腑,皆以受气,其清者为营,浊者为卫,营在脉中,卫在脉外,营周不休,五十度而复大会,阴阳相贯,如环无端,……如是无已,与天地同纪"①。

显然,"营卫之道",集中指明生命中的营气和卫气及其正常运行,乃是生命的最重要的动力能源和维护生命之钢甲装置;营者阴血,卫者阳气,营行脉中,卫行脉外;脉不自行,随气而至,气动脉应,阴阳之宜。所以,首先是要保证人的生命,从上天提供的阳光和天气,正常吸取精气,充实生命的"底气",保证生命内脏运行正常,血脉经络畅通,促使全身体质强盛健壮。为此,要保证人在日常生活中吃进的谷物,能够被胃吸收之后传入肺与五脏六腑,经消化而成为生命之"气"。

这就是说,生命之气,清的叫"营",留在脉内流动,浊的叫"卫",在外围巡防,两者分别作为"精气"和"血气",与自然界整体生命运动和谐运行,阴阳相贯,五行生克,确保在生命整个运转过程中,密切相关,息息相通,内外关注,循环不止。由此可见,营卫正常运行,是生命之根本,直接关系到生命的健康成长,乃是生命神形合一的坚固基础,是生命新陈代谢的重要基础,是不断维持、改善和增强生命活力及其更新的一个重要环节。

一、阴阳五行,营卫根本

生命的根本,就是天之阴阳。人类生命和万物生命一样,都是以阴阳为纲,与自然界的万物生命变化息息相关。人的气血经脉,五脏六腑,九窍、十二节,都以阴阳五行之道,一方面与自然之气互参互通;另一方面也在它们之间相互沟通,相互照应,连成一体,共同确保全身营卫畅顺。

阴阳之道贯穿于生命全体和全生,正如张介宾所言:"夫阴阳之道,以纲言之,则位育天地;以目言之,则缕析秋毫;至大至小,无往而非其化也。若以清浊对待而言,则气为阳,精为阴,此亦之一目也;若以死生聚散言,则凡精血之生皆为阳,气得阳则生,失阳则死,此实性命之化源阴阳之大纲也。……自幼至死,凡在生者,无非生气为之主,而一生之生气何? 莫非阳

---

① 《黄帝内经·灵枢·营卫生会》。

气为之主,而但有初、中之异耳!"①

实际上,天之阴阳,化生出地之五行,阴阳之气又依盛衰消长而分出三阴三阳。所以,营清卫浊,气机升降,出入于脏腑之中,分布于经脉内外;如果营卫清浊混淆,与天地之气不和,升降反作,则脏腑经络功能失调,导致多种病症。

由此可见,阴阳五行之道,普遍通行于宇宙万物生命,人类生命只有顺应天地之气的阴阳运行规律,才能确保生命的健康长寿。营卫之根本,就是"与天地准",法于阴阳;反之,生命若违反天地阴阳规律,就会使生命自身变得衰弱,招致邪气侵害身体健康,致病早夭。

二、阳气固密,生命之宝

根据生命的阴阳之道,人身上的阳气,就是生命之宝,它像天上的太阳,为生命提供强大的动力和能量,是生命自身立足于世而自强不息的基础。为此,在中国传统六经中,太阳为长,统摄营卫,主一身之表,卫护整个生命的健康运作。

阳气内化精微,既能养神而使精神爽慧,又能养筋而使诸窍柔韧。故,"阳气者,精则养神,柔则养筋"②;"苍天之气,清静则志意治,顺之则阳气固,虽有贼邪,弗能害也,此因时之序"③。

生命之阳,就是生命之神,生命之本;人的形体,是相对于神气的,属阴,如果神气缺少,身体就会虚弱,本来用于藏神的五脏也就会变虚,导致五脏功能衰弱,营卫两气也无法正常维持和畅通;而一旦神气消失,就会使形骸独居而终。

阳气本身,必须保持坚实稳固,强而有力,同时还要恰当处理阴阳关系,使阴阳和谐,又能维持阳气自身动静适宜。

阴阳从来互根互生互动,互为条件。如果阳气与阴气失去平衡,动静失

---

① 张介宾:《景岳全书·传忠录·阳不足再辩》。
② 《黄帝内经·素问·生气通天论》。
③ 《黄帝内经·素问·生气通天论》。

宜,就会削弱身体内外各部位的生命力,导致疾病。在营卫方面,具体说来,五脏归阴,储存阳神;六腑属阳,生化阴精。所以,阴以吸阳,阳以煦阴;阳盛之处而一阴已生,阴盛之处而一阳已化。故阳自至阴之位而升之,使阴不下走,阴自至阳之位而降之,使阳不上越。阴阳上下相包,阴平阳秘,就可以保持长久青春活力,健康长寿。

正如清代乾隆年间名医黄元御所言:"阴在内,阳之受也;阳在外,阴之卫也。阴能受则阳秘于内,阳能卫则阴固于外。阳如珠玉,阴如蚌璞,含珠如蚌,完玉似璞,而昧者不知,弃珠玉而珍蚌璞,是之谓倒置之民矣"①。

要确保生命健全常新,就必须使生命中的阳气位于生命之上部,作为"卫气"流动于身体上部和体表,密集充实,充当"神"的功能,发挥主导作用,适应自然天气的变化,开阖得当,使生命阴阳两气与自然界阴阳变化保持和谐,吐故纳新得以出入顺畅,恰如其分,确保生命聚精会神,精神焕发,执行保护身体和抵御外邪的职责,保证身体经得起任何来自外邪的侵害,让生命持久健康以致长寿;不然的话,阳气削弱衰歇,外来邪恶闯入身体,神气外泄而浮荡,导致阴阳不调,生命机能变弱,心神不安,头重脚轻,筋松脚软无力,百病入侵。

三、阴平和稳,营气畅通

生命之阴,本于饮食五味,其功能在于把精气储存在内部,藏于体内五脏,作为营气,留在脉中,循血脉流通以持续扶持阳气,保持阴阳平衡。所以,要保持阴阳和谐平衡,必须谨慎调和五味,预防五脏因过食五味而受伤失调,造成九窍堵塞不畅。只有做到五味平衡,才会使骨骼强健,筋脉柔和,气血畅通,腠理固密,元气精纯。

营卫对待互藏,乃是阴阳交感之道。维护生命健康,关键在于调整阴阳平衡,保持内外阴阳之气和谐。"凡阴阳之要,阳密乃固,两者不和,若春无秋,若冬无夏。因而和之,是谓圣度。故阳强不能密,阴气乃绝。阴平阳秘,

---

① 黄元御:《素灵微蕴》。

精神乃治;阴阳离决,精气乃绝"①。只有阴阳和谐平稳,才能实现全身骨髓坚固,筋脉舒和,气血通畅,五脏六腑九窍十二节,无不坚固活泼,邪气不能入侵伤害身体,耳聪目明,真气运行正常,精神饱满,心怡体健。

实际上,维持生命的主要动力,就是"精气神",三者交融,和谐互动更新,五脏元真通畅,精血和顺,人即安和,自然健康,精力充沛,生气洋溢。正如孙思邈所说:"夫养性者,欲所习以成性,性自为善不习无不利也。性既自善,内外百病皆悉不生,祸乱灾害也无由作,此养性之大经也。善养性者,则治未病之病,是其义也。故养性者,不但饵药餐霞,其在兼于百行,百行周备,虽绝药饵,足以暇年。德行不充,纵服玉液金丹,未能延寿"②。北宋金元时期名医刘完素(1110—1200)也说:"性命在乎人,故人受天地之气,以化生性命也。是知形者生之舍也,气者生之元也,神者生之制也"③。

所以,阳气的健行强盛和阴气的平稳康和及其新陈代谢的流畅顺通,是营卫养生保健防病的核心目标。营卫之间的协调融合,就是要确保生命之气永远充实饱满,新陈代谢循环畅通,致使生命常青健壮,生长强盛。

由此可见,生命营卫,主要在于确保营气不断,使之流通于经髓,循环畅通,气源不断。整个营气,源于饮食,生成于脾胃,上输于肺脏,传之五脏六腑,贯通于三焦之间,随气血之畅通,发挥营养全身的作用。对于生命而言,关注并根据生命规律确保营卫精气血三者的顺畅生化,是生命之首要原则。

营卫养生并不只是积极主动强化精气血三者的生成畅通运作,而且,还必须同时采取有效措施和方法,抵御外来因素对正常营卫的干扰,并针对外来负面消极因素的干扰和入侵,实行抵御、防卫、攻克、消灭的一系列战略战术,使营卫双向正常运作顺利进行,阴阳相贯,畅通无阻,如环无端,周而复始。

---

① 《黄帝内经·素问·生气通天论》。
② 孙思邈:《备急千金要方·养生》。
③ 刘完素:《素问病机气宜保命集·原道第一》。

第二节　营卫摄生，天人同纪

一、天人相应，整体调摄

人体是宇宙自然生命整体的一部分，所以，人体生命整体的变化，不但总是在宇宙自然生命整体的运行过程中发生的，而且还严格受到宇宙自然生命整体的运行规律的制约。宇宙自然生命整体对人体生命的影响，实际上包含两个相互联系的方面：一方面，是宇宙自然生命整体对人体生命系统的整体性影响；另一方面，是对人体生命内外各个部分的局部性影响。但内外两方面，实际上又是相互联系和相互循环，以达全面推动生命发展，保证生命内坚外固，经得起任何风险的侵袭，确保生命整体机制和谐正常顺畅运行。

宇宙自然生命整体对于人体生命的这种双重影响，也是同时并行发生，或交错进行。这就意味着，宇宙自然生命整体对人体生命整体的影响，包含两方面相互交错又相互制约的内容，造成人体总系统及其各部分，随时都必须对宇宙自然生命整体的相互关系进行协调互动。宇宙自然生命整体与人类生命之间的这种复杂互动和协调，一旦出现异常，就会导致人类生命整体及其各部分的失调，形成生命整体及其各部分的机能或功能的衰竭和混乱，从而使人患上各种不同类型和不同程度的疾病，致使生命面临各种危险，或者导致人体疾病缠身，生命健康循环运作受到破坏。

《黄帝内经》通篇置"天"于最高地位，强调："天者，本也"；"故天有精，地有形，天有八纪，地有五里，故能为万物之父母。清阳上天，浊阴归地，是故天地之动静，神明为之纲纪，故能以生长收藏，终而复始。惟贤人上配天以养头，下象地以养足，中傍人事以养五脏。天气通于肺，地气通于嗌，风气通于肝，雷气通于心，谷气通于脾，雨气通于肾。六经为川，肠胃为海，九窍为水注之气，以天地为之阴阳，阳之汗，以天地之雨名之，阳之气，以天地之疾风名之。暴气象雷，逆气象阳，故治不法天之纪，不用地之理，则灾害至矣"①。

---

① 《黄帝内经·素问·阴阳应象大论》。

从"天地人三才"的相互关系来看,"天"是处于首要地位,天地间万物生命均"统"于天;地与天相辅相成,不可缺一,但"地"毕竟必须"顺承天",因此,"天"就可以代表整个自然界。

首先,从生命本体来看,"天"是生命之气的主要根源,又是生命维持运转的主要能源。"阳气者,若天与日,失其所,则折寿而不彰。故天运当以日光明。是故阳因而上,卫外者也"①。我们要保养身体,健身长寿,首先必须充实天之阳气,让坚固的"卫气"环绕全身,构建生命的第一防线,才能确保生命内在"营气"循环畅通,并与卫气和谐并进,交相呼应。

其次,天是阴阳运转的主旋律的决定性力量。"天"和太阳就是"阳",人就是"阴"。有了高高在上的"天"提供光明,带领宇宙日月星辰风雷雨露运行造化,地上的万物和人才能受到明亮的阳光普照,才能顺利沿天地之道运转,保证地上万物和人的生命,明确自己的发展方向,兴旺起来。

再次,只有明确以天为上,天人合一,才能从生命整体观点,完整地把握生命整体及其与人类生命的阴阳五行关系,从而真正理解"营卫之道"的宗旨要义。

这一切,正是坚持发扬中华民族对宇宙自然整体生命的一贯崇尚态度,思考和探讨任何问题,都以"天"为本,并把人与"天"联系在一起,"与天地准"。阴阳相济,刚柔相应,自强不息,厚德载物,刚健中正,无穷无尽,生生不息的生命力,正是宇宙精神之所在,也是人生立身处世、摄生维护健康的基本原则。

正如《汉书·郦食其传》说"王者以民为天,而民以食为天";《上疏谏吴主皓不遵先帝二十事》也云"王者以民为天,而民以食为天"。所以,清代名医张志聪(1616—1674)谈到《黄帝内经》第一篇"上古天真论"时说:"天真,天乙始生之真元也。首四篇论调精、神、气、血,所生之来谓之精,故首论精;两精相搏谓之神,故次论神;气乃精水中之阳,故后论气"②。

所以,养生营卫必须遵循天地人之道:"夫道者上知天文,下知地理,中

---

① 《黄帝内经·素问·生气通天论》。
② 张志聪:《黄帝内经素问集注·素问》。

知人事,可以长久,此之谓也"①;"道者,圣人行之,愚者佩之。从阴阳则生,逆之则死;从之则治,逆之则乱。反顺为逆,是谓内格。是故圣人不治已病,治未病;不治已乱,治未乱,此之谓也。夫病已成而后药之,乱已成而后治之,譬犹渴而穿井,斗而铸锥,不亦晚乎?"②

人和自然之间的和谐,天人相应,整体调摄,是营卫养生的首要原则。

早在公元前 3 世纪,秦国丞相吕不韦就已经深刻地意识到:"天生阴阳、寒暑、燥湿,四时之化,万物之变,莫不为利,莫不为害,圣人察阴阳之宜,辨万物之利以便生,故精神安乎形而年寿得长焉。长也者,非短而续之也,毕其数也"③。

对营卫养生素有研究的元代名医邹铉(1237—1320)指出:"春温以生之,夏热以长之,秋凉以收之,冬寒以藏之。若气反于时则皆为疾疠,此天之常道也。顺之则生,逆之则病。经曰:'观天之道,执天之行,尽矣'。人能执天道生杀之理,法四时应用而行,自然疾病不生,长年可保"④。

二、阴阳和顺,四时相应

天人相应和整体调摄,必须以阴阳为纪,所以,在营卫之道中,人体五脏六腑以及经络血脉,都有其阴阳属性,必须使之严格地顺应天地四时运行变化规律,进行阴阳协调;健康与否,首先要厘清五脏六腑经络血脉之阴阳变化规律及其与天地四时变化的关系。

生命活动的正常运行,是人体阴阳双方保持对应和谐的结果。"积阳为天,积阴为地。阴静阳躁,阳生阴长,阳杀阴藏。阳化气,阴成形。……水为阴,火为阳。阳为气,阴为味。味归形,形归气,气归精,精归化。精食气,形食味,化生精,气生形"⑤。人体生命活动都是以阴阳对应及其相互转化为基础。

---

① 《黄帝内经·素问·气交变大论》。
② 《黄帝内经·素问·四气调神大论》。
③ 吕不韦等:《吕氏春秋·尽数》。
④ 邹铉:《寿亲养老新书·四时养老总序》。
⑤ 《黄帝内经·素问·阴阳应象大论》。

在营卫之道中,生命活动所需的一切物质,由于收藏于五脏,作为生命内蓄能量,属于阴,而体质强弱及其防卫功能,由于运行于外,属于阳;两者相互对应并在互动中相互转化,才能保证生命正常运行。

人体生命活动需要精微物质源源不断地提供,否则,生命活动无法进行。如果停止腑藏的功能活动,五谷杂粮等饮食物质,就不能转化成人体所需的精微物质;而生命化生精微物质的过程,同时也是生命自我消耗的过程。这就意味着人体生命活动,就是"阳根于阴,阳长阴消",不断进行"阴转化为阳"的过程。因此,"阴者,藏精而起亟也,阳者,卫外而为固也。阴不胜其阳,则脉流薄疾,并乃狂。阳不胜其阴,则五脏气争,九窍不通。是以圣人陈阴阳,筋脉和同,骨髓坚固,气血皆从。如是则内外调和,邪不能害,耳目聪明,气立如故"①。

生命的阴阳关系,还不止于此。按照中国传统医学的营卫之道,脏腑关系中,五脏是阴,六腑是阳;五脏系列本身也分太阳、少阴、少阳、至阴、太阴之别:"心为阳中之太阳,肺为阴中之少阴,肝为阴中少阳,脾为阴中之至阴,肾为阴中之太阴"②。显然,五脏相互之间也必须始终保持阴阳协调关系,以保证五脏之间的分工合作顺利进行,也使生命吸收的谷物营养物质,能够不断地被消化,为增强体质奠定基础。

要确保五脏功能正常运作,还必须进一步以阴阳为纲,对五谷中的"五味"进行合理配置。在谷物的五味中,凡是其气主管发散的,属阳,所以,"味"中的辛甘两味,属于阳,而"味"中主酸苦者,其气主管涌泄,属于阴。正因为这样,气之阳中有阴,而味之阴中又有阳。为了增强体质,必须在饮食管理方面进行合理的调配,不能不顾五味的阴阳关系,只凭个人饮食爱好,一味追求感官快乐,对辛甘酸苦各味任意吃食。这样的话,就会伤害身体,不符合营卫之道。

说到经脉,人体有两条最大的经脉,一条是阳经,另一条是阴经。因此,养生过程和诊治一样,必须"谨察阴阳所在而调之,以平为期"③。每日的十

---

① 《黄帝内经·素问·生气通天论》。
② 《黄帝内经·灵枢·阴阳繋日月》。
③ 《黄帝内经·素问·至真要大论》。

二时辰与人体十二经脉息息相关。《黄帝内经》奠定的"子午流注学说"详细注明十二时辰五脏六腑十二经脉的运行状况及其与养生的关系。

阴阳关系如此复杂,有纲有目,层层对应,且又相互转化,形成生命营卫之道的重要内容,必须逐一分明辨别,严格谨慎处理,才能确保生命的营卫健康运行。

在认清阴阳层次系统及其复杂的相互关系的基础上,还要进一步把握阴阳双方,层层对应和谐。

在营卫之道中,把握阴阳和谐的关键,就是首先确保"生命之本"阳气稳固强劲,以便保证生命的旺盛活力。所以,"凡阴阳之要,阳密乃固"①。阳气的固密是生命的基础,因为生命要靠阳气卫外、固精和抗邪。在此基础上,适时掌握阴阳中和,切忌阴阳失调。

阴阳中和是营卫养生的艰难工夫之所在,也是健康长寿的基本条件。

大家都知道阴阳中和的道理,但要真正贯彻于生命实际活动中,却非易事。从把握阴阳之道到实际进行阴阳中和,还需要首先充分了解生命中各层次各部位各要素之间的阴阳关系及其相互转换规则,然后,进一步恰当地针对生命实际运作过程及其各个阶段和各个环节,对各个基本要素之间的阴阳关系及其次系统的"三阴"和"三阳"的变换逻辑,洞若观火,了如指掌,熟练运用。

显然,对人来说,所谓"阴阳中和",必须随时以生命运行过程而进行调整。不但有春夏秋冬之别,还有营卫脏腑关系及其转换,以及全身各部位阴阳变换同其各层次三阴三阳等关系的重叠循环,都必须深入了解并加以灵活运用。

所以,张介宾指出,"阳为阴之卫,阴为阳之宅,必阳气固密于外,无所妄耗,则邪不能害,而阴气完固于内,此培养阴阳之要,即升天通天之道"。

"凡阴阳之要,阳密乃固,两者不和,若春无秋,若冬无夏。因而和之,是谓圣度。故阳强不能密,阴气乃绝。阴平阳秘,精神乃治;阴阳离决,精气

---

① 《黄帝内经·素问·生气通天论》。

乃绝"①。所以，大凡阴阳的关键，以阳气的致密最为重要。阳气致密，阴气就能固守于内。阴阳二者不协调，就像一年之中，只有春天而没有秋天，只有冬天而没有夏天一样。因此，阴阳的协调配合，相互作用，是维持正常生理状态的最高标准。所以阳气亢盛，不能固密，阴气就会竭绝。阴气和平，阳气固密，人的精神才会正常。如果阴阳分离决绝，人的精气就会随之而竭绝。

因此，营卫养生的重要目标，就是实现"阴平阳秘，阴阳匀平"。

天地人的生命，都是以阴阳五行为纲，生死循环，相互转化，生生不已。所以，营卫循行之道，乃顺天地四时，依周次进行，昼夜各二十五度，合为五十度；会合于手太阴。正如马莳所指出的："阳施正气而万物以生，阴为主持而群形乃立，故生长收藏因于四时，而未始失其常也。使四时之气失其常，则天地之气为之四塞，此乃阴阳之变，不可胜数，而其在于人，则数之可数，岂有三阴三阳，而不应天地之阴阳乎？"②

因此，营卫生命，最主要的是顺宇宙自然之"气"，密切注意"天气"的运行及其节奏，正确判断四时各节的阴阳运动的变化，结合水、木、金、火、土的配备比例及其生克关系，把握生命体的"上七窍"（二耳、二目、二鼻孔、一口）和"下窍二"（前阴、后阴）以及"十二节"（四肢的三大关节以及上肢腕、肘、肩和下肢踝、膝、髋）的通气状况，切记把握"生五"（天地阴阳变化和五行的关系）"气三"（三阴三阳）的自然数秘诀，加以灵活贯彻。

在这方面，《黄帝内经·素问·上古天真论》给我们提供了我们的最早祖先黄帝的养身秘诀，用黄帝身边的重臣岐伯的话来说，那就是"法于阴阳，和于术数，食饮有节，起居有常，不妄作劳，故能形与神俱，而尽终其天年，度百岁乃去"。所以，我们可以把养生保健的基本原则，通俗地总结如下：遵循天地之道的阴阳法则，注意生命阳气精华的调养方法，饮食节制，起居生活正常有序进行，作息有规律，既不过度操劳，也不纵欲，使形神强壮旺盛，和谐合一，祥和地享受自然寿命的期限。

从营卫的角度来看，实际上，身体健康长寿的基本原则，就是与自然生

①　《黄帝内经·素问·阴阳应象大论》。
②　马莳：《素问注证发微》。

命整体和谐相处,相向而行;而一切内外疾病,均因违反天地人之道,致使营卫二气未能和谐交流运转,造成生命机制失调。

举例来说,暑疟之邪在人体中的入侵肆虐,是同人体卫气与日月运行相应的周期失调有关。《黄帝内经》认为,人体的卫气,一日一夜之间行于人体五十周次,月初时按常规首先会合于风府穴,与稽留于风府穴的邪气相遇,疾病就会发作,随着时间的推移,卫气的会合,循着脊椎逐日下行一节,这样卫气与邪气相遇,就一天晚于一天。至于邪气深陷内迫于五脏,并累及募原的,是邪气已在人体内,距离体表较远,不能及时与外出的卫气相搏,病就不能每日发作,所以发病迟缓,以至于到第二天才会聚集发作一次,而形成间日疟。由此可见,卫气每日下行一节,其相应的部位,腠理必定开放,只要邪气留止在这个地方,必然引起邪正交争的反应。

为此,《黄帝内经》特别指出:人体十二经脉之气,必须维持四时和谐相应,五行生克相贯,次序分明,才能实现经气和顺,营卫相随。"五行有序,四时有分,相顺则治,相逆则乱。……经脉十二者,以应十二月。十二月者,分为四时。四时者,春秋冬夏,其气各异,营卫相随,阴阳已知,清浊不相干,如是则顺之而治"①。所以,《黄帝内经》把人与天地相参,四时相应,当成营卫之道的首要原则:"有道以来,有道以去,审知其道,是谓身宝";黄帝为此赞曰:"允乎哉道,明乎哉论,请着之玉版,命曰治乱也"②。

《黄帝内经·岁露》特地以夏天暑疟之邪侵入人体为例,说明人体"与天地相参,与日月相应"的重要性,强调天人相应一旦破坏,就会引起营卫失调,导致各种疾病:"人与天地相参也,与日月相应也。故月满则海水西盛,人血气积,肌肉充,皮肤致,毛发坚,腠理郄,烟垢著。当是之时,虽遇贼风,其入浅不深。至其月郭空,则海水东盛,人气血虚,其卫气去,形独居,肌肉减,皮肤纵,腠理开,毛发残,膲理薄,烟垢落。当是之时,遇贼风则其入深,其病人也卒暴"③。

再举例来说,对于保养身体具有决定性意义的阳气,其一天在身体内的

---

① 《黄帝内经·灵枢·五乱》。
② 《黄帝内经·灵枢·五乱》。
③ 《黄帝内经·灵枢·岁露》。

运行,也是严格地与天地运行时间密切相关。阳气在白天运行于体表,所以,早晨阳气开始活跃,并向外生发;到了中午,阳气达到最旺盛的时刻;而日落时,体表的阳气逐渐衰退,汗孔纷纷闭合;晚上,阳气收敛并据守于身体内部。这个时候就不要扰动筋骨,也不要接近雾露。一旦违反每天的阳气活动规律,在上下午和晚上不配合阳气的升降开阖时间,就会影响身体健康,邪气入侵,精神困乏并导致衰弱无力,疾病生发。

在上述有关卫气运行与身体健康之间的相互关系中,实际上,已经很具体地展现宇宙自然生命和人体生命之间相互对应的运行规律及其周期变易的关系。显然,为了营卫和养生,宇宙自然生命和人体生命之间相互对应的运行规律及其周期变易的关系,都必须始终得到尊重,人体必须与天地运行相配合,相互呼应,因时感应,保障宇宙生命整体与人体生命各自运行和谐健康,永葆青春,活力洋溢,意气风发,健行自强。

当然,"人"是万物之灵,人有主动性和创造精神,人的意识智力,有可能认识和掌握宇宙自然规律,有能力与"天"相交胜,在天人合一的"天地人之道"中充分发挥人的生命创造精神,主动开展合理的营卫养生活动,有意识地提升生命的价值。所以,天人相应,整体调摄包含丰富的内容,有待人类生命自身从中发现越来越多的主动性和创造性,在营卫养生方面逐步提升自己的生命能力。

首先,人体必须顺应天时进行营卫养生。一年四季和各个季节以及不同月份,甚至一天内的早中晚十二时辰的不同时间,不同气候变化,不同地理环境,内外各物的千变万化状况,都对人体内外各器官和各部分发生强烈的影响,致使人体五脏六腑及血气经络运行产生阴阳气血的不同反应,直接影响到人体生命的健康及养生过程。

《黄帝内经》明确具体说明人体五脏六腑及血气经络运行与四时各季节变化的复杂关系。"脉有逆从,四时未有脏形,春夏而脉瘦,秋冬而脉浮大,命曰逆四时也。风热而脉静,泄而脱血脉实,病在中,脉虚,病在外,脉涩坚者,皆难治,命曰反四时也"[1]。

---

[1] 《黄帝内经·素问·平人气象论》。

一天之内,早中晚不同时辰,人体阳气会发生相应变化。"故阳气者,一日而主外。平旦人气生,日中而阳气隆,日西而阳气已虚,气门乃闭。是故暮而收拒,无扰筋骨,无见雾露,反此三时,形乃困薄"①。

饮食养生中特别强调"食饮有节"②,必须五味调和,不可偏嗜;饮食过程要保持好的精神状态,防止饮食中的过激情绪,以保护脏腑功能。保养身体还要特别注意季节差异,春季强调养肝,旨在奉养夏长之心气;夏季强调养心,旨在奉养秋收之肺气;等等。

怎样调和饮食,还要根据自己的身体状况及其特点。不同的人,在不同的时候,需要不同的饮食,全靠自己正确地进行调适。现代人饮食过分浪费和奢侈,又不按时饮食,没有节制,随心所欲,是非常伤害身体的。

所谓"起居有常",主要指的是日常生活有规律,最主要的是按照阴阳五行原则,结合身体各部分以及脏腑新陈代谢的节奏,按时起居。中国人总结了生活经验,强调按十二时辰的不同时段,对生命在时空中的运动变化进行观察,并要求生命活动必须与十二时辰中的不同生命状态相配合。

在中医理论中,不仅四季的变换是一个完整的循环,有一套相应的养生理论,一天十二时辰也是如此。《黄帝内经》提出十二时辰养生法,认为人体五脏六腑与十二条经络对于气血的运行起着重要作用,而每条经络又都有其兴衰的时辰。人体内的经气就像潮水一样,随时间的流动,在各经脉间起伏流注,而且,每个时辰都会有不同的经脉"值班"。如果能够顺应这种经脉的变化,采用不同的方法,就可以达到良好的养生效果。从古到今已被证明:在每条经最旺的时辰,运用针灸或口服相应的药物和食品,疗效可以高出其他时辰若干倍。

具体地说,子时(23点至1点),胆经最旺。人在子时入眠,胆汁需要新陈代谢。因此,"胆有多清,脑有多清"。凡在子时前入睡者,晨醒后头脑清新、气色红润;反之,日久子时不入睡者面色青白,易生肝炎、胆囊炎、结石一类病症,其中一部分人还会因此"胆怯"。这个时辰养肝血(阴)最好。

---

① 《黄帝内经·素问·生气通天论》。
② 《黄帝内经·素问·上古天真论》。

丑时(1点至3点),肝经最旺。"肝藏血。"人的思维和行动要靠肝血的支持,废旧的血液需要淘汰,新鲜血液需要产生,这种代谢通常在肝经最旺的丑时完成。如果丑时不入睡,肝还在输出能量支持人的思维和行动,就无法完成新陈代谢。《黄帝内经》曰:"故人卧血归于肝"①。所以丑时未入睡者,面色青灰,情志倦怠而躁,易生肝病。

寅时(3点至5点),肺经最旺。"脉气流经,经气归于肺,肺朝百脉,输精于皮毛。毛脉合精,行气于腑,腑精神明,留于四藏"②。肝在丑时把血液推陈出新之后,将新鲜血液提供给肺,通过肺送往全身。所以人在清晨面色红润,精力充沛。寅时,有肺病的人反应尤为强烈,剧咳或哮喘或发烧。

卯时(5点至7点),大肠经最旺。肺与大肠为表里,秋天是手太阴肺和手阳明大肠主治的时间③。肺将充足的新鲜血液布满全身,紧接着促进大肠经进入兴奋状态,完成吸收食物中水分与营养、排出渣滓的过程。因此,大便不正常者在此时需要辨证调理。

辰时(7点至9点),胃经最旺。所以,人在7点吃早饭最容易消化。如果胃火过盛,嘴唇干,重则唇裂或生疮,可以在7点清胃火。胃寒者7点养胃健脾。

巳时(9点至11点),脾经最旺。"脾主运化,脾统血"④;脾是消化、吸收、排泄的总调度,又是人体血液的统领。"脾开窍于口,其华在唇"⑤,其脉连于舌本、散于舌下,因此由唇舌就能够观察出肌肉的状态,所以说唇舌为肌肉的根本。脾的功能好,消化吸收好,血的质量好,所以嘴唇是红润的。否则唇白,或唇暗、唇紫。因此,脾虚者9点健脾;湿盛者9点利湿。

午时(11点至13点),心经最旺。"心主神明,开窍于舌,其华在面"⑥。心推动血液运行,养神、养气、养筋。人在午时能睡片刻,对于养心大有好处,可使下午乃至晚上精力充沛。

① 《黄帝内经·素问·五藏生成》。
② 《黄帝内经·素问·经脉别论》。
③ 《黄帝内经·素问·藏气法时论》。
④ 《黄帝内经·素问·刺禁论》。
⑤ 《黄帝内经·灵枢·经脉》。
⑥ 《黄帝内经·素问·灵兰秘典论》。

未时(13 点至 15 点),小肠经最旺。小肠分清浊,把水液归于膀胱,槽粕送入大肠,精华输送至脾。小肠经在未时对人一天的营养进行调整。饭后两肋胀痛者可以在此时降肝火、疏肝理气。

申时(15 点至 17 点),膀胱经最旺。膀胱贮藏水液和津液,水液排出体外,津液循环在体内。若膀胱有热可致膀胱咳,即咳而遗尿。申时人体温较热,阴虚的人尤为突出,在这个时间滋肾阴可调此证。

酉时(17 点至 19 点),肾经最旺。肾藏生殖之精和五脏六腑之精,所以,肾为先天之根。经过申时的人体,泻火排毒,肾在酉时进入贮藏精华的时辰。肾阳虚者酉时补肾阳最为有效。

戌时(19 点至 21 点),心包经最旺。心包是心的保护组织,又是气血通道。心包戌时兴旺可清除心脏周围外邪,使心脏处于完好状态。心发冷者戌时补肾阳;心闷热者戌时滋心阴。

亥时(21 点至 23 点),三焦经最旺。三焦是六腑中最大的腑,有主持诸气、疏通水道的作用。亥时三焦通百脉。人如果在亥时睡眠,百脉可休养生息,对身体十分有益。有趣的是,"亥"字在古文中是生命重新孕育的意思,所以你要想让身体有一个好的起点,就要从此刻拥有好的睡眠开始。

由此可见,《黄帝内经》所提出的"法于阴阳,和于术数"的养生法,就是要求实现"天人相应"和"整体调摄",重在阴阳中和,神形合一,持之以恒,全方位贯彻于实际生活,并针对个人的实际状况,注意因人因时因地因事而异,灵活贯彻和实施阴阳和顺和四时相应的原则。

三、养身归心,积精全神

人由气生,气由神往,养气全神,营卫并利,心身健全。

对于人来说,要保持身体健康,首先是积极主动养神聚神保神,积精保精,充实生命之血气精神,使精气盈实,元气充沛,保持良好的精神状态,精神饱满,神态清明,心旷神怡,神安气定,心胸开阔,乐善好义,心贯白日,心安神泰,泰然自若。

人是万物之灵,其重要特点之一,就是有不同凡响的精神生活,具备独一无二的心智情志活动,形成丰富多彩的生活情趣,从事艰苦复杂的思想创新活动,使精神生活成为生命的主轴。

所以,身心合一的人类生命,关键就是生命的"神本"。"故圣人传精神,服天气而通神明"①。以神为本统筹生命的整体,最重要的,是气血和合;气是阳,血是阴,而五脏就是气的器官,经络是气的通道。"能存其神,则气自裕"。

明代万全《养生四要》指出:"今之养生家曰:心者,神之主也;肾者,精之府也;脾者,谷气之本也。三者交养,可以长生"②。

我们反复强调,精气神是生命活动的三大基本要素,三者既禀受于先天,又养育于后天,决定人体的生殖、生长和衰老,需要我们积极主动给予关注,以实际行动进行养护、保健和保全充实。

所以,养生,主要就是养神保精。正因为这样,《黄帝内经》所提出的各种治病、养生、营卫方法,都立足于心身合一和以神为本的基本原则基础上,一再强调以神为本,养心为上,加强和维护心的功能,充实全身精气,形成生命的坚实牢固的健康基础。因此,《黄帝内经·灵枢·本神》指出:"凡刺之法,必先本于神。血脉、营气、精神,此五脏之所藏也"。

对《黄帝内经》养生思想极端重视的王冰,其基本心得,就是"保全天真,调养生气"。人的生命决定于"天真之气"是否健全,全真守气,即可长寿。否则,倘若起居失常,以欲竭其精,以耗散其真,内伤真气,虚邪贼风乘虚而入,窃害中和,外伤其形,内伤正气和五脏,生命自然不能长久。只有保全天真,调养生气,才能延年益寿。王冰接着指出:心神动静,须"适中于四时生长收藏之令,参同于阴阳寒暑升降之宜";"因循四时气序,养生调节之宜,不妄作劳,起居有度,则生气不竭,永保康宁"③。

生命之精,先天禀受于父母,后天则源于水谷。精生于五脏,封藏于肾。先天精气是否充足,取决于父母精气。张介宾在《类经附翼·真阴论》中谈到肾藏先天之精时说:"命门之火,谓之元气;命门之水,谓之元精。五液充,则形体赖以强壮;五气治,则营卫赖以和调。此命门之水火,即十二脏之

① 《黄帝内经·素问·生气通天论》,中华书局2018年版,第27页。
② 万全:《养生四要》。
③ 王冰:《黄帝内经素问注》。

化源"。从养生的角度,为了使后天精气先天充足,禀赋强盛,父母在孕育胎儿之前,应该注意保养精气,它是肾中命门水火之根。所以,为人父母,有责任为下一代着想,应该节欲保精,房事适度有节为要。为了向后代负责,男子应该增强体质,节欲保精,房事自然适度;而女子应该平心定志以养其血。为了传宗接代,为民族兴旺负责,国家和社会应该推广性生活教育;公民个人则要养成健康的性生活习惯,全面提高体质,适度节欲。

当然,精气还要靠后天进一步培养。张介宾指出:"夫人之所受于天而得之者,本有全局,是则所谓天年也。……然则后天之养,其为在人";"若以人之作用,则先天之强者不可恃,恃则并失其强矣。后天之弱者当知慎,慎则人定胜天矣"①。

聚精养神之道,简单说来,首先是健康饮食,戒酒慎味。每日三餐调配适当,注意身体所需的基本养料,根据科学饮食原则,按不同时辰,充分供应,并在进食时,保持心情愉快,细嚼慢咽,使五脏能够充分吸收,通过消化道及血脉,及时供应全身需要,保证精气源源不断得到补充。饮食最忌挑食和无规律,不要只凭感官快感,不顾饮食的合理成分及其比例,或以零食代替正餐。早餐尽可能在7点到9点之间,胃经正旺的辰时进餐,不要吃过多生冷食物;午时心经旺,用餐八分饱,饭后在未时(即下午1点到3点之间)小肠经旺,适当午休片刻,有助消化吸收;晚餐不能太晚,尽可能在酉时(即下午5点到傍晚7点)用餐,肾经正旺,正是血气精华存入肾脏时刻,不宜酗酒至醉。

其次,保持心情愉快,乐观,息怒,"笑一笑,十年少""笑口常开,青春常在"。一切养生,以养心为先。正如我们此前反复强调的,中国传统文化一贯重视"心神"在生命中的重要地位。使用"心神"概念,基本上忽略了心与脑在功能上的差异性,突出了"心神"在心身合一中的决定性意义,克服了西医单纯突出脑髓神经系统的物质性功能的机械主义倾向,有助于全面理解心神在养生治病过程中的实际意义。由于中国传统文化最注重天人合一和阴阳五行之道,从生命整体及其内外全息关联的角度,突出生命以精气神

①　张介宾:《景岳全书·传忠录》。

为根基,讲究精气神的保养和维护,所以,一贯使用"心神"这个主要范畴,注明生命健康及生长的关键因素。《黄帝内经》认为脑由精髓汇聚而成,故称之为"髓海",它的充盈或不足,会直接影响肢体运动、听觉、视觉及精神活动。由此可见,中国传统文化始终贯彻多学科、多文化、多视角和跨领域的研究方法,又同时贯彻"情""理""意""思"之间的交叉视野,既突出养生以养心为先,又强调心身兼养,提倡以伦理睿哲的态度,对待养生养心。所以,《大学》强调"修身在正其心",荀子说"君子养心,莫善于诚,至诚则无他事也"。明代著名学者高濂的养生著作《遵生八笺》,集中国古代养生学之大成,强调"善养生者,养内;不善养生者,养外"①。另一位明代政治家、文学家兼养生学家吕坤(1536—1618)在他的《呻吟语》中说"心要从容自在,活泼于有无之间","心要常适,虽是忧勤惕厉中,困穷抑郁际,也要有这般胸次"。

养心养神的另一个关键,就是尽可能避免或节制激烈的情志波动。《黄帝内经》认为,情志活动以五脏精气为物质基础,"人有五脏化五气,以生喜怒悲忧恐","恐伤感,喜伤心,思伤脾,忧伤肺,恐伤肾"②。心是五脏六腑之大主,精神之所舍;心保养得好,就确保生命整体,特别是五脏六腑及其血气经脉中的精气充实而流通畅顺,为精气心神的持久健康运作提供最实际的保障。为了保护心脏及其正常运转,必须尽可能减少情绪方面的激烈动荡对于心脏的伤害。"故悲哀忧愁则心动,心动则五脏六腑皆摇"③。

所以,养生必须重视对于情志活动的控制,让情志活动控制在正常范围内,建立和顺的情志状态,切记不要忘乎所以,以维护心神健康。实际上,情志活动本身并不是绝对坏的事情;正常的情志活动本身,只能丰富我们的生活,使生命处于健康活泼的状态,丰富我们的情趣爱好,生命由此丰富多彩,显得人生五彩缤纷,促使大家乐观而充满信心,使生活焕发出生机勃勃的气象。

由此可见,养心养神,关键还是树立高尚坦诚精神,以平淡泰和心情,面

---

① 高濂:《遵生八笺》。
② 《黄帝内经·素问·阴阳应象大论》。
③ 《黄帝内经·灵枢·口问》。

第五章 营卫之道

对人世间一切沉沦变迁,合理处置情感问题,不斤斤计较于个人得失,与人为善,放宽胸怀,能够"拿得起,放得下";同时,保持情绪的正常稳定和心理的平衡,掌握好情志活动的"度"。正如清代医学家费伯雄(1800—1879)指出:"夫喜、怒、忧、思、悲、恐、惊,人人共有之境。若当喜而喜,当怒而怒,当忧而忧,是即喜怒哀乐发而皆中节也。此天下之至和,尚何伤之有?惟未事而先意将迎,即去而尚多留恋,则无时不在喜怒忧思之境中,而此心复有坦荡之日,虽欲不伤,庸可得乎?"①

所以,孙思邈总结说:"夫养性者,欲所习于成性,性自为善,不习无不利也。性既自善,内外百病皆悉不生,祸乱灾害也无由作,此养性之大经也"②。果能如此,就是达到"乐天知命"的最高境界,天人合一,"宇宙在手,万法由心",自由自在,既把握宇宙自然之道,上知天文,下知地理,又精通生命的真谛,真正掌握生命的艺术,任天而动,天理流行,止于至善,"其为人也,发愤忘食,乐以忘忧,不知老之将至"③。

第三节　全民健康,社稷之本

一、营卫有道,国强民安

人命至重,贵于千金。维护生命,发扬生命的价值,是生命自身责无旁贷的责任,也是人人不可回避的社会义务,同样是治理国家的首要任务,是兴国安邦之本。

营卫之道实际上就是合理调整人体四海(髓海、血海、气海、水谷之海)和十二经脉与二十四节气的和谐关系,使营阴卫阳运行有序,由阳入阴,由阴出阳,阴阳相贯,畅通无阻,如环无端,周而复始,达到人体生命一方面同宇宙自然生命整体在四时运作中的和谐交流,另一方面又实现人体整体与人体各部分在不同时分的和谐运行,旨在达成生命的持久更新及其创新活动的全面完成。

---

① 费伯雄:《医醇剩义》。
② 孙思邈:《备急千金要方·养性》。
③ 《论语·述而》。

个人生命与群体、社会和国家生命息息相关，它们之间密切相通互动，其中任何一方的健康，都与另一方的健康紧密相连。爱护个人生命，就是爱家爱国的一个重要表现，也是国家社稷强盛的重要保障；反过来，只有使整个群体、社会和国家都强盛起来，紧密团结，互为依靠，相互关联，形成一个全方位的营卫钢铁长城，才能真正确保个人生命的健康幸福生活。

群体生命、社会生命和国家生命也和个人生命一样，存在营卫问题，需要对群体生命、社会生命和国家生命进行持久的营卫，使它们都健康成长，以越来越强大的生命力，促使个人生命、群体生命、社会生命和国家生命，都能够全方位健康运作。

因此，营卫之道作为生命哲学的一个重要组成部分，它所探讨的生命维护、保健、养生、摄生的重要意义及基本方法，普遍适用于个人生命、群体生命、社会生命和国家生命的营卫问题。所以，营卫之道对发展全民健康，创建健康强盛的国家社稷，具有重要战略意义，实际上为国家社稷的一切事务的健康完满实施，提供了最重要的保障和最重要的生命基础。正是在这个意义上说，营卫之道，也是全民健身之道、保家卫国之道、卫国强国之道。

生命原本是大人合一、心身合一、个体整体和谐统一的创新活力系统。因此，养生和维护生命，不是个人私事，也不只是养生技巧或仅仅属于技术性问题，不只是关系到个人生命的生死存亡问题而已，而且关系到国家和民族的整体生命的根本利益，也关系到宇宙自然生命整体的生存发展的问题。所以，创建和不断加强社会与国家生命的实力，关键在于建立社会和国家与每一个公民之间的紧密联系，建立全民与国家社稷同心同德的坚强堡垒。在这种情况下，社会和国家生命体就可以平稳健康地持续发展兴盛，对外也就可以抵御任何外来试图侵害之敌与各种邪恶势力。从这个角度来看，营卫之道的贯彻，既是国家政府部门的重要事务，也是全民应尽的责任；既是每个人爱家爱国行动的一个重要方面，也是国家和政府关爱人民的根本表现。

中国生命哲学一贯把关爱生命当作头等大事，始终关注生命及其实际命运，也同样关注整体生命的未来发展前景，因而把对于生命的关爱、维护、养生、营卫和保健，当成国家大事，当成民族兴亡的根本问题。因此，营卫之道原本直接构成历代中国传统思想文化的核心内容,儒家、道家、佛家、医家、兵家等思想文化学派,无一不把营卫生命,关爱、维护和发展生命,当成一个中心任务和主要内容。

实际上,群体、社会和国家,相对于我们个人的"小生命",是"大生命";"大生命"是由个人"小生命"所构成的,也是"小生命"的重要保障。没有"大生命","小生命"就好像失去母亲保护的孤儿,不可能单靠自身微薄力量保证自己的生存,不可能脱离整体生命的安危而单独实行个人生命的营卫事务,所有试图独善其身的个人营卫,都是徒劳的。所以,"大生命"的健康兴旺,是对"小生命"的最好保障;群体、社会和国家生命整体的安危,直接影响到个人生命的安危;群体、社会和国家的生命健康,是每个"小生命"的健康的基本保障。

二、强根固本,顺理待时

社会生命和国家生命的营卫,也如同个人营卫一样,必须注意营卫两气的惯常维护工作,把强根固本和通脉疏经列为重中之重,把增强国力列为全国全民的共同奋斗目标,并严格按照客观规律,顺势务本,柔而能刚,厚德载物,待时而动,创新强国。因此,应该时刻保持高度警惕性,以居安思危的严肃态度,做好强军备战和防灾防疫工作,其重点就是使自身强健兴盛起来,建设强大的军事防卫队伍,保障全民健康和心身愉快,时刻以强健的阳刚之力,纯正柔顺的精神,提升全国军民健康水平,不断增强国防及维护社会安全的能力;对内合理协调统管国家和社会各个部门的健康运作及其相互之间的互动关系,以人民健康和安全为底线,织牢公共卫生防护网,完善疾病预防控制体系,在理顺体制机制、明确功能定位、提升专业能力等方面,不断加大革新力度,落实医疗机构公共卫生责任,创新医防协同机制,健全医疗救治、科技支撑、物资保障体系,提高应对突发公共卫生事件能力。

统筹国家发展和安全两件大事,不断充实国力,首先要全力发展经济实力,固本强脉,同时发展文化"软实力",以保障社会和国家整体的"大生命"及其各部位各地区都能够正常顺利地发挥其生命机制,相互之间沟通顺畅;对外坚持执行和平发展战略,牢牢把握中国和世界发展大势,充分发挥本国固有的最大优势,深刻思考人类前途命运,争取与世界大多数国家建立平等友好的关系,为我国改革发展稳定争取良好外部条件,维护国家主权、安全、发展利益,维护世界和平稳定、促进共同发展,为和平发展营造更加有利的国际环境,维护和延长国家发展的重要战略机遇期,保障国家生命整体的持续繁荣和长治久安。

所以,国家的营卫,归根结底就是要创建牢固稳定的国力,营造强国的本根基础。经济基础如同五脏六腑,是国家生命的本根;商业和交通网络如同经络血脉,是国家活力的命脉。为此,首先,要以自主创新为引擎,掌控尽可能多的知识产权的关键技术,加强国家经济基础的实力,维护和开发国家自然资源,不断加强现代化的工业、农业和交通运输业,建立畅通的商业市场系统和沟通网络,使国家生命整体的宏观和微观两方面都兴盛发达,互通互联,永葆健康的生命活力,促进产业转型升级,不断向高质量发展的方向推进,努力占领世界制高点、掌控技术话语权。

三、保家卫国,民心为本

如果说,身体营卫,是把"积精全神"放在首位,列为生命之本,那么,家国营卫,保家卫国,就必须以振兴民心为中心,集中培育全民爱国主义精神,锻造民族骨气和正气,使全国人民明确共同的奋斗目标,奋发有为,积极进取,顺应历史指明的方向,树立大家都一致接受并真诚笃行的共同价值观,把国家和群体利益置于个人利益之上,使各民族同心同德,团结一心,为防备内奸外敌以及其他各种邪恶势力,包括一切试图动摇军心民心的邪恶思想和意识形态对家国的侵害或威胁,共同建造一个牢不可破的保家卫国的坚不可摧的精神长城。

民心是建国强国之本,是国家立于不败之地的真正根基。所以,家国营卫之道,首先是使全民树立健康的精神状态,凝聚民心,爱护民心,关怀民心,不断加强中华民族的向心力,使全国人民明确国家发展的共同目标,紧密围绕符合全民共同利益的价值观,团结一心,共同奋斗,迸发出同心实现强国强军的磅礴精神力量。

民心就是最大的政治,正义是最强的力量。建立一整套公正的社会制度,是全民万众一心的基本条件。一个受万民拥戴的社会制度,必须重民意,讲道义,谋公正,为民工作廉洁奉公,勤政高效。

为了维护和不断增进公正合理的社会制度,还必须加强培养和组成强大的干部队伍,造就一批不断更新的优秀干部队伍,培养一支矢志爱国奉献、勇于创新创造的优秀人才队伍,使他们一方面不断加强自己对人民的真诚精神,养成实事求是的工作作风,勤政务实,敢于担当,清正廉洁;另一方面,努力掌握高素质的专业知识和技能,不断提升自身的工作能力,养成并执行实实在在的工作态度,在为人民服务的工作中,熟练掌握自己的专业工作能力,掌握和执行高效率的专业技术能力,砥砺前行,一丝不苟,忠于职守,踏踏实实做好自己的工作。

因此,为政者必须以百姓之心为心,与人民同呼吸、共命运、心连心,想人民所想,急人民所急,多谋民生之利,多解民生之忧,时刻关心人民生活及其实际利益,将维护和促进社会公平正义,落实到每一个具体环节,确保幼有所育、学有所教、劳有所得、病有所医、老有所养、住有所居、弱有所扶,保证全体人民在国家共建共享发展中有越来越多的获得感,不断促进人的全面发展和全体人民共同富裕。

按照这个基本准则,所有真诚为人民服务的行为,都应该受到应有的表扬和推广,反之,所有损害人民利益的贪官污吏和贪赃枉法行为,都应该受到必要的惩处。只有真正贯彻“以人民为中心”的总原则,才有可能使民心拧成一股绳,把各要素和各种力量团结成一个朝气蓬勃并赋有生命力的共同体。

为了全民真正做到养性养心,必须鼓励人人时时修德立德践德,人人谨记并践行大家有所共识的生命价值观,不断提升全民思想觉悟、道德水准、文明素养和全社会文明程度。《道德经》说:“治人事天,……重积德则无不克,无不克则莫知其极;莫知其极,可以有国;有国之母,可以长久;是谓深根固柢,长生久视之道”①。《黄帝内经》在谈到养生之道时也说:“所以能年

---

① 老子:《道德经·第五十九章》。

皆度百岁,而动作不衰者,以其德全不危也"①。显然,养生和治国一样,必须有德有爱。爱民就是最高之德。

中华优秀传统文化一向强调:治国者,当爱民财,尊重民心,不为奢泰。治身者,当爱精气,不为放逸。中国黄老学派的最早代表人物河上公语重心长地说:人以气为根,以精为蒂。如树根不深则拔,果蒂不坚则落。言当深藏其气,固守其精,使无漏泄。深根固蒂者,乃长生久寿之道。而养生治国要重积德;重积德则无不克,无不克则莫知其极;莫知其极,可以有国;有国之母,可以长久;是谓深根固柢,长生久视之道。

---

① 《黄帝内经·素问·上古天真论》。

结　语

创新自强，居安思危

生命，永远都是自强固本、创新向上，而且，永远都是"进行时"。

一、防患未然，高瞻远瞩

为了把握生命健康的主动权，必须从生命整体运作规律的宏伟视野，以生命发展的全善逻辑，结合生命机体内外各组成要素及其相互协调的基本规律，高瞻远瞩，胸有大志，心怀人民嘱托，从根本上防范疾病和危机的出现，并使之成为生命新陈代谢和生生不息过程的一个重要环节，永远伴随生命自身的奋进更新运动。为此，要从宏观与微观相结合的视野，全面了解生命健康的基本条件，对人民和国家精诚忠实，严正谨慎，居安思危，把防范疾病和危机发生当成一个政治担当和道德义务，当成国家振兴发展工作的一个组成部分，并自然地落实到自己的日常工作中，一刻也不放松警惕，主动预防和制止所有导致侵害生命健康的消极因素的发生，以先发制人之势，制之于未发，灭之于根苗。

万事万物都要循理而行，有顺有逆，有正有反，即使有危险，遭遇困难，甚至身临绝境，都不可怕，不要惊慌失措，不可逞强冒进，一意孤行，更不能异想天开，寄托幻想，或妄想以邪门歪道走捷径，而是要始终镇定坚韧，充满信心，坚守正道，勿忘理想，毫不动摇，谦虚谨慎，履行责任，尤其在万事万物处于通泰昌盛的时候，绝不能只享安逸，"好了伤疤忘了疼"，不可因一时之"解"，而忘他日之"蹇"①，要谨记历史教训，凡事预则立，不预则废；痛定思痛，在天地通阴阳交合而万事顺利的时候，牢记"天下久安无为而弊生之"

---

① 《易经·解卦》。

和"满不可溢"的道理，不可掉以轻心，更要注意守持正固，诚信于人，特别要顺应民意，与民同心，让百姓安居乐业，一方面，谦虚谨慎，不可自鸣得意，戒躁戒傲，抓住时机，沉着创新，开辟新天地，率领万民迈向新征程；另一方面，伸张正义，杜绝一切不良之风，警惕小人从中作梗，团结一切可以团结的力量，转消极因素为积极因素，为民除害，明察秋毫，坚决果断排除邪恶势力，尽可能避免"盛极而衰"或"转泰而否"，维护天下持久太平，继往开来。

《黄帝内经》强调"不治已病治未病，不治已乱治未乱，……夫病已成而后药之，乱已成而后治之，譬犹渴而穿井，斗而铸锥，不亦晚乎?"①"故曰：上工治未病，不治已病，此之谓也"②。这一原则构成《黄帝内经》治疗疾病的基本指导思想，实际上包含了防患于未然的道理，主张积极养生和及早治疗，而两者又互补互交，紧密联系在一起，必须整体地全面贯彻。

治病于未然，早期治疗，贯彻起来，并非易事。历代医家为此牢记脑中，置之于重要地位，不敢怠慢，兢兢业业，践履于行医实践之中。

为了及早进行治疗，《黄帝内经》对各种疾病进行多方面的考察，全面摸清各种疾病的发生条件和原因，并根据患病规律，强调外侵邪气，往往初至体表而为深入脏腑血脉打头阵。因此要在未进入脏腑血脉之际，把握病机，及时进行治疗。原则上，治疗六气耗夺之病，也应分清主次，急则治标，缓则治本，才能取得较好的疗效。③

所以，只有把握疾病产生和形成的全过程，才能实施早期治疗。《黄帝内经》指出："邪风之至，疾如风雨，故善治者治皮毛，其次治肌肤，其次治筋脉，其次治六腑，其次治五脏。治五脏者，半死半生也"④；"邪之客于形也，必先舍于皮毛；留而不去，入舍于孙脉；留而不去，入舍于络脉；留而不去，入舍于经脉；内连五脏，散于肠胃，阴阳俱感，五脏乃伤。此邪之从皮毛而入，极于五脏之次也"⑤。千万不要大意那些尚留在皮毛的邪恶分子，必须及早

---

① 《黄帝内经·素问·四气调神大论》。
② 《黄帝内经·灵枢·逆顺》。
③ 《黄帝内经·灵枢·决气》。
④ 《黄帝内经·素问·阴阳应象大论》。
⑤ 《黄帝内经·素问·缪刺论》。

制服于其初小阶段,不可掉以轻心;切不可让它们趁机潜入五脏六腑十二经络,必须在它们尚未站住脚跟的时候,就把它们消灭干净!

显然,为了长期预防和持久健康,必须以坚持预防为主,并进行风险防范,严谨细致地落实到每一个具体防范措施上面,大处着眼,小处着手,针对居民主要健康问题和影响因素,聚焦重点人群,完善国民健康促进政策,优化重大疾病防控策略措施,广泛开展全民共建共享的健康行动,倡导文明健康绿色环保的生活方式,重视精神卫生和心理健康,推广戒烟限酒、适量运动、合理膳食、心理平衡的健康生活习惯,在全民范围内营造一种关注健康、追求健康的社会氛围,为人民提供全方位全周期健康服务。

因此,治疗必须早动手,教育人民群众,人人注意防患于未然。对于各种疾病,要在早期苗头出现时就及时调治,感到稍微身体不适,就进行自我检查,必要时,及时到医院诊治;同时必须做全面规划,对于各种危害健康的行为和生活方式,如同"面临大敌"那样,人人警惕防范,早做预谋,统筹兼顾,发动群众,进行全民健康活动,增强个人和群体体质。对民众进行广泛的健康教育,使每个人都能够发挥自己的生命创造精神,形成抗拒疾病的铜墙铁壁,拒百病于生活世界之外。

凡事必须站在历史的制高点,把握天地人之道的要义,在宇宙万物规律和生命真谛方面认真下功夫,视世间变易如常事,细心体察"动之微"①,反复揣量变化万端中的"时""势""度"之间最关键的"几",在成功顺利时不忘风险的可能性,对将会发生的危机有充分的心理准备和实际应对谋略。

二、民心为上,振兴国魂

人无精神则不立,国无精神则不强。一个民族要在历史洪流中屹立不倒、挺立潮头,必须在精神上站得住、站得稳。国家要创新自强,防患于未然,首先必须以高扬的精神旗帜为指引,以强大的精神支柱为支撑,引领各族人民,心往一处想,劲往一处使,把14亿人的智慧和力量汇集成不可战胜的磅礴力量,使全民众志成城,团结凝聚全体人民的智慧和力量,为实现中

---

① 《周易·系辞下》。

华民族伟大复兴的共同理想而努力奋斗。

历史已经证明：人民群众是历史发展和社会进步的主体力量；最根本的力量在人民，最强大的力量在团结凝聚起来的人民。

历史也同样证明：中华民族在其长期曲折发展过程中，牢固地形成了"自强不息"和"创新奋进"的伟大传统，它体现为以爱国主义为核心的团结统一、爱好和平、勤劳勇敢、创新进取、自强不息的伟大民族精神。

爱国主义是我们民族精神的核心。它是中华民族在漫长曲折发展中，经过一次又一次维护祖国最高利益而团结奋斗历程的经验总结，是中华民族以坚忍毅力在其勤劳勇敢的实践中凝聚而成的重要精神基因，是全体人民奋不顾身保卫祖国领土完整的斗争实践的重要思想动力，是无数民族英雄不惜献出自己的生命所换取的崇高精神臻品，是我们的先辈前仆后继辛勤劳动而用自己的血汗所浇灌出来的民族之花，是全体中国人世代相传而积累的珍贵生活作风，是中国各族人民长期和平融合并一致认同的团结纽带。因此，爱国主义成为中国全体人民的终极归属感与荣誉感，在今后漫长的革新图强的奋斗过程中，将成为不可战胜的伟大力量，既成为国力不断强盛的精神支撑，又成为保家卫国和维护世界和平的强大力量。正因为这样，爱国主义是中华民族挺身持续革新的脊梁，是坚强不屈的中国魂，是创新自强和居安思危的思想基础。

三、创新不止，正定致远

治病不应该是在发生疾病之后才提出来的问题，因为它是生命自身的生存和发展逻辑的客观要求，也是生命所处的实际处境所发出的时代命令。生命的本质决定了它必须有所创新，才能突破旧有状态而避免被淘汰，才有可能进一步迈向优化境界而在生命共同体中确保其自身所追求的应有身份地位，实现其生命的最高价值。实际上，任何生命究竟如何持续进行生生不息的更新过程，如何始终保持其更新向上的发展态势，一方面决定于生命自身是否真正贯彻实现新陈代谢和吐故纳新的"生命内循环"，另一方面也决定于生命究竟以什么态度和实际行动去应对来自生命共同体全球优化竞争环境的挑战，以便恰当处理其在共同体中的"生命外循环"。

任何疾病和困境的发生,归根结底都是由于生命自身满足于原有状态而不求上进,既不积极主动实现"生命内循环",又不开通"生命外循环",以致在生命共同体的和谐共进整体运动中,使自己处于被动地位,陷入最终难免被淘汰出局的命运。

所以,在人类命运共同体中,任何民族和任何国家,如果要确保其自身能够依据自己的价值观所选定的发展方向而持续更新并不断优化;如果它要获得生命共同体对其发展成果的"承认"并确保它所应有的身份地位,就必须坚持自强不息精神,不断创新向上、勇于变革、与时俱进,敢于接受时代挑战,积极主动地扩大视野,时时理清新思路,筹划新发展规划,谋略新方法,坚持开放与改革创新,使自身永不满足现状,永不僵化,永远以积极主动的态度,在生命共同体中展现自身发展的主动权,承担并实现其自身对生命共同体的时代担当,积极为生命共同体作出应有的贡献。

纵观人类发展史,创新永远是一个国家和一个民族持续发展而走向繁荣昌盛的重要动力,也始终是推动人类社会进步的重要力量。

21 世纪以来,全球现代化的进程,日益快速推进,源于自然生态失调和国际恶性竞争环境而形成的各种风险,也日益增多。时代发展的日益紧凑的节奏和旋律,各种风险咄咄逼人的态势,都要求我们不能等到风险来临之后才消极被动地进行应对,而是必须积极主动地抓住时机,通过不断创新来发展每个人和国家整体的生命优化能力,以锐利的观察手段和敏捷的洞察力,发挥中华民族的优秀传统智慧能力,积极总结和高扬人类科学技术发展成果的经验和潜能,通过全方位的创新竞赛活动,来迎接全球生命共同体的未来美好前景。

《黄帝内经》所总结的防病、治病及养生营卫之道,是中华民族历经千百年实践而总结出来的生活经验的结晶和生命智慧,它和《易经》所概括的宇宙观、《论语》所总结的伦理观、《道德经》所表述的自然观以及《孙子兵法》所体现的运筹观,构成了中华优秀传统文化的一个核心部分,乃是中华民族持续振兴的强国之宝,也是不断创新开拓光明未来的精神宝库。在此中华民族伟大复兴大业如火如荼开展之际,值得全民珍惜之,博学之,审问之,慎思之,明辨之,笃行之,齐心发扬光大!